Théo Pezel

Réussite à la LCA en français-anglais pour le concours ECNi

4e édition

Vuibert

Théo Pezel est arrivé 33e au classement des ECN 2014, après une formation initiale au sein de la Faculté Paris-Descartes (Paris V).
Il est interne en cardiologie et médecine vasculaire à Paris, spécialisé en Imagerie cardiaque, et conférencier au sein d'organismes privés pour la préparation au concours.

À mon sous-colleur et binôme de la première heure, David Deutsch, qui m'a apporté son soutien tout au long de l'externat, autour de sous-colles rythmées et endiablées…
À ma mère, à qui je dois tout, sans toi je ne serais rien.
À mon père, que je sais présent pour moi en toutes circonstances.
À ma mamie, mon soutien du premier jour qui m'a aidé à grandir…
À Pierre Khalifa et Marc Bellaiche pour leur confiance sur chacun de mes projets, et sans qui ce support n'aurait pas connu un tel engouement…
Et enfin au Docteur Romain Cador, un grand patron à l'origine de ma vocation…

Théo PEZEL

Création de la maquette et mise en pages : CB Defretin
Couverture : Primo & Primo
ISBN : 978-2-311-66104-0

Préface

J'ai été très touché par la marque de confiance qui m'a été donnée de préfacer l'ouvrage de Théo Pezel « Réussite à la LCA », destiné au nouveau concours ECN*i*, dès sa 2e édition. Je peux témoigner en tant qu'ancien expert du CNCI des difficultés que les praticiens universitaires les plus motivés peuvent avoir eux-mêmes vis-à-vis du choix et des modalités rédactionnelles des épreuves permettant une évaluation élargie, rigoureuse et discriminante des réponses aux objectifs explorés.

Théo Pezel, jeune interne, reçu très brillamment 33e aux ECN 2014, a mis au service des étudiants le contenu méthodique, rationnel et clarifié de son expérience pour aider ceux-ci à réussir au mieux les épreuves de la LCA, en précisant les embûches et les pièges, en les accompagnant d'une bonne conduite des réponses et en performant celles-ci par le nécessaire appui de leur bonne compréhension.

C'est aussi un exploit d'avoir réalisé un tel ouvrage en ayant réussi le pari de « couvrir » à la fois de façon concise et synthétique, l'ensemble du programme de l'épreuve.

Le « mode d'emploi » de ce précieux document est remarquablement mis en place autour des buts à atteindre pour retenir les « essentiels » :

- les principes et modalités de l'épreuve pour mieux l'inscrire dans son rationnel ;
- les objectifs officiels du CNCI pour mieux justifier leur choix ;
- les types d'études indispensables à mémoriser durablement concernant en particulier les analyses épidémiologiques, thérapeutiques, diagnostiques et pronostiques.

Enseignant, initialement inquiet pour l'étudiant face à l'introduction des épreuves de LCA selon les modalités évolutives des ECN, j'ai été totalement séduit à la lecture de l'ouvrage de Théo Pezel, par l'accès facile aux bonnes méthodes d'apprentissage, permis par une présentation claire, aérée, très accessible jusqu'à la lecture rapide terminale des dernières révisions.

Relecteur, consulté d'articles destinés à des revues médicales, j'avoue avec humilité avoir beaucoup appris pour me permettre une évaluation plus rigoureuse des articles soumis.

Coordonnateur, associé du référentiel du Collège National des Pédiatres Universitaires, je peux transmettre avec confiance le contenu rédactionnel de nos écrits actuels au regard critique des étudiants éclairés par les exigences d'analyse que la lecture d'un tel ouvrage va leur permettre.

Des données d'enseignement qui seraient non triées et non hiérarchisées ne peuvent constituer une connaissance mais au contraire une « maltraitance » de l'étudiant submergé par une « surcharge cognitive » inappropriée. C'est un des mérites de cet ouvrage d'aider le candidat aux ECN, à bien conduire ses apprentissages.

Ceci ne peut cependant nous laisser méconnaître que les méthodes d'apprentissage ne sauraient s'opposer à la transmission d'un « savoir être » qui ne peut s'exprimer que dans notre inquiétude commune de respecter le « prendre soin ».

Et celle-ci est dans notre relation médicale individuelle.

Écoute, réponses apaisantes, attention bienveillante permettent de mériter **la confiance** qui nous est donnée par nos patients pour mieux la partager et la transmettre.

Le savoir comprendre et le savoir-faire peuvent s'apprendre. *Le savoir être se donne et se reçoit.*

C'est aussi l'un des souhaits pour l'avenir de notre métier qu'auprès de Théo Pezel, je formule pour chacun de vous avec humilité et enthousiasme…

Antoine Bourrillon
Professeur Émérite de Pédiatrie

Avant-propos

Cet ouvrage est construit comme un véritable livre de fiches de LCA pour votre premier et votre dernier tours. La particularité de ce livre est de vous offrir un contenu volontairement très complet et exhaustif qui **couvre la totalité du programme de la LCA** pour les ECN*i*, avec une mise en page précise et « très carrée », dans un style proche d'une fiche de dernier tour.

Vous verrez que cela n'enlève rien à la compréhension de la matière, bien au contraire, cela clarifiera probablement pour vous certains points encore obscurs…

L'exhaustivité du contenu de ce support de cours de référence en LCA est devenue un enjeu incontournable pour les ECN*i* étant donné le nombre de QCM extrêmement précis qui peuvent vous être proposés le jour J. Vous ne pouvez plus vous contenter de connaître vaguement quelques grands concepts de la matière : pour réussir en LCA vous devrez maîtriser les différents points techniques, les détails méthodologiques et les cas particuliers de chaque type d'étude…

Cet outil pédagogique s'articule autour de cinq parties distinctes :

- **Partie 1 :** présentation des principes et des modalités de l'épreuve de LCA aux ECN*i*. Il s'agit d'une partie importante pour bien comprendre ce que l'on attend précisément de vous en LCA.
- **Partie 2 :** les 24 objectifs officiels du CNCI détaillés en questions types qui pourraient vous être posées le jour J sous forme de QCM. Cette partie constitue « le cœur » de l'ouvrage, véritable socle des connaissances exigibles aux ECN*i*.
- **Partie 3 :** présentation des quatre types d'études que l'on peut vous proposer durant l'épreuve de LCA. En complément des 24 objectifs, cette partie vous apportera toute la compréhension nécessaire et vous permettra de faire le lien entre toutes les notions fortes de chacun des types d'études.
- **Partie 4 :** plan type de la première lecture de l'article en LCA.
- **Partie 5 :** méthodologie, vocabulaire, lexique et astuces pour se préparer à la LCA en anglais.

Retrouvez également un **glossaire officiel du CNCI, enrichi et détaillé, ainsi que les sigles et abréviations utilisés dans ce livre**.

Ce livre présente par ailleurs des annotations particulières faites pour insister sur les points-clés du cours et vous aider à rythmer votre apprentissage :

- (PCZ) = « Pas Coché = Zéro » : ce sont les points clés de la réponse qui pourraient faire l'objet de propositions PCZ en dossier de LCA le jour J ;

- **Question ECN*i* sélective** = question « sortable » le jour du concours et qui pourrait faire la différence parmi les étudiants… ;
- **Questions ECN*i* 2017, 2018** = ce sont toutes les questions déjà sorties lors des précédentes sessions du concours, elles sont signalées tout au long de l'ouvrage pour vous permettre de connaître, dès la première lecture, les points clés sur lesquels vous serez attendu le jour J ; vous le verrez, de nombreuses questions tombent très régulièrement au concours…

Moyen mnémotechnique

Cet ouvrage propose de nombreux moyens mnémotechniques qui vous permettront d'apprendre plus rapidement et surtout de mieux retenir des listes de plusieurs éléments « cochables » le jour J sur une question donnée ! (Véritable arme fatale en LCA selon moi…)

Cette nouvelle édition offre l'accès gratuit à des vidéos de cours !

L'objectif de ces **10 vidéos de cours de LCA** est de vous faciliter l'accès aux bases nécessaires en LCA afin de passer un cap de connaissance suffisant permettant d'aller plus loin ensuite.

Pourquoi un nouveau format vidéo ?

Ces vidéos reprennent de nombreux points techniques et détails de ce livre en cherchant à aborder **de façon douce et progressive** les notions les plus importantes de la matière, afin d'être capable de « décrypter » la LCA petit à petit.

En effet, chaque vidéo présente en quelques minutes une notion de cours en la détaillant à fond avec tout ce que vous aurez à savoir pour le concours de l'ECN*i*.

N'hésitez pas à regarder ces vidéos plusieurs fois au fur et à mesure de votre apprentissage pour vous réactiver les points clés de chaque notion !

Enfin, l'objectif de ce support est de vous présenter ces notions avec un ton différent : **un ton plus explicatif**, plus doux et avec **encore plus d'exemples concrets** afin de tenter de se rapprocher de l'ambiance d'une conférence de LCA en live.

Vous les trouverez ici : **www.vuibert.fr/site/661040**

Enfin, toujours dans le but de vous faciliter la lecture de cet ouvrage de cours riche et détaillé, vous pouvez consulter librement **en version numérique gratuite** le « Guide de découverte de la LCA à l'ECN*i* », écrit par Théo Pezel et disponible en téléchargement PDF à l'adresse suivante :

www.lienmini.fr/**reulca01**

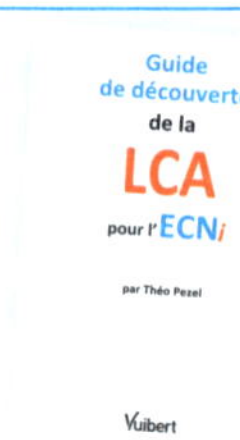

Merci pour votre confiance !

Théo PEZEL

Sommaire

Partie 1

Modalités de l'épreuve de LCA

Présentation de l'épreuve de LCA

1. Rationnel de l'épreuve

L'objectif de cette épreuve est d'apprendre aux étudiants à lire de façon critique et à analyser le contenu d'un article médical. En effet, à l'heure de l'*Evidence Based Medicine* (EBM), c'est le meilleur moyen trouvé par nos universitaires pour vous donner les outils indispensables à votre auto-formation continue, actuelle et future.

⚠ Attention à bien comprendre ce qu'il vous sera demandé le jour J : le mot « critique » dans Lecture Critique d'Article ne doit pas être entendu dans le sens où l'on vous demanderait de rechercher systématiquement tous les défauts d'un article. Cette épreuve part du principe que toute information médicale doit être analysée (« critiquée ») en prenant du recul, en cherchant les défauts éventuels, mais aussi l'utilité potentielle que cela pourrait avoir en pratique.

Il faut également savoir que l'article choisi pour les ECN*i* sera généralement considéré comme étant de bonne qualité. Le but de l'enseignement de la LCA est aussi de vous donner « goût à la lecture » de données médicales.

Beaucoup d'entre vous trouvent la LCA ennuyeuse à travailler et pas très glamour… Pourtant, la LCA compte pour plus de 10 % de la note finale de l'ECNi (ce qui est énorme !). La LCA est un véritable outil : omniprésent dans votre quotidien d'interne, de chef de clinique puis de médecin ! Si vous ne profitez pas maintenant de cet enseignement, vous risquez de le regretter par la suite…

2. Principe de l'épreuve

Votre épreuve de LCA portera sur 2 articles :

- médicaux scientifiques originaux, rapportant une étude d'observation ou interventionnelle sur un sujet donné, officiellement mentionné dans le programme des ECN*i* ;
- **en anglais** +++ : soit l'article original est en anglais (le plus probable), soit l'article original est en français puis traduit en anglais ;
- publiés dans une revue médicale possédant un comité de lecture ;
- utilisés en entier, ou partiellement s'ils sont jugés trop longs (rarement).

3. Déroulement pratique de l'épreuve

- L'épreuve de LCA est informatisée, sur tablette et se déroulera sur une demi-journée de 3 heures, soit 1 h 30 par article.
- L'épreuve représente **10 % de la note finale** avec une note sur 1000 points (10 000 points au total pour les ECN*i*).
- L'épreuve se présentera **sous la forme de deux articles médicaux distincts** avec pour chacun, une série de **15 QCM** présentés sous la forme de dossiers progressifs.
- **Chaque QCM sera composé de 5 propositions** (réponses A à E).
- **L'épreuve de résumé est supprimée pour les ECN*i*** ! (Certaines facultés vous ont peut-être formé à cet exercice qui était présent à l'ancien ECN rédactionnel mais vous pouvez maintenant complètement oublier cette partie pour les ECN*i*.)

4. Contenu des QCM posés

- L'ensemble des notions abordées en QCM portera sur les **24 objectifs pédagogiques officiels du conseil scientifique du CNCI** (détaillés au paragraphe suivant).
- **Aucun calcul nouveau** par rapport à l'article ne doit être demandé, mais on peut très bien vous demander la formule de cours de tel ou tel paramètre statistique.
- Certains QCM peuvent porter sur **l'interprétation de tableaux, de figures ou de courbes statistiques.**
- La forme de l'article peut aussi être discutée (ex : quels éléments doivent être présents dans une introduction ? ou dans la partie Matériels et Méthodes ?...).
- **Aucune question de mémorisation sur le sujet de médecine abordé** ne pourra vous être posée (ex : pas de question de cours sur la prise en charge de l'infarctus du myocarde pour un article portant sur l'introduction d'un anti-agrégant à la phase aiguë d'un IDM).
- Les QCM ne sont pas posés dans un langage médical de spécialiste, ils doivent être compris simplement par tout étudiant ayant passé la 1re année de médecine.
- En principe, les QCM seront indépendants les uns des autres.

5. Objectifs pédagogiques officiels du conseil scientifique du CNCI (texte officiel épreuve ECNi)

5.1. Identifier

- **1.** Identifier l'objet de l'article médical scientifique parmi les suivants :
  - évaluation d'une procédure diagnostique ;
  - évaluation d'un traitement ;

- évaluation d'un programme de dépistage ;
- évaluation d'une estimation d'un pronostic ;
- évaluation d'une enquête épidémiologique.

› 2. Identifier la « question » posée par les auteurs (objectif de l'étude).

5.2. Critiquer la méthodologie

Concernant la population étudiée

› **3.** Identifier les caractéristiques (données démographiques) de la population étudiée, à laquelle les conclusions pourront être appliquées.

› **4.** Analyser les modalités de sélection des sujets, critères d'inclusion, de non inclusion et d'exclusion.

› **5.** Analyser la technique de randomisation et vérifier sa cohérence, le cas échéant.

› **6.** Discuter la comparabilité des groupes soumis à la comparaison (cas des études interventionnelles).

› **7.** Discuter le choix et l'évolution des effectifs étudiés et leur cohérence dans la totalité de l'article. Savoir si le calcul du nombre de sujets nécessaires a été effectué *a priori*.

Concernant la méthode

› **8.** S'assurer que la méthode employée est cohérente avec le projet du travail et qu'elle est effectivement susceptible d'apporter « une réponse » à la question posée en introduction.

› **9.** Vérifier que les analyses statistiques (en fonction de notions élémentaires) sont cohérentes avec les projets du travail. Connaître les limites de l'analyse par sous-groupe. Notion de perdu de vue.

› **10.** Vérifier le respect des règles d'éthique.

5.3. Critiquer la présentation des résultats

› **11.** Analyser la présentation, la précision et la lisibilité des tableaux et des figures, leur cohérence avec le texte et leur utilité.

› **12.** Vérifier la présentation des indices de dispersion (valeurs extrêmes, quantiles, écarts types) des données numériques et celle de l'imprécision des estimations (intervalle de confiance, variance, erreur standard de la moyenne).

5.4. Critiquer l'analyse des résultats et de la discussion

› **13.** Discuter la nature et la précision des critères de jugement des résultats.

› **14.** Relever les biais qui ont été discutés. Rechercher d'autres biais éventuels non pris en compte dans la discussion et relever leurs conséquences dans l'analyse des résultats.

- **15.** Vérifier la logique de la discussion et sa structure. Reconnaître ce qui relève des données de la littérature et ce qui est une opinion personnelle de l'auteur.
- **16.** Discuter la signification statistique des résultats.
- **17.** Discuter la signification clinique des résultats.
- **18.** Vérifier que les résultats offrent une réponse à la question annoncée.
- **19.** Vérifier que les conclusions sont justifiées par les résultats.
- **20.** Indiquer le niveau de preuve de l'étude (grille ANAES).

5.5. Évaluer les applications cliniques

- 21. Discuter la ou les décisions médicales auxquelles peuvent conduire les résultats et la conclusion de l'article.

5.6. Critiquer la forme de l'article

- **22.** Identifier la structure IMRAD (Introduction, Matériel et méthode, Résultats, And Discussion) et s'assurer que les divers chapitres de la structure répondent à leurs objectifs respectifs.
- **23.** Faire une analyse critique de la présentation des références.
- **24.** Faire une analyse critique du titre.

Place des « ÉTUDES PHYSIOPATHOLOGIQUES » aux ECN*i* selon les textes du CNCI

Une part importante de la littérature biomédicale fait désormais un large recours aux outils de la biologie moléculaire et cellulaire, incluant des approches systémiques à grande échelle dites « -omiques », imposant de traiter des données en grand nombre. Ces études parfois qualifiées de « biologiques ou physiopathologiques » quand elles proposent une explication des mécanismes d'une maladie ou le mode d'action d'une molécule, diffèrent substantiellement des « études cliniques » : elles peuvent avoir recours à un modèle animal, une série d'expériences in vitro ou in vivo et comporter une part de modélisation statistique.

En théorie, ces études font partie du **champ de l'épreuve de LCA aux ECN*i***. En effet, la pratique médicale ne peut ignorer ni le fondement biologique des pathologies qu'elle prend en charge, ni les modes d'action de l'arsenal thérapeutique qu'elle emploie.

Face à ce genre d'étude, il convient d'**isoler le rôle de chacune des parties techniques au sein des résultats** pour comprendre quelle question a conduit les investigateurs à retenir cette expérience au détriment de la maîtrise des subtilités opérationnelles des techniques.

Pourquoi la réussite en LCA est-elle indispensable pour réussir aux ECN*i* ?

Il s'agit ici de vous convaincre de l'enjeu majeur que représente la LCA, ceci afin d'obtenir le meilleur classement possible le jour de l'épreuve des ECN*i*.

1. 10 % de la note finale

La première chose à comprendre est que **la LCA est la matière qui représentera le plus de points le jour des ECN*i*** (plus de points que la cardiologie, que la neurologie, que l'hématologie, que la gastro-entérologie ou que toute autre spécialité médicale !).

En effet, il existe au total une vingtaine de spécialités au programme des ECN*i*. Spécialités qui totaliseront ensemble 9 000 points, soit 90 % de la note finale. Avec 1000 points la LCA représentera donc **10 % de la note finale** !

Mais l'impact de la LCA sur les ECN*i* ne s'arrête pas là. Alors même que les 9 000 points de médecine seront répartis sur un total de 18 dossiers progressifs (chacun constitué de 15 QCM) et de 120 questions isolées sous forme de QCM, les 1 000 points de la LCA reposeront uniquement, quant à eux, sur deux articles médicaux (chacun constitué de 15 QCM). Autrement dit, un QCM de LCA vaudra plus de points que n'importe quel QCM de médecine, en moyenne deux à trois fois plus de points qu'un QCM de médecine classique !

Vous l'aurez donc compris : « **on ne peut imaginer une grande réussite au concours des ECN*i* sans être un minimum solide en LCA !** »

2. Une épreuve très discriminante

Nous venons d'évoquer l'impact quantitatif de la LCA dans le concours des ECN*i*, mais **il existe également un enjeu qualitatif important** à ne pas méconnaître. En effet, le fait que la LCA soit désormais uniquement sous forme de QCM, rend l'exercice extrêmement **plus discriminant** qu'il ne l'était sous la forme rédactionnelle, imposant des connaissances encore plus solides et précises, notamment sur les aspects les plus techniques.

Par ailleurs, la présence de PCZ (Pas Coché = Zéro) et de CZ (Coché = Zéro) sera également source d'une discrimination importante chez les étudiants « trop approximatifs » ou qui connaissent mal leur cours…

Enfin, au sein de ces QCM, les propositions « piègeantes » posées par les PUPH, avec des tournures plus ou moins vicieuses seront légion !

Alors, comment se préparer le plus efficacement possible à cet enjeu que constituent des QCM précis en LCA ?

Une seule réponse : des **connaissances précises et solides sur le COURS +++**.

Plusieurs professeurs universitaires en charge de la préparation de cette épreuve de LCA le reconnaissent : le questionnement sous la forme de QCM les incite à poser des QCM portant en majorité sur le cours à proprement parler ou sur l'interprétation du cours… (à bon entendeur…).

Vous l'aurez donc compris, votre priorité dans la préparation à cette épreuve de LCA est de **comprendre** pour **mieux apprendre** votre cours de LCA, afin d'être capable de vous défendre avec force et honneur au sein des dossiers progressifs de LCA !

Cet ouvrage est à mon sens totalement désigné pour cet exercice !

En résumé, la LCA est :
- la matière **la plus représentée** en terme de points le jour des ECN*i* ;
- une matière **sélective et discriminante** par la précision exigée avec les QCM ;
- avec un **niveau des étudiants souvent moyen** en LCA du fait d'une matière *a priori* peu attirante au premier abord…

Comment s'organiser pour travailler efficacement la LCA ?

Les étudiants me demandent souvent en conférence : « Comment dois-je m'organiser pour travailler la LCA ? », « Par quoi commencer : le cours ou les articles ? », « À quelle fréquence faut-il faire des articles pour s'entraîner suffisamment ? »...

Ainsi, une fois que l'on a été convaincu de l'enjeu majeur que représente la LCA dans la réussite des ECNi, se pose rapidement la question de l'organisation du travail de la LCA, ce qui n'est pas toujours facile, pour cette matière pas toujours très glamour à vos yeux...

L'erreur qui est souvent faite, c'est de penser que la clé de la réussite en LCA est d'avoir travaillé sur de nombreux articles, très régulièrement, de manière à avoir vu « tous les articles tombables »... Ainsi, vous privilégiez le plus souvent l'entraînement au cours, et c'est là que les difficultés de la matière apparaissent pour vous... Car ne connaissant pas suffisamment votre cours en détails, vous ne profitez pas pleinement des thèmes et finesses abordés par l'article d'entrainement. En fait, vous prenez le problème à l'envers...

Conclusion, votre plan de bataille gagnant est simple :

- commencez par **maitriser le COURS** avant tout, en le comprenant à l'aide des nombreux exemples et schémas explicatifs de cet ouvrage ;
- verrouillez **les plans de réponse des QCM sortables « par cœur »** ;
- puis seulement dans un deuxième temps, vous ferez un certains nombres d'articles pour mettre en pratique tous les points de cours que vous vous serez appropriés ! Le rythme de croisière est d'au minimum 1 article de LCA par mois en D3, et 1 article de LCA toutes les 2 à 4 semaines en D4.

Partie 2

Objectifs officiels ECN*i*

OBJECTIF 1

Objet de l'article

Objectifs CNCI

Identifier l'objet d'un article médical scientifique, parmi les suivants :
- Évaluation d'une procédure diagnostique
- Évaluation d'un traitement
- Évaluation d'un programme de dépistage
- Estimation d'un pronostic
- Enquête épidémiologique (à l'exclusion des méta-analyses = hors programme ECNi !)

Localisation dans l'article

Titre ou Introduction

1. Identifier l'objet de l'article

Objet de l'étude	Principe
Évaluation **thérapeutique** (médicamenteuse ou non)	Évaluer l'**efficacité** d'un traitement (médicaments – chirurgie…)
Évaluation d'une **procédure diagnostique**	Évaluer les **performances diagnostiques** = validité – fiabilité du test Évaluer la **reproductibilité** du test
Évaluation d'un **programme de dépistage**	Évaluer l'**efficacité** d'un programme de dépistage Recherche de l'impact clinique (PCZ)
Évaluation d'un **pronostic**	Évaluer le **devenir** des patients et les différences d'évolution Identifier des **facteurs pronostiques**
Enquête **épidémiologique**	**DESCRIPTIVE** = caractéristiques d'une population (prévalence – incidence) ou **ANALYTIQUE** = recherche d'association et de FDR ou Facteur protecteurs

2. Remarque

Ne pas confondre le plan expérimental avec l'objet de l'étude = plusieurs plans expérimentaux peuvent être adaptés pour répondre à une démarche donnée

- Dogme fondateur en LCA :
  Un problème scientifique a souvent plusieurs facettes, et donc amène fréquemment à se poser plusieurs questions. Or une étude correctement construite ne peut répondre qu'à **une seule question principale** à la fois, et donc fournir **une seule réponse par étude !!**
  À 1 étude = **1 résultat** portant sur **1 critère de jugement principal** mesuré sur la **totalité de la population** étudiée

› 3 Critères qualité d'une hypothèse de travail d'un article de LCA ?
Question ECN*i* blanche nationale

1. Être PERTINENTE

La pertinence se rapporte à l'**impact** qu'aura sur la pratique clinique et sur les patients, la réponse à la question posée

2. Être PLAUSIBLE/VRAISEMBLABLE

La **vraisemblance** tient au fait qu'elle s'appuie sur un substratum de données scientifiques différentes, biologiques (physiologie, biochimie, biophysique, physiopathologie, génétique, etc.) et cliniques (épidémiologie, études observationnelles et/ou interventionnelles). Plus ce substratum scientifique, encore appelé rationnel de l'étude, est riche, plus l'hypothèse est plausible (ou vraisemblable)

3. Être PRÉCISE

OBJECTIF 2

Objectif, type et justification de l'étude

Objectif CNCI

Identifier la « question » posée par les auteurs (Hypothèse)

Localisation dans l'article

Titre ou Introduction

1. Formulation de la « question » posée

1.1. Quel est l'objectif de cette étude ? Question ECN*i* 2016 et 2017

Astuce ECNi = regarder la **dernière phrase de l'introduction**

Moyen mnémotechnique

- En pratique, ne pas se contenter de la phrase des auteurs et doit inclure = « PICO » :
  - Population = **population** ou **maladie étudiée** et contexte (chez tels patients)
  - Intervention ou facteur étudié (médicament – test diagnostique étudié – exposition…)
  - Contrôle = **traitement du bras contrôle** avec **placebo** ou **test diagnostique de référence « Gold standard »**
  - Outcome = **critère de jugement principal ± critères secondaires ou maladie à diagnostiquer** (PCZ)

Pour comprendre

- Exemple :
  - ne pas recopier = « **évaluer l'efficacité du** traitement A »
  - mais compléter avec = « **comparer l'efficacité du** traitement A *versus* placebo ou *versus* traitement B sur tel critère de jugement chez tels patients avec telle maladie »
  - « **dans l'essai CREATE, nous avons testé l'hypothèse que la correction complète de l'anémie (I) chez des patients présentant une insuffisance rénale stade III ou IV (P) diminuait le risque d'événements cardiovasculaires (O) par rapport à une correction partielle (C)** » (NEJM 2006)

- Si l'objectif n'est pas clair (supériorité ou non-infériorité…) → regarder les hypo-thèses du calcul du NSN

(nombre de sujets nécessaires)

1.2. Quel est le plan expérimental de l'étude ? Quel est le type de l'étude ? Question ECN 2009, 2010, 2011, 2013, 2016, 2017 et 2018

› Quatre éléments à préciser pour chaque type d'étude :

- **observationnelle** ou **interventionnelle** = expérimentale
- étude **thérapeutique** ou **diagnostique** ou **dépistage** ou **épidémiologique** ou **pronostique** ou **étiologique**
- **prospective** ou **rétrospective** ou **transversale** (PCZ)
- **monocentrique** ou **multicentrique** (internationale ou non)

Moyen mnémotechnique

(performance d'un test)

› À rajouter si **interventionnelle** (thérapeutique ou diagnostique essentiellement) = « ESCARPIN » : Question ECN*i* 2016

- **Étude Interventionnelle**
- **Supériorité** (de) ou de **non-infériorité** ou **d'équivalence** ou de **faisabilité** ou **compassionnelle**
- **Contrôlée contre placebo** ou **contre traitement/test de référence** ou **non contrôlée** (la notion de contrôle impose l'existence d'un groupe contrôle pendant toute la durée de l'étude – sinon l'étude est dite non contrôlée !)
- **Aveugle** = en **triple aveugle** ou **double aveugle** ou **simple aveugle** ou **ouvert**
- **Randomisée** ou **non randomisée**
- **Plan expérimental** = en **2 groupes parallèles** ou en **groupes croisés (cross-over)** ou **séquentiel**
- **ITT = analyse en intention de traiter (ITT)** ou analyse **per-protocole** ou analyse **en traitement reçu**
- **Numéro de phase** = **phase III** +++ ou **phase I** ou **phase II** ou **phase IV**

› Deux types à rajouter si épidémiologique :

- **analytique à visée étiologique ou descriptive**
- **étude de cohortes** (ouvertes ou fermées) ou **étude cas-témoins** ou **étude transversale** ou **étude de registre**

Arbre de synthèse à suivre pour déterminer le type d'une étude

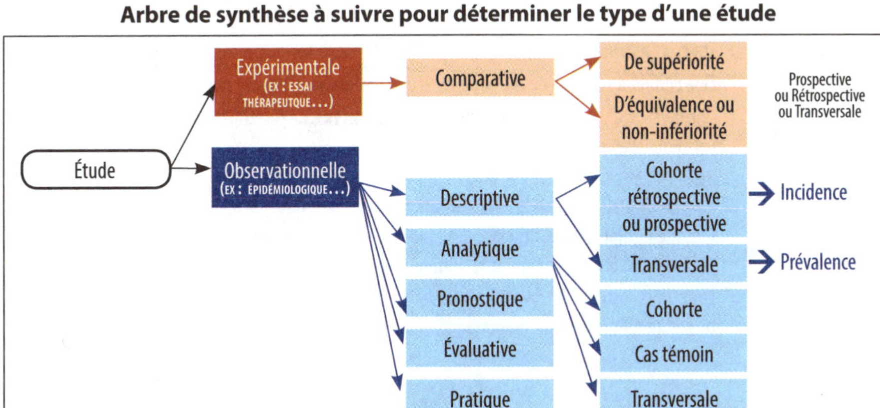

1.3. Définitions simples à connaître

Étude observationnelle	Toute étude où l'exposition au facteur étudié **ne dépend pas de l'investigateur** ; autrement dit à aucun moment de l'étude les investigateurs n'interviennent sur la population (il ne font que constater des expositions en présence)
Étude interventionnelle (expérimentale)	Toute étude où l'exposition au facteur étudié ou le traitement testé **dépend de l'investigateur** ; autrement dit les auteurs interviennent dans l'attribution de l'intervention (avec le plus souvent une randomisation pour assurer une répartition aléatoire de cette intervention)
Étude prospective	**L'événement survient après l'inclusion** du patient dans l'étude
Étude rétrospective	**L'événement est survenu avant l'inclusion** du patient dans l'étude
Étude transversale	Étude menée à une date précise avec **recueil simultané des données relatives à la maladie et aux facteurs de risque étudiés**, de façon concomittante avec l'inclusion du patient
Étude actuarielle	Étude prospective avec des **durées de suivi différentes d'un sujet à l'autre** et cela doit être prévu dans le protocole
Étude observationnelle descriptive	Description de **caractéristiques brutes** de l'état de santé d'une population donnée
Étude observationnelle analytique	Recherche d'une **association statistique** entre une maladie et un facteur d'exposition étudié (facteur de risque ou protecteur ou pronostique)
Étude de cohorte	Peut être soit **prospective**, soit rétrospective, soit mixte.
Étude cas-témoins	Est toujours rétrospective +++
Incidence (indicateur dynamique)	Nombre de **nouveaux cas** survenus sur une **période donnée** pour une population donnée *(exemple : 7 000 nouveaux cas de maladie de Parkinson/an en France)* La détermination de l'incidence d'une maladie présente des limites car le recueil des nouveaux cas d'une affection est parfois difficile ; certains cas n'ont pas recours aux soins ou les critères de définition des cas peuvent évoluer dans le temps et selon le lieu. Pour être plus précis l'incidence peut être **exprimée en personne-années** dans certaines études avec la formule : [**incidence calculée × nombre de personnes de la population étudiée**]. Par exemple : si vous avez 100 cas en 10 ans chez 1000 personnes, l'incidence est de 100 cas soit 100 × 1 000 × 10 = 1 000 000 personnes.années
Prévalence (indicateur statique)	Nombre de **cas présents à un instant T** dans une population donnée. Par exemple : 500 000 cas de maladie de Parkinson au 1er janvier 2017 en France. La prévalence d'une maladie dépend à la fois du nombre de cas incidents et de la **durée de la maladie**. Une variation peut s'expliquer par l'un ou l'autre de ces facteurs
Méta-analyse (pas officiellement au programme des ECNi, mais entité parfois citée dans la partie discussion, donc possiblement abordée en QCM...)	Étude qui **reprend les résultats d'autres études déjà réalisées** mais qui avaient **toutes le même objectif** Cela permet de constituer une population plus grande avec **gain de puissance statistique** Une méta-analyse bien faite a un **bon niveau de preuve** de **niveau 1** car les effectifs rassemblés peuvent devenir très importants ! Biais possibles dans ce type d'étude : • risque de **biais de suivi** car le suivi des différentes études n'est pas toujours le même • risque de **biais de publication** : les études qui ont montré une différence significative ont plus de chance d'être publiées dans une revue que celles qui n'ont rien démontré...
Enquête de pratique	Étude qui consiste **à observer les pratiques de soins des professionnels** dans leur environnement habituel, et non l'état de santé de personnes ayant ou non recours aux soins.

Étude FACTORIELLE (*factorial study*)	L'étude vise à comparer les **effets d'une molécule seule** et **en association** *(exemple : comparaison de l'Aspirine seule, du Clopidogrel seul ou de l'association des deux, et d'un placebo)*
Étude en CORPS DIVISE (*split-body / split-face*)	L'étude vise à **comparer des parties différentes du corps du même individu** (souvent utilisé en dermatologie et ophtalmologie) *(exemple : instillation d'un placebo dans l'œil droit et de la molécule active dans l'œil gauche)*
Étude ADAPTATIVE	Étude particulière où la **réaction du patient est étudiée tout au long de l'étude** permettant aux auteurs, en fonction des résultats, de **modifier le protocole de l'étude** au fur et à mesure. Cas particulier d'étude qui devra bien sûr faire discuter l'existence de biais de classement *(exemple : ajustement des doses, changement de traitement selon l'apparition de certains effets indésirables…)*
Notion de « PERSONNES-TEMPS »	Définition : unité de mesure correspondant à la **durée** (le temps) pendant laquelle **un sujet** (une personne) est susceptible de **permettre l'observation du phénomène étudié** Intérêt : permet de **mieux prendre en compte la contribution exacte à l'indicateur de chaque sujet** pour **la période** pendant laquelle il est réellement observé Exemple classique pour les ECN*i* : « **mortalité** » est calculée soit sous la forme d'une proportion rapportant le nombre de cas à la taille de la population, soit sous la forme d'un taux rapportant le nombre de décès au nombre de personnes-temps sur la période considérée

Différence entre « Incidence cumulée » et « Taux d'incidence »

- Incidence cumulée : incidence de survenue d'un événement calculée **en moyenne sur une longue période**
- Taux d'incidence : on calculera plutôt un taux d'incidence en présence de fluctuations et de perdus de vue importants, correspondant à l'incidence instantanée (ou densité d'incidence) des **nouveaux cas rapportés à un nombre de personnes-temps à risque**. Dans le cas d'un épisode épidémique, on parle de **taux d'attaque** pour désigner l'incidence de nouveaux cas

Schéma explicatif d'une étude prospective

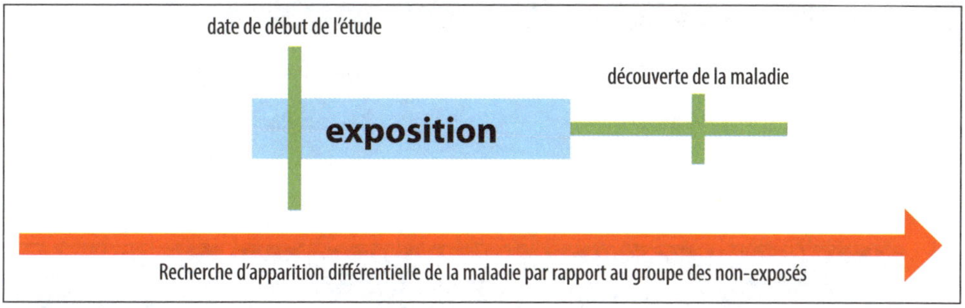

Schéma explicatif d'une étude rétrospective

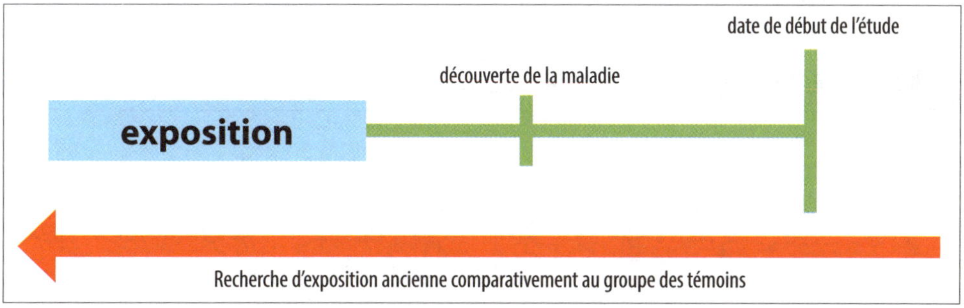

Schéma explicatif d'une étude transversale

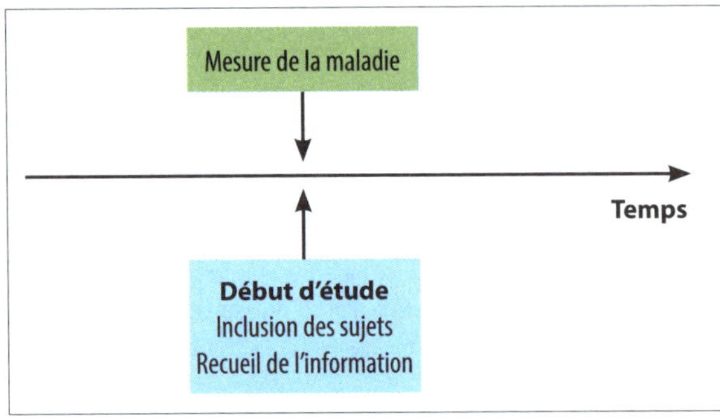

› Le type d'étude est-il adapté pour répondre à la question posée ?

Question ECN*i* blanche nationale incontournable en QCM !

Adéquation du TYPE D'ÉTUDE à la QUESTION POSÉE		
	Question	**Type d'étude**
Thérapeutique	Efficacité	Étude contrôlée randomisée
	Sécurité	Étude contrôlée randomisée ou suivi de cohorte
Diagnostic	Reproductibilité / Variabilité	Transversal comparatif avec répétition de mesure
	Sensibilité / Spécificité	Transversal comparatif avec étalon-or
	Efficacité / Utilité	Étude contrôlée randomisée
	Stratégie	Étude contrôlée randomisée ou arbre décisionnel
Causalité	Phénomène contrôlable fréquent	Étude contrôlée randomisée
	Phénomène non contrôlable fréquent	Suivi de cohorte (exposés/ non exposés)
	Phénomène rare	Étude cas-témoin
Pronostic	Maladie fréquente	Étude contrôlée randomisée
	Maladie rare	Étude cas-témoin

2. Justification de l'hypothèse de recherche : éléments justifiant la réalisation de l'étude ?

Question ECN 2009, 2013, 2017 et 2018

Astuce ECNi = regarder dans l'introduction

Moyen mnémotechnique

« EDIE »

- Éléments de contexte :
  - **nature**
  - **coût** (enjeu économique)
  - **sévérité**
  - **fréquence** du problème étudié (problème sociétal)
  - **problème de santé publique** majeur
  - si diagnostique = **enjeu fort du traitement de la maladie à diagnostiquer** (pronostic vital – complication grave – effets secondaires du traitement)
- Description de l'intervention :
  - pour toutes les études = données **physiopathologiques** expliquant le rôle possible de tel facteur
  - si étude thérapeutique = données **pharmacologiques** avec **mécanisme d'action** du médicament
  - si étude diagnostique = **performances diagnostiques** du test étudié
  - etc.
- Intérêt de l'étude :
  - hypothèse d'**efficacité**
  - hypothèse de **moindre coût**
  - hypothèse de **meilleure tolérance…**
  - si étude diagnostique :
    - insuffisance/défaut des tests existants :
      - test de référence **insuffisamment performant**
      - test de référence **invasif** avec risque de complications
      - test de référence **coûteux**
      - test de référence **peu accessible**
    - recherche d'une stratégie diagnostique (enchaînement de tests), permettant le **meilleur rapport coût/efficacité**
- Éthique :
  - **connaissance non disponible autrement** avec **nécessité d'un nouvel essai** pour répondre à la question posée par l'étude (PCZ)
  - une revue systématique de la littérature (conseillée) indique les résultats d'études antérieures :
    - **absence d'études antérieures**
    - avec **niveau de preuve insuffisant**
    - résultats contradictoires entre différentes études

…

- **absence d'ajustement sur de potentiels facteurs de confusion** découverts récemment qui n'étaient pas connus sur les études antérieures

Exemple pour comprendre : Une première étude thérapeutique réalisée en 2000 pour tester l'efficacité d'un nouveau traitement le Méthotrexate contre placebo, chez des patients atteints de polyarthrite rhumatoïde, parvient à montrer une efficacité du traitement. Puis, en 2005 une autre étude épidémiologique montre que le tabac est un facteur pronostique de la PR qui aggrave cette maladie en induisant une résistance au traitement de fond. Les auteurs regardent alors les caractéristiques des 2 groupes testés lors de l'étude thérapeutique de 2000, et là ils constatent qu'il y avait 3 fois plus de fumeurs dans le groupe placebo par rapport au groupe Méthotrexate… L'étude de 2000 perd alors toute validité à cause de ce biais de confusion (tabac) car on ne peut savoir si c'est le traitement qui a amélioré le groupe Méthotrexate, ou si c'est le tabac qui a aggravé le groupe placebo. Il est donc justifié de refaire cette étude thérapeutique comparant Méthotrexate au Placebo en réalisant cette fois une randomisation stratifiée sur le tabac !

- besoin de confirmation dans d'autres populations

Notes personnelles

OBJECTIF 3

Caractéristiques de la population étudiée

Objectif CNCI

Identifier les caractéristiques (données démographiques) de la population étudiée, à laquelle les conclusions pourront être appliquées

Localisation dans l'article

Tableau 1

1. Caractéristiques de la population

1.1. Définition

4 « populations » à maîtriser en LCA

› Population SOURCE :

- population **théorique** (qui n'existe pas vraiment)
- population décrite = par les **critères d'inclusion, non-inclusion** et **exclusion** (définis *a priori* par les auteurs de l'étude, ce qui explique que cette population soit théorique)

› Population ÉLIGIBLE :

- population **bien réelle**
- la population éligible : **part de la population source qui satisfait aux critères d'éligibilité** : population qui présente l'ensemble des critères d'inclusion, aucun critère de non-inclusion/exclusion (et qui sera bien présente sur le lieu de recrutement et durant la période de recrutement).
- Recommandations sur la population éligible (CONSORT) = il faut préciser sur le diagramme de flux, le nombre de sujets à chaque étape de l'étude avec le **nombre de sujets potentiellement éligibles, dont l'éligibilité a été évaluée, dont l'éligibilité a été confirmée, inclus dans l'étude**, puis ayant eu un suivi complet, et analysés (population étudiée).

› Population ÉTUDIÉE :

- population **bien réelle**
- échantillon tiré de la population source par le **RECRUTEMENT** des patients (PCZ)
- population décrite = dans le **tableau 1**

› Population CIBLE : Question ECN*i* 2018

- population **théorique** (qui n'existe pas vraiment)

- **population à laquelle les résultats de l'étude pourront** *a priori* **être généralisés**
- il s'agit des sujets théoriquement concernés par la question posée
- population décrite = dans l'**objectif** de l'étude (dernière phrase de l'introduction)

› *Exemple pour visualiser une cohorte descriptive des pratiques alimentaires et sportives chez les femmes en Suède :*

- *la population* ***cible*** *est l'ensemble des femmes en Suède*
- *la population* ***source*** *est l'ensemble des infirmières inscrites à leur tableau de l'ordre ou équivalent*
- *la population* ***éligible*** *est l'ensemble de ces infirmières qui sont mariées, âgées de 30 à 55 ans en 2018, vivant dans l'une des 5 régions les plus peuplées et dont l'ordre local a bien voulu faire parvenir les coordonnées*
- *la population* ***étudiée*** *est la part de ces femmes qui ont finalement été incluses dans l'étude*

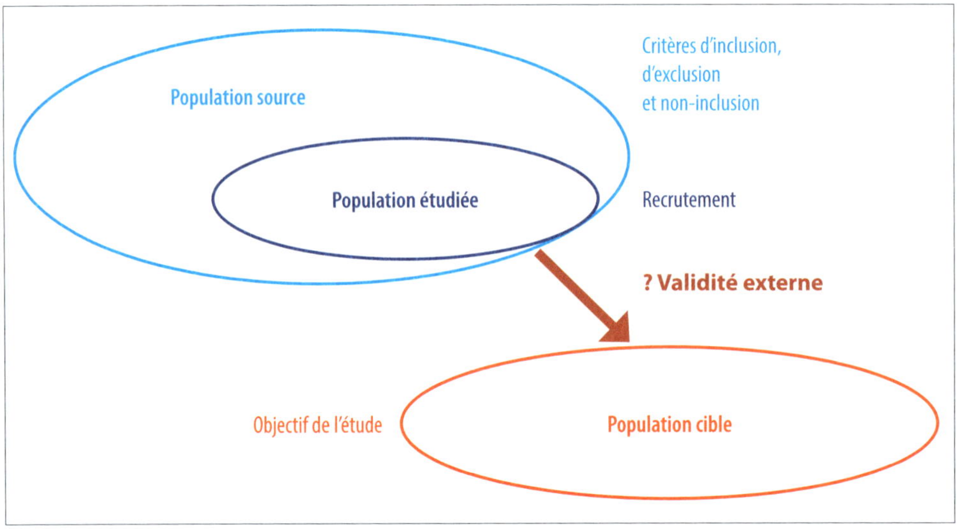

Interprétation des données en pratique

› Tableau 1 :

- le tableau 1 permet de déterminer si la population étudiée est différente ou non de la population cible pour une ou plusieurs caractéristiques (âge – sexe…)
- si la population étudiée diffère de la population cible, les résultats ne peuvent être généralisés à la population cible
- convention à connaitre = si la valeur p des tests statistiques comparant les caractéristiques initiales des groupes de patients n'est pas reportée, on considère qu'il n'y a pas de différence significative

Astuce ECNi

Deux intérêts du tableau 1 à savoir évoquer devant tout QCM portant sur l'interprétation du tableau 1

Question ECNi 2010 et 2018

› Vérifier que la population étudiée est comparable à la population cible :

- évaluer si les caractéristiques de la population étudiée (à partir du tableau 1) sont différentes de celles de la population cible (caractéristiques idéales décrites dans l'objectif de l'étude)
- permet d'évaluer la **validité** EXTERNE (PCZ)

› Vérifier la comparabilité initiale des groupes de la population étudiée :

- le tableau 1 permet la comparaison des caractéristiques des patients des deux groupes entre eux pour voir si les groupes sont comparables
- permet d'évaluer la **validité** INTERNE (PCZ)

1.2. Conduite à tenir si les deux groupes ne sont pas comparables initialement sur l'une des caractéristiques initiales du tableau 1 (facteur de confusion potentiel)

Question ECNi sélective

› Il faut vérifier si la mauvaise répartition de ce facteur dessert le groupe du traitement testé ou le groupe contrôle :

- si c'est le groupe testé qui est « défavorisé » :
  - si l'étude est positive (résultats statistiquement significatifs)
    - alors une étude positive signifie que le traitement fonctionne même si les patients sont plus graves !
    - **pas de conséquence négative** sur l'étude
    - voire même **accentuerait le bénéfice évalué** en terme de pertinence clinique (car même si le groupe testé est plus grave, le nouveau traitement réussit malgré tout à faire la différence avec le groupe contrôle)
  - si l'étude est négative (résultats non statistiquement significatifs) : on peut parler de **biais de sélection**
- si c'est le groupe contrôle qui est « défavorisé » :
  - alors même si l'**étude est positive, on prend un risque alpha très important à dire que le nouveau traitement fonctionne** (on ne pourra jamais savoir si c'est le nouveau traitement qui améliore le groupe testé, ou la présence du facteur de confusion potentiel qui aggrave le groupe contrôle).
  - risque de **BIAIS DE SELECTION majeur** (PCZ)

Pour comprendre

Sujet tombé aux ECN*i* blanches

Exemple : *imaginons une étude thérapeutique comparant en terme de mortalité toute cause le Bisoprolol (béta-bloquant) contre placebo chez des insuffisants cardiaques sévères. Si dans le tableau 1 de cette* étude, on constate qu'il y a 5 fois plus de patients insuffisants rénaux chroniques sévères dans un groupe que dans l'autre, la comparabilité initiale des groupes est perdue sur ce facteur (insuffisance rénale chronique sévère). En partant du postulat qu'un patient insuffisant rénal chronique sévère est plus grave avec plus de probabilité de décéder qu'un *patient sans insuffisance rénale, on peut dire que le groupe concerné par ce surplus d'insuffisants rénaux chroniques sévères est plus grave que l'autre groupe.*

Exemple de tableau 1 : Caractéristiques initiales des patients (extrait ECN 2010)

Caractéristiques	Placebo	Bisoprolol
	(n=1320)	(n=1327)
Démographie		
Age moyen (extrêmes) (ans)	61 (22-80)	61 (26-80)
Sexe (H/F)	1062 (80 %) /258 (20 %)	1070 (81 %) /257 (19 %)
Classe NYHA		
III	1096 (83 %)	1106 (93 %)
IV	224 (17 %)	221 (17 %)
Insuffisance cardiaque		
Cardiopathie ischémique documentée	654 (50 %)	662 (50 %)
Cardiomyopathie dilatée	157 (12 %)	160 (12 %)
Autres*	509 (40 %)	505 (38 %)
Durée de l'insuffisance cardiaque (médiane/moyenne)	2,31/3,60	2,25/3,49
PAS moyenne (DS) (mm Hg)	130,2 (19,5)	129,2 (19,2)
PAD moyenne (DS) (mm Hg)	80,0 (10,9)	79,4 (11,2)
Fréquence cardiaque moyenne (DS) (/min)	81,0 (15,5)	79,9 (14,5)
Fraction d'éjection VG moyenne (DS)	27,6 (5,5)	27,5 (6,0)
Diamètre télédiastolique ventriculaire gauche moyen (DS) (cm)	6,7 (0,9)	6,7 (0,9)
Diamètre télésystolique ventriculaire gauche moyen (DS) (cm)	5,7 (0,9)	5,7 (1,0)
Fraction de raccourcissement VG moyenne (DS)	15,5 (5,7)	15,5 (5,7)
Fibrillation auriculaire	264 (20 %)	257 (20 %)

*Coronarographie non disponible ou pas d'antécédent d'infarctus du myocarde ; PAS : pression artérielle systolique ; PAD : pression artérielle diastolique.

Caractéristiques	Placebo	Bisoprolol
Traitements concomitants		
Diurétiques	1310 (99 %)	1305 (98 %)
IEC	1274 (96 %)	1273 (96 %)
Anticalciques dihydropyridines	23 (2 %)	23 (2 %)
Nitrés	762 (58 %)	773 (58 %)
Digoxine	670 (51 %)	697 (53 %)
Amiodarone	206 (16 %)	185 (14 %)
Anticoagulants	413 (31 %)	399 (30 %)
Antiplaquettaires	558 (42 %)	537 (40 %)

Dans cet exemple, les sujets de la population étudiée sont relativement âgés (61 ans en moyenne) donc les résultats obtenus ne pourraient pas être généralisés à une population cible de sujets jeunes de 20 ans.

OBJECTIF 4

Modalités de sélection et de recrutement des sujets

Objectif CNCI

Analyser les modalités de sélection des sujets, critères d'inclusion, de non-inclusion et d'exclusion

Localisation dans l'article

Méthodes

1. Choix de la population source

1.1. Définitions (Question ECN*i* 2016)

- Critères d'inclusion :
  - définissent de manière précise les **caractéristiques des patients qui peuvent entrer dans l'étude**
  - pour être inclus dans l'étude, le patient doit les présenter TOUS +++ (PCZ)
  - exemples : âge – sexe – diagnostic – FDR – comorbidités – sévérité de pathologie…
- Critères de non inclusion :
  - définissent les caractéristiques des patients qui **ne peuvent être inclus**
  - pour être inclus dans l'étude, le patient ne doit en présenter AUCUN +++ (PCZ)
  - exemples : comorbidités sévères – survenue d'un cancer dans les 5 ans…
- Critères d'exclusion :
  - définissent les **caractéristiques des patients qui ne peuvent pas participer à l'étude malgré leur inclusion initiale**
  - pour être inclus dans l'étude, le patient ne doit en présenter AUCUN +++ (PCZ)
  - exemples : apparition d'une maladie rénale…
- Notion de clause d'ambivalence (uniquement pour les études interventionnelles) :
  - **« tout patient doit, pour être inclus, être à même de recevoir indifféremment l'une ou l'autre des interventions, selon ce que le hasard de la randomisation lui attribuera »**
  - pré-requis éthique indispensable à la mise en place d'une randomisation

Pour comprendre

Les critères d'inclusion, de non-inclusion et d'exclusion définissent la **population source** dont la population étudiée sera un échantillon

› Cas particuliers de critères d'exclusion à connaître :

- femmes enceintes / mineurs / sujets incapables
  - 2 conditions indispensables pour autoriser ces patients à être inclus dans une étude :
    - l'étude présente un **bénéfice potentiel direct pour la personne qui participe** ou un **bénéfice pour le type de population** auquel elle appartient mais seulement si le risque est minime
    - l'étude thérapeutique vise à **étudier un traitement qui touche uniquement cette population particulière** de patients
- patients avec comorbidités majeures
  - 3 raisons à connaître pour justifier que l'on exclut les patients avec comorbidités majeures :
    - ils risquent de **moins bien tolérer** le traitement
    - ils risquent de présenter des **épisodes de décompensation** qui limiteront l'évaluation de l'efficacité réelle du traitement testé
    - ils risquent de présenter des **événements en partie indépendants du traitement** dont l'effet statistique du nouveau traitement sera plus difficile à évaluer
- patients très âgés : en général le protocole ne mentionne pas de limite supérieure à l'âge dans l'article, mais vous devez savoir qu'il existe souvent une **auto-limitation des investigateurs à ne pas proposer leur étude à des patients trop âgés** : on peut parler d'un risque de **biais de sélection**

1.2. Formalisation en question ECNi

Quelle est la population étudiée ? Quels sont les critères de sélection de la population ?

› Réflexion ECN*i* en 4 phases :

- critères d'inclusion :
  - **cocher tous les éléments de la liste complète des critères d'inclusion**
  - **les patients doivent les présenter TOUS**
- critères d'exclusion ou de non-inclusion :
  - **cocher tous les éléments de la liste complète des critères d'exclusion** → en pratique, on vous fera plutôt cocher les « critères d'exclusion en miroir » pour avoir une population positive (exemple : exclusion si ATCD de TVP ; inclusion si 1er épisode de TVP…)
  - **les patients doivent n'en présenter AUCUN**

- ne pas oublier les critères évidents liés au recrutement des patients = les **dates** – le **lieu** – le **mode de recrutement** – le **consentement**
- penser à commenter l'applicabilité = **validité** EXTERNE (PCZ)

Astuce ECNi

Si cas-témoins = réfléchir en séparant **les critères des cas** de **ceux des témoins**

1.3. Trois risques en cas de critères d'exclusion trop nombreux / trop restrictifs ? Question ECN*i* sélective

- Population source (et donc étudiée) non représentative de la population cible : baisse la **validité** EXTERNE (PCZ) (applicabilité)
- Population étudiée plus homogène : augmente la **validité** INTERNE (PCZ) (augmentation de la comparabilité initiale des groupes car les patients se ressemblent)

⚠ On ne parle **pas de biais de sélection** tant que les groupes sont comparables !

- Difficulté d'inclusion des sujets :
  - donc nombre de sujets insuffisant donc **risque de manque de puissance statistique**
  - mais en pratique une puissance suffisante est assurée grâce au caractère multicentrique des études !

1.4. Un enjeu majeur pour les auteurs lorsqu'ils déterminent *a priori* les critères d'exclusion de l'étude ?

- Trouver un ÉQUILIBRE adapté :
  - mettre **assez de critères d'exclusion** pour assurer une **validité interne suffisante** (avec une population suffisamment homogène)
  - ne pas mettre **trop de critères d'exclusion** pour assurer une **validité externe suffisante** (avec une population assez représentative de la population cible)

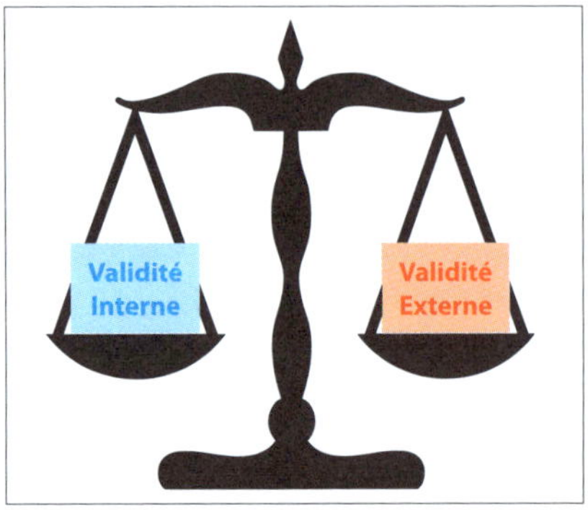

2. Modalités de recrutement des patients

2.1. Critiquer ou analyser le recrutement des patients ? (4 axes clés)

› Axe 1 : lieu de recrutement :
- **monocentrique** ou **multicentrique** (international ou non)
- pays – système de santé
- **type de centre** = CHU (cas souvent plus graves) – ambulatoire (HAD) – clinique privée – centre de référence de la pathologie…

› Axe 2 : période de recrutement :
- date de **début** du recrutement
- date de **fin** du recrutement

› Axe 3 : mode de recrutement :
- **publicité**
- **volontaires** = souvent **non représentatifs de la population générale** avec risque de **biais de sélection**
- **sélection systématique et consécutive de tous les patients se présentant aux urgences** (très bonne valeur !)
- tirage aléatoire
- tirage séquentiel (ex : 1 patient sur 2)
- tirage au sort sur un registre…

› Axe 4 : consentement écrit et signé.

2.2. But poursuivi

→ Ces critères permettent d'apprécier à quel degré l'**échantillon de l'étude est représentatif ou non de la population cible** dans laquelle il est prévu d'extrapoler les résultats : cela permet d'évaluer la VALIDITÉ EXTERNE (PCZ)

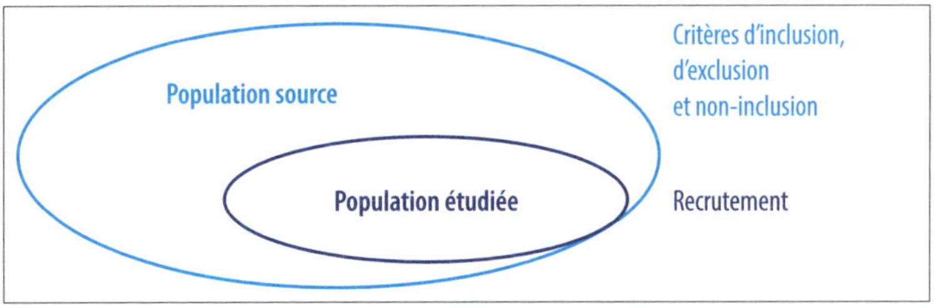

Pour comprendre

- Échantillon dit « représentatif » d'une population :
  - échantillon constitué par un **tirage au sort aléatoire** dans cette population
  - ce tirage au sort est à l'origine des **fluctuations d'échantillonnage** (plusieurs échantillons tirés dans une même population peuvent être différents)
  - **ces fluctuations d'échantillonnage diminuent quand la taille de l'échantillon augmente**, par augmentation de la **puissance statistique**
- Rôle du test statistique (ou de l'intervalle de confiance) : déterminer si les résultats obtenus sont attribuables aux seules fluctuations d'échantillonnage ou s'ils sont bien réels.

OBJECTIF 5

Randomisation

» Objectif CNCI

Identifier la technique de randomisation et vérifier sa cohérence le cas échéant

Localisation dans l'article

Méthode des études interventionnelles (essais contrôlés randomisés)

1. Randomisation

1.1. Décrire la méthode de randomisation

› Principes et objectifs de la randomisation :

- c'est un vrai **tirage au sort** permettant une répartition au hasard – aléatoire – imprévisible des patients en plusieurs groupes
- elle **minimise les biais de sélection** en ne laissant pas le choix de l'intervention au médecin (pourrait favoriser l'attribution du traitement à certains patients)
- elle doit permettre de s'**assurer que l'assignation d'un patient à un groupe donné ne peut être prédite**
- elle permet une **répartition uniforme et équilibrée** des facteurs connus et inconnus de confusion potentiels (déterminant l'évolution)
- elle assure *a priori* la **comparabilité initiale des groupes** (les deux groupes sont identiques en tous points hormis pour le traitement reçu par le groupe testé)
- elle permet une **analyse en ITT** (par définition il n'existe pas d'ITT sans randomisation)
- elle permet une **analyse en sous-groupes** de qualité (la randomisation stratifiée permet de stratifier *a priori* sur les sous-groupes qui seront analysés *a posteriori*)

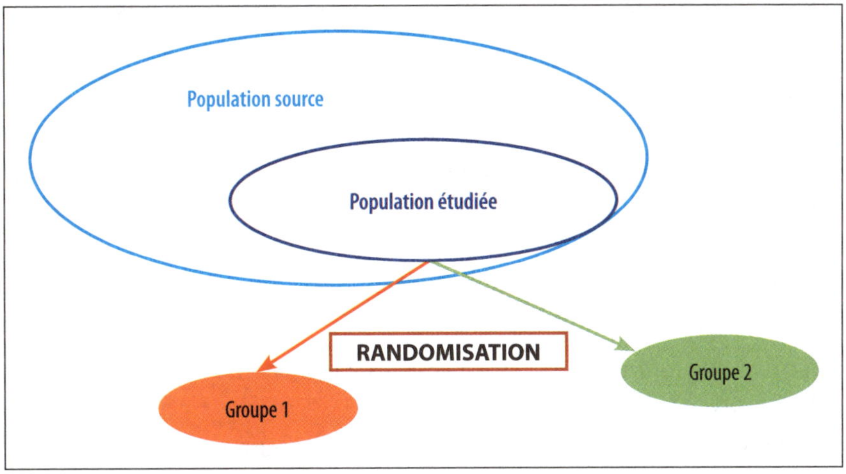

› Deux types de randomisation à distinguer :

- randomisation simple = **séquence aléatoire non contrôlée**
- randomisation restreinte = contrôle de certains facteurs par **bloc** ou **stratifiée** ou par **cluster** ou par **minimisation.**

› Qualifier la génération de la séquence de randomisation : Question ECN*i* 2018

- soit randomisation équilibrée :
  - **autant de patients dans chaque groupe**
  - par **tables de nombres au hasard** ou **génération aléatoire par ordinateur**
  - sont donc exclues les méthodes fondées sur les initiales – date de naissance – numéro de dossier…
- soit randomisation déséquilibrée = **nombre de patients dans chaque groupe différent** (ratio en 2/1 ou 3/1… mais toujours en faveur du groupe testé)
  - deux objectifs :
    - **augmenter les données pour étude de la tolérance**
    - **augmenter le recrutement si nombre important de données manquantes prévu** mais ne permet pas d'augmenter la puissance !
  - exemple : *étude thérapeutique sur la colchicine dans le traitement de la maladie périodique, sachant que le principal effet secondaire connu de la colchicine est une diarrhée quasi-constante, une randomisation déséquilibrée en 2/1 avec 200 patients ayant le traitement et 100 patients ayant le placebo, permet de prévenir un risque de données manquantes importantes dans le « groupe colchicine », car risque de nombreux arrêts de traitement du fait de la diarrhée induite quasi-constante…*
- randomisation **centralisée** (PCZ) = **indispensable** si essai multicentrique (par serveur vocal, internet...)
- vérifier l'assignation secrète = en pratique, implicitement compris si **randomisation centralisée et secrète.**

- vérifier que la randomisation est bien faite Question ECN 2010 :
  - **deux critères de bonne randomisation sur les résultats à vérifier sur le tableau 1 :**
    - aucune différence significative pour chacun des critères (différence ok si elle porte sur une caractéristique rare = peu de patients)
    - nombre de patients équivalent dans les deux groupes
  - critères de bonne randomisation sur la méthode (point important à ne pas oublier) = centralisée – en bloc – stratifiée – secrète…

› Randomisation par BLOC : Question ECN*i* 2017

- principe :
  - **bloc de taille n** (4 – 6 – 8…) avec **tous les « n » patients, une répartition des patients entre les groupes** alors **équilibrés**
  - la **taille des blocs** doit être **inconnue de l'investigateur**
  - la taille des blocs peut être **variable** (pour ne pas risquer d'être prévisible)

- trois intérêts :
  - **éliminer le biais « effet-temps »** lié au moment d'inclusion (PCZ) (ex : BPCO avec les patients placebo inclus en été et tous les traitements en hiver)
  - assurer une **distribution équivalente des patients dans chaque groupe à tout moment de l'essai** (ex : « en bloc de n =10 » = sur 10 patients, 5 dans contrôle et 5 dans traitement)
  - évite que les médecins ne devinent le groupe d'allocation du patient inclus (évite la levée de l'aveugle) en cas de blocs de taille n variable
- deux biais à risque si l'investigateur est au courant de la taille des blocs :
  - **biais de SUIVI** = il ne va pas suivre de la même façon les deux groupes s'il peut prévoir qui reçoit quoi
  - **biais de SÉLECTION** = l'investigateur pourra préférer inclure un patient plus jeune et avec moins de comorbidité pour recevoir le nouveau traitement !

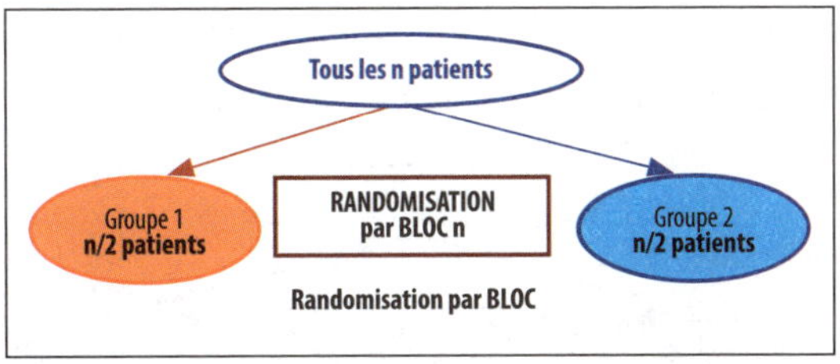

Randomisation par BLOC

› Randomisation par STRATIFICATION : Question ECN*i* 2017 et 2018

- principe :
  - répartition **équilibrée** de l'échantillon entre deux groupes sur un **facteur de stratification** correspondant à un **facteur de confusion potentiel** majeur (âge ou gravité ou comorbidités sévères ou centre dans un essai multicentrique)
  - en réalité il s'agit d'une « option informatique » sur le logiciel de randomisation permettant de répartir uniformément ce facteur entre les deux groupes (exemple : si on stratifie sur le tabac, il y aura exactement le même nombre de fumeurs dans chaque groupe !)
  - savoir qu'il existe **autant de listes de randomisation que de strates !** *(exemple d'une randomisation stratifiée sur le sexe et le stade de la maladie [précoce ou avancé] : il y aura alors 4 listes de randomisation : 1 pour les femmes en stade précoce, 1 pour les femmes en stade avancé, 1 pour les hommes en stade précoce, 1 pour les hommes en stade avancé)*
  - il ne faut **pas multiplier les strates** sinon risque de manque de puissance avec des résultats non significatifs (**maximum 5 strates** en théorie)

Pour comprendre

Vous pouvez retenir que les « **fluctuations d'échantillonnage sont diminuées par une augmentation de la puissance statistique** », mais qu'elles sont « **contrôlées strictement par la randomisation par stratification** »

- trois intérêts :
  - assure une **répartition équilibrée d'un facteur entre les groupes** en forçant la **comparabilité initiale des groupes** sur ce facteur de confusion potentiel

- élimine le **biais « effet-centre »** si essai multicentrique (PCZ)
- permet de renforcer la validité interne d'une analyse en sous-groupes en prouvant qu'elle était prévue *a priori* (en stratifiant *a priori* sur ces critères, on prouve que le choix d'analyser le critère de jugement principal dans ces sous-groupes était prévu avant même que l'étude ne commence, et donc que l'on n'a pas choisi les sous-groupes significatifs *a posteriori* pour nous arranger !)

- limite à connaître : la stratification permet de renforcer la validité interne d'analyse en sous-groupes mais **en aucun cas ne lui donne la même validité que l'analyse principale** portant sur la totalité de la population de l'étude
- ne pas confondre la randomisation par stratification avec :
  - « ajustement » = analyse multivariée ajustée sur les facteurs de confusion *a posteriori*
  - « appariement » = terme uniquement dédié aux études cas-témoins avec un appariement d'un cas à un ou plusieurs témoins au moment de l'inclusion
  - « analyse stratifiée » = synonyme d'analyse en sous-groupes *a posteriori*

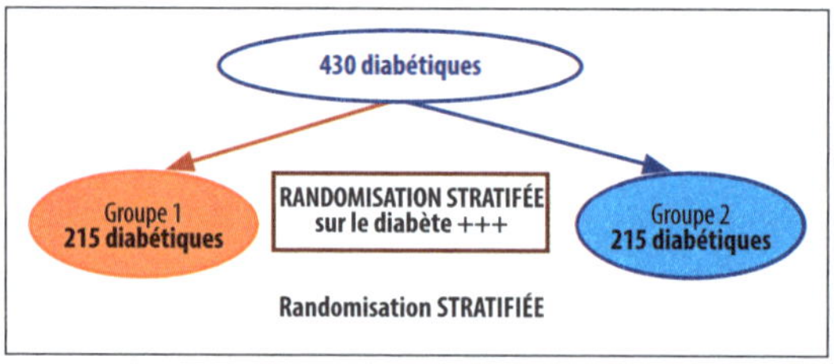

› Randomisation en CLUSTER (ou en GRAPPES) :

- on **randomise des groupes de patients** (ex: randomisation de centres entiers par rapport à d'autres centres) et non les patients eux-mêmes
- un objectif = **éviter la contamination entre les bras** dans un même cluster (centre), c'est-à-dire que les patients attribués au groupe placebo reçoivent le nouveau traitement, ou l'inverse du fait d'erreurs de délivrance. En effet, si un centre est désigné pour avoir le nouveau traitement, il n'y aura que ce nouveau traitement de disponible sur le centre
- ex : tous les patients de l'hôpital A reçoivent le placebo et tous ceux de l'hôpital B le nouveau traitement
- notion de « contamination entre les bras » :
  - définition = phénomène indiquant que **certains individus d'un des bras de l'essai bénéficient également de l'intervention mise en place dans l'autre bras** de l'étude
  - conséquences = remise **en cause de l'indépendance des 2 bras de l'essai** (*les hypothèses statistiques sous-jacentes au test réalisé ne sont plus vérifiées puisque les 2 échantillons ne sont plus indépendants, ce qui biaise l'estimation de l'effet de l'intervention*)

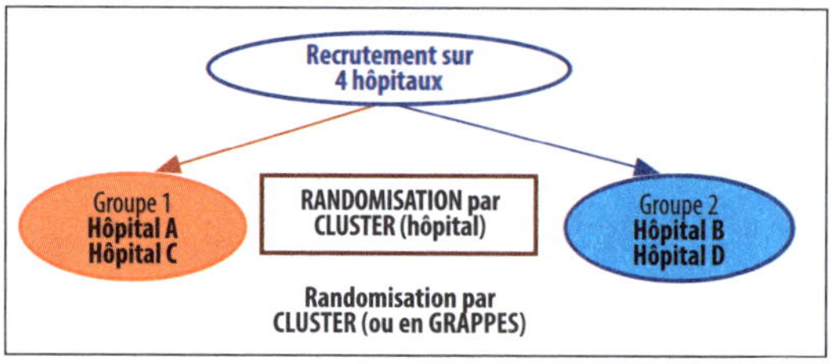

› Randomisation par MINIMISATION Question ECN 2014 :

- type particulier de **randomisation par stratification permettant une égalisation dynamique des groupes**
- c'est un cas particulier de **randomisation adaptative** (*adaptive randomization)* pour dire que les paramètres d'attribution des traitements sont modifiés en cours d'essai afin de permettre une bonne égalisation des groupes
- **à chaque nouveau patient, on choisit le groupe pour** assurer une minimisation des biais la plus optimale possible afin d'obtenir des groupes très similaires
- utile surtout pour les **études avec de faibles effectifs** (en cancérologie notamment) afin d'**assurer une stratification** sur de potentiels facteurs de confusion malgré la taille limitée des groupes

1.2. Quatre questions pour préciser l'organisation pratique de la randomisation

› Qui a généré la séquence ?

› Qui recrute les patients ?

› Qui assigne les patients dans les groupes ?

› Où est conservée la liste de randomisation ? (coffre…)

Pour comprendre

› **Le hasard du tirage au sort peut également, en soi, être à l'origine de déséquilibre entre les groupes** (en terme d'effectifs à temps donné ou de répartition des facteurs de confusion potentiels, connus ou inconnus, entre les groupes)

› Ces erreurs dites aléatoires sont des **fluctuations d'échantillonnage**, par opposition aux biais (erreurs systématiques)

Pour comprendre

Ne pas confondre le tirage au sort de l'échantillon dans une population, condition nécessaire pour parler d'échantillon représentatif de cette population (à l'origine de fluctuations d'échantillonnage) avec le **processus de randomisation** qui consiste en une répartition aléatoire des patients en plusieurs groupes

› Distinguer « randomisation CENTRALISÉE » et « randomisation LOCALISÉE » :
- randomisation CENTRALISÉE = EXTERNALISÉE : une randomisation de qualité doit être centralisée et externalisée vers un **centre unique de randomisation** pour l'ensemble des centres de recrutement
- randomisation LOCALISÉE :
  - correspond à une randomisation organisée localement par chaque centre
  - **très critiquable** car risque de défaut de l'assignation secrète par tricherie +++

2. Détails sur l'assignation sécrète = respect de la clause d'ignorance

2.1. Définition

L'investigateur ne doit pas pouvoir prédire, au moment où il décide ou non d'inclure un patient dans l'étude, dans quel bras ce patient va être randomisé

2.2. Modalités qui assurent l'assignation secrète

› L'investigateur **ne doit pas pouvoir avoir accès à la liste de randomisation** (coffre…)

› Par randomisation **CENTRALISÉE** et **secrète** (PCZ) (à privilégier tant que possible) = téléphone ou internet ou fax ou serveur vocal…

› Par randomisation en **bloc de taille n variable**

› Avec **enveloppes scellées, opaques** et **numérotées de façon** séquentielle

› Avec **containers** contenant le médicament, **numérotés de façon séquentielle** et **d'apparence identique**

› À éviter absolument = liste sur papier ou enveloppes non scellées ou non opaques…

Schéma explicatif : Comprendre la clause d'ignorance

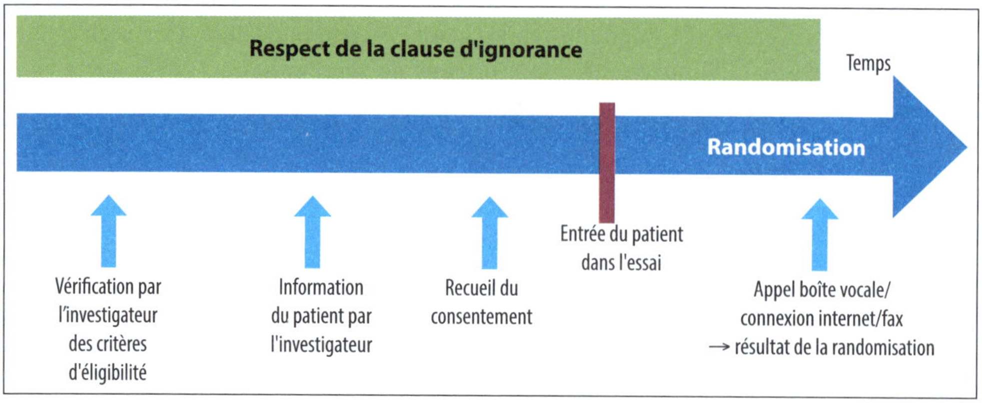

Pour comprendre

Ne pas confondre l'**assignation secrète** où c'est l'investigateur qui ne peut prédire dans quel bras le patient sera randomisé avec le concept de l'aveugle (insu) :

- en ouvert = absence d'insu
- simple aveugle = le **patient** ignore le groupe dans lequel il se trouve (et donc le traitement reçu)
- double aveugle = le **patient** et le **médecin** ignorent le groupe dans lequel il se trouve
- triple aveugle = le **patient**, le **médecin**, le **statisticien** qui analyse les résultats et le **médecin qui évalue le critère de jugement principal** ignorent le groupe dans lequel il se trouve

⇒ **l'assignation secrète est TOUJOURS POSSIBLE mais pas l'aveugle !** (PCZ)
(ex : dans un essai comparant un médicament à une chirurgie, la randomisation pourra être dissimulée au moment de l'assignation à tel ou tel groupe, mais l'essai ne pourra ensuite pas être réalisé en aveugle et sera réalisé en ouvert)

Schéma explicatif : Assignation secrète – Double aveugle – Triple aveugle

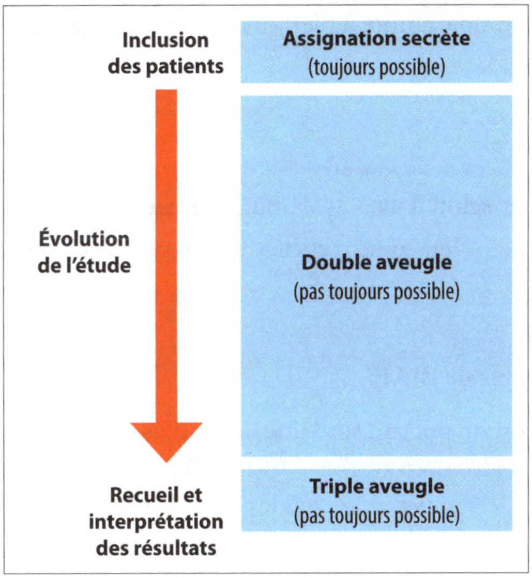

OBJECTIF 6

Comparabilité des groupes (3 phases)

Objectif CNCI

Discuter la comparabilité des groupes soumis à la comparaison (cas des études interventionnelles)

Localisation dans l'article

Méthodes et résultats des études interventionnelles

Astuce ECNi

Comment répondre aux QCM traitant de « comparabilité des groupes »

- Trois niveaux de comparabilité à bien distinguer dans les QCM :
  - **comparabilité initiale**
  - **en cours d'essai**
  - **finale dans l'analyse**
- Toujours raisonner selon 4 axes systématiques sur ce type de QCM :
  - **comparabilité** initiale – en cours d'essai – finale dans l'analyse
  - **assurée par…**
  - **doit se vérifier sur…**
  - **pour limiter le risque de BIAIS…**
- « Devant toute question portant sur l'une des entités touchant à la comparabilité des groupes : toujours faire un travail de « verticalité » sur les 4 axes de réponse, pour aller chercher tous les mots clés cochables en QCM liés à cette partie de la comparaison des groupes »
- Ex : « Comment les auteurs ont-ils assuré le double aveugle dans l'étude ? »
  - parler du double aveugle et de la technique utilisée pour le maintenir en pensant à cocher les éléments de l'article qui s'y rapportent
  - puis ne pas oublier de cocher les propositions s'y rapportant (on va chercher les 3 axes manquants !)

→ comparabilité des groupes maintenue au cours de l'étude
→ vérifier sur le diagramme de flux (figure 1) et le texte
→ prévient le risque de biais de classement (d'évaluation – de mesure – de réalisation…)

Schéma explicatif : Comprendre la connexion chronologique qui existe entre les 3 niveaux de comparabilité des groupes

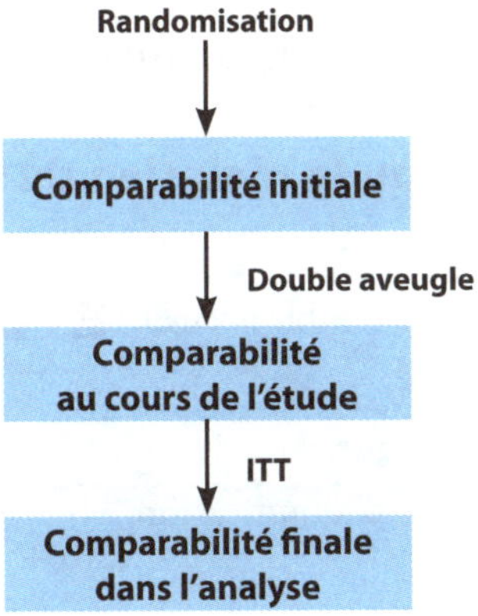

Légendes du schéma :
La comparabilité initiale des groupes est issue *a priori* de la randomisation
Puis, cette comparabilité des groupes est préservée dans l'analyse par le double aveugle
Et enfin, elle est conservée dans l'analyse des résultats par l'analyse en intention de traiter (ITT)
Dès que l'un de ces 3 maillons de la chaîne de la comparabilité des groupes est rompu c'est toute la comparabilité d'aval qui est perdue ! (*exemple : si perte de la comparabilité initiale des groupes, alors la comparabilité au cours de l'étude ou finale dans l'analyse sont déjà altérées*)

1. Comparabilité initiale

Analyser les caractéristiques initiales des groupes (Tableau 1) Discuter la comparabilité initiale des groupes ?

(tombé à l'ECN 2010) Question ECN*i* 2010, 2016 et 2018

- La comparabilité initiale des groupes est assurée ***a priori*** par la **randomisation**
- Elle doit se vérifier sur le tableau 1 (caractéristiques des groupes à l'inclusion) : vérification « à vue d'œil » = pas de test statistique (PCZ) :
  - **la multiplication des tests conduirait à une « inflation du risque alpha »** avec tests significatifs à tort (du seul fait du hasard) (biais des comparaisons multiples = 1 test sur 20 faussement significatif si a = 5 %)
  - le petit p n'a pas d'intérêt hors facteurs de confusion majeurs
- Vérifier la comparabilité des effectifs pour les critères cliniquement pertinents : répartition égale ou non des facteurs pronostiques connus entre les groupes :
  - parfois imparfaite du fait du hasard (surtout si petits effectifs) = erreur aléatoire
  - soit on équilibre le facteur de confusion potentiel par randomisation stratifiée
  - soit on **fait un ajustement au cours de l'analyse statistique pour corriger *a posteriori***, les écarts sur les facteurs pronostiques connus
- Pour limiter le risque de biais de sélection (PCZ)
- En cas de différence entre les groupes :
  - **évaluer quel groupe cela dessert** (groupe contrôle ou groupe testé)
  - **évaluer si cette différence est importante** au point de biaiser les résultats (biais de sélection) et de modifier les conclusions de l'essai

2. Maintien de la comparabilité en cours d'essai

2.1. Discuter le maintien de la comparabilité des groupes au cours de l'essai ? Quels critères permettent le maintien de la comparabilité ? Comment assure-t-on le maintien du double aveugle ?

› Le maintien de la comparabilité des groupes est assuré par le **double aveugle** (PCZ) :

- technique d'allocation du traitement appropriée
- **séquences** et **présentation** (galénique) des traitements identiques
- validation des critères de jugement en aveugle par un **comité d'adjudication**
- analyse statistique par statisticiens en aveugle des groupes
- technique du **double placebo**

› Vérifier sur le diagramme de flux (figure 1) et le texte :

- que le **nombre de perdus de vue** est **comparable** (sinon risque de biais de sélection des perdus de vue)
- que le **nombre de patients exclus** est **comparable**

› Ceci pour limiter le risque de BIAIS DE CLASSEMENT (PCZ)

› Si absence d'aveugle (essai en ouvert), **la comparabilité des groupes est perdue** !

- deux biais à risque :
  - biais de suivi ou de réalisation : si le médecin sait que le patient reçoit un placebo, il peut plus facilement modifier ses autres traitements, l'intensité du suivi, l'évaluation de critères subjectifs…
  - biais d'évaluation
- situation d'essai ouvert : l'aveugle est parfois impossible pour des raisons pratiques ou éthiques (chirurgie…)

› Interprétation de l'évaluation du critère de jugement principal en ouvert dans une étude ? Question ECN*i* sélective :

- il faut commencer par évaluer la nature du critère de jugement avant de conclure sur l'impact d'une évaluation du critère de jugement en ouvert :
  - si critère OBJECTIF (décès toute cause) : l'évaluation en ouvert n'a que peu d'impact (pas de biais)
  - si critère SUBJECTIF (douleur, échelle d'évaluation fonctionnelle) : le risque de biais d'évaluation est majeur

2.2. Technique du double placebo

› Principe :

- indispensable **si impossible de faire des médicaments identiques**
- les produits de l'étude et le placebo sont indifférenciables (même couleur, aspect, odeur, texture...) sur le plan extérieur, avec au final chaque patient qui reçoit le même nombre de comprimés ou d'injections
- chaque patient reçoit deux « **seringues/pilule** » **d'aspects identiques 2 à 2** (ex : « Injection médicament A + Placebo B en comprimés *versus* Médicament B en comprimés + Placebo A en injection »)

› Un avantage : assure l'aveugle quand on veut **comparer des médicaments de galéniques différentes** ou plusieurs types de traitement

› Inconvénients :

- **lourd**
- **pas simple**
- **contraignant** parfois pour les patients (injections)
- **coûteux**
- **non éthique** si chirurgie ou invasif uniquement

2.3. Pourquoi n'a-t-on pas utilisé un placebo ?

› Deux conditions pour utiliser un placebo :

- il n'y a **pas de traitement de référence**
- il n'y a **pas de perte de chance** = les symptômes sont réversibles – bénins

› Dans tous les autres cas un placebo n'est **pas éthique** et il faudra contrôler avec un traitement de référence

› 2 cas particuliers où l'on peut utiliser un Placebo alors qu'il existe un traitement de référence +++ **Question ECN*i* blanche inter-régionale**

- étude en « *add-on* »
  - si **tous les patients reçoivent le traitement validé de référence** dans la pathologie étudiée, mais que en plus on donne un nouveau traitement à tester dans un groupe versus placebo dans un autre groupe
  - *exemple : tous les insuffisants cardiaques de l'étude sont de base sous IEC/ARA-II et bétabloquant, mais dans un groupe on prescrit en plus un anti-aldostérone et un placebo dans l'autre groupe*
- étude sur un traitement de référence qui peut être interrompu
  - si le traitement de référence de la pathologie **peut être arrêté sur une courte période sans risque important** pour le patient, alors on arrête ce traitement de manière à le remplacer pendant la durée de l'étude soit par le nouveau traitement à l'étude, soit par le placebo

- *exemple : étude sur la dyslipidémie modérée en prévention primaire cardiovasculaire avec une possibilité d'arrêter les statines transitoirement sans risque, pour tester un nouveau traitement de type anti-PCSK9 comparé au placebo*

2.4. Quel est l'intérêt du groupe contrôle ?

- Minimiser les biais de confusion (PCZ) : les **deux groupes doivent être exactement identiques** sauf pour le traitement

2.5. Effet placebo

- 4 paramètres qui augmentent le risque d'effet placebo :
  - **patient crédule** et **anxieux**
  - **critère de jugement fonctionnel et subjectif** (douleurs, retentissement fonctionnel, échelle de qualité de vie...)
  - **médecin charismatique, persuadé de l'intérêt du traitement** et convaincant
  - **intervention invasive et sanglante** (chirurgie, coronarographie, injection...)
- Place des « interventions factices » (*sham procedure* en anglais) :
  - si chirurgie ou procédure lourde = **interdit car non éthique** en faisant courir des risques importants au patient
  - si dispositifs implantables peu invasifs (pace-maker...) = **peut se discuter au cas par cas** avec le comité d'éthique *a priori*, avant de lancer l'étude

3. Comparabilité finale dans l'analyse : discuter la comparabilité finale des groupes ?

- La comparabilité finale des groupes est assurée par **l'analyse en intention de traiter** (ITT) (PCZ)
- Trois critères pour définir l'analyse en ITT (qui doivent se vérifier sur le diagramme de flux et le texte) :
  - **tous les patients randomisés sont inclus** dans l'analyse
  - tous les patients ont bien été **analysés dans le groupe dans lequel ils ont été randomisés**, et ce quel que soit le traitement effectivement reçu
  - **tous les perdus de vue sont pris en compte** selon une **méthode de gestion des données manquantes qui nécessite des hypothèses sur la nature des pertes de vue.**

Les méthodes de gestion fréquemment utilisées sont :

- l'HYPOTHÈSE DE BIAIS MAXIMUM (méthode du pire scénario) = **allouer le pire résultat possible** pour l'étude à tous les perdus de vue (exemple d'une étude thérapeutique sur la mortalité toute cause d'un nouveau médicament contre placebo ; le principe étant que les perdus de vue du groupe testé sont analysés comme morts, et les perdus de vue du groupe placebo sont analysés comme vivants)
- l'IMPUTATION MULTIPLE = analyse statistique permettant de remplacer les valeurs manquantes du critère de jugement **en fonction des caractéristiques des patients** perdus de vue
- LOCF (*last observation carried forward – souvent utilisée mais non recommandée*) = prendre le **dernier résultat connu** du critère de jugement principal pour le patient (exemple : mesures répétées de la glycémie veineuse à J3, J6 et J9 du traitement ; si le patient est perdu de vue à J7, on gardera comme valeur finale la valeur de glycémie obtenue à J6)

› Ceci pour limiter le risque de BIAIS D'ATTRITION (PCZ)

Astuce ECNi

- si pas de p dans tableau 1, rechercher *dans le texte* la phrase sur la comparabilité
- une bonne randomisation assure des groupes comparables initialement

OBJECTIF 7

Choix et évolution des effectifs étudiés

Objectifs CNCI

- Discuter l'évolution des effectifs étudiés et leur cohérence dans la totalité de l'article
- Savoir si le calcul du nombre de sujets nécessaires a été effectué *a priori*

Localisation dans l'article

Méthodes et Résultats

1. Figure 1 = diagramme de flux (Flow chart)

1.1. Généralités

Le diagramme de flux (figure 1) renseigne sur l'**évolution des effectifs** des groupes aux quatre étapes principales de l'étude

1.2. Analyser le diagramme de flux (figure 1)

Moyen mnémotechnique

- Analyser précisément chacune des 4 étapes = « RASA » :
  - 1 = **Recrutement** ou **enrôlement** ou **inscription** (représentativité avec un nombre d'inclus proche de celui des éligibles)
  - 2 = **Allocation de l'intervention** ou **répartition des traitements**
  - 3 = **Suivi** (nombre, raisons et répartition des perdus de vue et des écarts au protocole)
  - 4 = **Analyse** (analyse en ITT ou non)

- Comparer la population screenée et celle randomisée

Moyen mnémotechnique

1.3. Décrire le protocole de l'étude = « TRIM »

- **Type d'étude**
- **Randomisation**
- **Intervention**
- **Mesure des critères**

1.4. Trois informations/vérifications primordiales à tirer d'un diagramme de flux Question ECN*i* 2017 et 2018

- Applicabilité des résultats en terme de validité externe :
  - vérifier que la population incluse n'est pas trop différente de celle éligible
  - qui dépend de la **différence entre le nombre de patients éligibles et le nombre de patients finalement inclus** (plus elle est petite et mieux on extrapole !)
- Déterminer précisément le type d'analyse effectuée = ITT ou per-protocole ou en traitement reçu :
  - qui dépend de la **différence entre le nombre de patients randomisés et le nombre de patients analysés**
  - pour vérifier l'ITT, il faut **avoir une population incluse randomisée : population analysée dans le bras où elle a été randomisée**
- Vérifier les nombres de perdus de vue, d'arrêt et de retrait de patients :
  - nombre de **perdus de vue < 10–15 %** dans chaque groupe → sinon on parle de BIAIS DE SÉLECTION DES PERDUS DE VUE
  - nombre de perdus de vue **répartis équitablement entre les deux groupes** → sinon on peut supposer l'existence d'un BIAIS DE CLASSEMENT DIFFÉRENTIEL
  - perdus de vue doivent être **analysés en biais maximum** → sinon on parle de BIAIS DE D'ATTRITION

1.5. Savoir construire un diagramme de flux selon les recommandations CONSORT Question ECN 2009

Figure. Ordinogramme démontrant le progrès à travers les phases d'une étude randomisée (l'inscription, la répartition des traitements, le suivi et l'analyse des résultats).

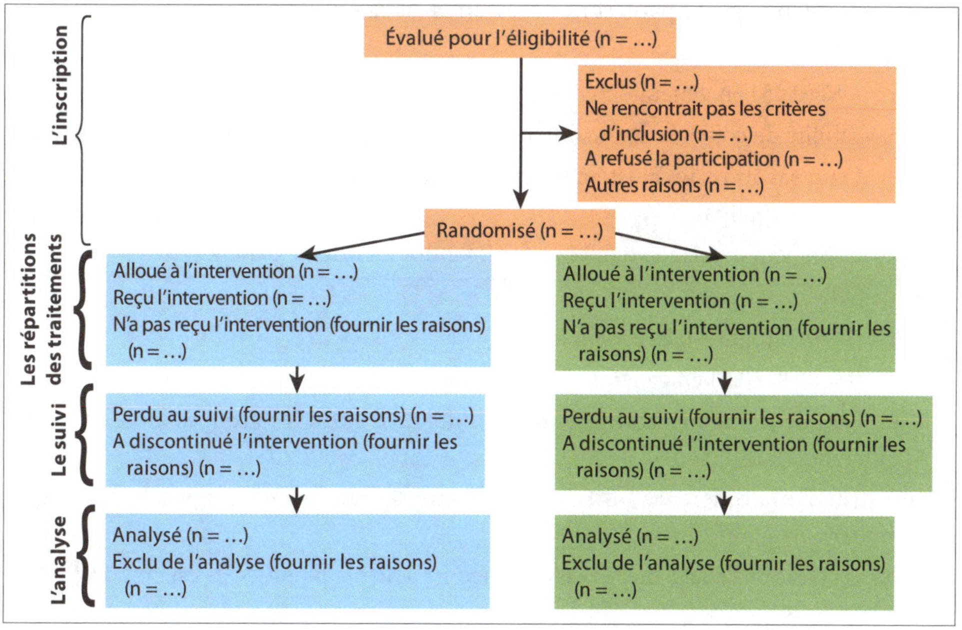

2. Calcul du nombre de sujets nécessaires (NSN)

2.1. Généralités Question ECNi 2018

› NSN :

- correspond au **nombre de sujets chez qui le critère de jugement principal doit être évalué**
- avec une estimation du nombre attendu de perdus de vue (souvent < 10 %)

NSN = (nombre de sujets à inclure) – (nombre estimé de perdus de vue)

› Une solution à proposer si NSN important = il peut être nécessaire de réaliser une **étude multicentrique**

2.2. Trois intérêts du calcul du NSN

› Réduire les **coûts**

› Réduire les **délais de l'étude** (pas de recrutement superflu)

› Garantir la **puissance statistique** des résultats du critère de jugement principal

2.3. Comment calcule-t-on le NSN ? Quels paramètres à prendre en compte ? Question ECNi 2016 et 2017

› Le NSN doit être calculé et justifié *a priori* dans le protocole de l'article

Paramètres principaux

› Cinq paramètres principaux sont nécessaires au calcul du NSN :

- risque α de 1re espèce :
  - $\alpha = 5$ % (0,05) en général
  - probabilité de conclure à une différence entre les groupes alors qu'elle n'existe pas
  - → il faut savoir qu'un ajustement est nécessaire si présence de plusieurs critères de jugement principal
  - « plus on veut un risque α faible, plus il faudra inclure de patients ! »
- risque β de 2e espèce ou PUISSANCE SOUHAITÉE = $(1 - \beta)$:
  - $\beta = 5$–20 % (0,05 – 0,2) en général
  - $1 - \beta = 80$ % (0,8) en général
  - probabilité de ne pas conclure à une différence entre les groupes alors que cette différence existe bien
- taille delta de la différence ou ÉCART à mettre en évidence entre les deux groupes (cliniquement significative)
  - plus la taille de l'effet à mettre en évidence est petite et plus le NSN est grand (PCZ)

- astuce : on peut comparer la notion de puissance au grossissement d'une loupe (une forte puissance via un grand nombre de sujets détecte des petites différences alors qu'une puissance faible donnera souvent des résultats non significatifs)
- il faut que cet écart soit **mesurable correctement** (ex : on ne peut pas demander de diminuer la PA de 1 mmHg aux erreurs de mesure près)
- il faut que cet écart soit **pertinent cliniquement**

• selon le type de critère de jugement principal (ou écart-type [/DS] ou variabilité inter-individuelle du critère de jugement principal) :
- si critère de jugement principal quantitatif = **variance** ou **écart-type** du critère de jugement principal (estimée sur des études antérieures)
- si critère de jugement principal qualitatif = **risque de base** du critère de jugement principal (risque en l'absence de traitement)

• P = probabilité de survenue ou INCIDENCE du critère principal dans le groupe contrôle :
- plus « l'événement » est rare (exemple mortalité) et plus il faudra inclure de patients pour montrer une différence
- cette incidence n'est pas fixée par les auteurs mais dépend de la pathologie étudiée ou si mal connue repose sur des hypothèses
- → si critère composite = le calcul du NSN doit être fait avec comme incidence l'**incidence cumulée** de tous les critères !

Paramètres secondaires

› Paramètres secondaires à aussi prendre en compte pour le calcul du NSN :

• type d'étude :
- soit essai de supériorité
- soit essai de non-infériorité avec les **bornes de non-infériorité** sur le critère principal
- soit essai d'équivalence avec les **bornes d'équivalence** sur le critère principal

• type de test statistique = caractère **unilatéral** ou **bilatéral** du test

• plan expérimental = groupes **parallèles** ou groupes **croisés** (Cross Over) ou **séquentiel**

• durée de l'étude = elle est fonction de la probabilité de survenue du critère principal (car 1 % à 1 an mais 100 % à 10 ans…)

• nombre de perdus de vue attendu :
- il est habituel de **rajouter au nombre de sujets nécessaire calculé, 5 % de sujets en plus**, pour tenir compte des perdus de vue
- donc nombre inclus > NSN calculé !

• si données appariées

• si analyses intermédiaires ou mesures répétées prévues

• nombre de groupes (plus le nombre de groupes est important et plus le NSN augmente)

2.4. Deux types de puissance statistique d'une étude à bien distinguer Question ECNi 2016

Puissance *a priori*

› Correspond au nombre de patients nécessaire et suffisant (prévu dans le protocole) :

- pour évaluer la puissance *a priori* dans un article il faut étudier TOUS les critères du NSN :
  - alpha = 0,05
  - bêta = 0,20
  - avec prise en compte des perdus de vue (10 %)
  - … tous les cocher à fond en dossier !
- si tous les critères pour calculer le NSN sont bien détaillés dans l'article, « la puissance *a priori* est correcte »

Astuce ECNi

Résumé malin = « **la puissance *a priori* c'est le calcul du NSN !** » (PCZ)

Puissance *a posteriori*

› Elle dépend de :

- la validité interne des paramètres mesurés :
  - résultats statistiquement significatifs (PCZ)
  - **absence de biais** (respect ou non du protocole)
- l'effectif de l'échantillon :
  - en précisant avec des chiffres précis la différence entre le nombre de malades analysés et le nombre de malades nécessaires calculé *a priori*
  - ex : puissance *a posteriori* insuffisante en raison d'un nombre de patients recrutés très nettement inférieur au nombre estimé de patients nécessaires
- le type d'analyse statistique

Schéma explicatif : 2 types de puissance à bien distinguer

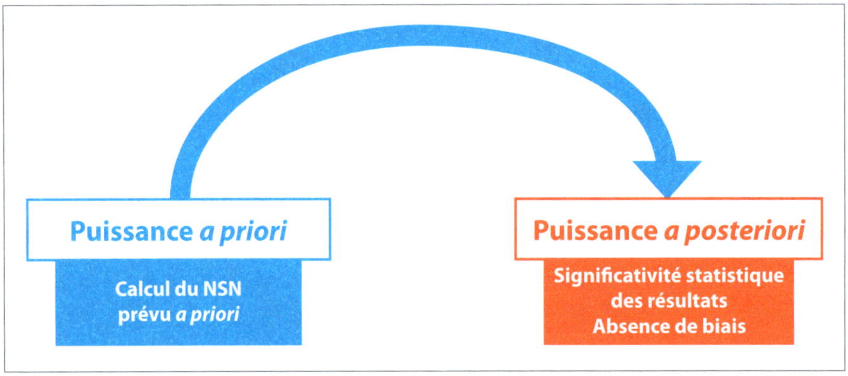

2.5. Alternative au NSN : calcul du nombre d'événements nécessaires

› Principe :

- il s'agit d'une alternative au calcul du NSN qui peut être proposée dans **certaines études, notamment en cas de progrès thérapeutiques récents importants** sur la pathologie étudiée
- en effet, le rationnel est que souvent dans les études, le nombre d'événements observés est inférieur à ce qui était prévu *a priori* dans le calcul du NSN. Car ce nombre prévu d'événements *a priori* découle d'études précédentes réalisées à une période où la prise en charge de la maladie était moins bonne, donc avec plus d'événements
- dans ce cas, **on pourra arrêter l'étude lorsque l'on aura observé le nombre d'événements nécessaires**

OBJECTIF 8

Protocole et plan expérimental adaptés

Objectif CNCI

S'assurer que la méthode employée est cohérente avec le projet du travail et qu'elle est effectivement susceptible d'apporter « une » réponse à la question posée

Localisation dans l'article

Méthodes

1. Protocoles adaptés selon le projet de l'étude

Objet de l'étude	PLAN EXPÉRIMENTAL adapté
Évaluation thérapeutique (médicamenteuse ou non)	**Essai contrôlé randomisé de phase III** – en double aveugle – multicentrique
Évaluation d'une procédure diagnostique ou **d'un test de dépistage**	Comparaison du test à une procédure de référence (gold standard) – soit pour la performance diagnostique = essai **transversal comparatif** – soit pour l'impact en pratique (stratégie/efficacité) = essai **contrôlé randomisé**
Évaluation d'un pronostic	Soit observationnelle = cohortes pronostiques prospectives (ou rarement rétrospectives) Soit interventionnelle = essais contrôlés randomisés
Enquête épidémiologique	Soit DESCRIPTIVE – pour la prévalence = étude **transversale** – pour l'incidence = étude de **cohortes** rétrospectives le plus souvent (mais cohorte prospective possible) Soit ANALYTIQUE pour facteur de risque et associations = étude de **cohortes** ou étude **cas-témoins**

- 2 types d'articles médicaux à bien distinguer ? Question ECN*i* blanche nationale
- article de REVUE (*review article*) = est un article publié dans un journal scientifique **par un expert** d'un domaine dont le but est de **faire l'état des lieux des connaissances scientifiques** dans un domaine particulier
- article de RECHERCHE (*research article*) = est une étude scientifique visant à répondre à une question particulière à l'aide d'un ou plusieurs groupes de patients (recherche clinique) ou d'expériences sur l'animal ou en laboratoire (recherche fondamentale)

2. Choix adapté du protocole ou plan expérimental

Moyen mnémotechnique

Critères à prendre en compte pour le choix du protocole ou plan expérimental = « NEF »

- Niveau de preuve +++ (le principal) :
  - seul un essai contrôlé randomisé apporte des arguments directs de causalité
  - dans tous les autres cas = faisceau d'arguments indirects soumis au jugement
- Éthique :
  - pas d'études interventionnelles étiologiques
  - …
- Faisabilité :
  - coût
  - organisation
  - centres participants = mono ou multicentrique
  - peu de données manquantes
  - …

- ± Seulement si études épidémiologiques = maladie (fréquence et temps de latence) et exposition étudiée :
  - si maladie rare ou à latence longue – exposition fréquente = privilégier **cas-témoins**
  - si exposition rare – maladie fréquente – durée de suivi adaptée = privilégier **cohorte**

⚠ Le **plan de l'article** doit être **adapté pour répondre à la question posée** avec un niveau de preuve suffisant

- Puis les points-clés propres au protocole choisi doivent être respectés

Moyen mnémotechnique

Quels sont les 3 avantages d'une étude multicentrique ?
= « LES 3 R PLUS »

- Recrutement PLUS important : plus de patients donc **PUISSANCE ↗**
- Recrutement PLUS large :
  - augmente l'applicabilité en limitant un **biais « effet centre »** = **VALIDITÉ EXTERNE ↗**
  - **à condition d'une randomisation stratifiée sur le centre**
- Recrutement PLUS rapide : **évite un biais « effet temps »** = **VALIDITÉ INTERNE ↗**

OBJECTIF 9

Analyse statistique

Objectif CNCI

S'assurer que la méthode employée est cohérente avec le projet du travail et qu'elle est effectivement susceptible d'apporter « une » réponse à la question posée

Localisation dans l'article

Méthodes

1. Choix du test statistique : 6 éléments à prendre en compte

- Type de variable étudiée :
  - **qualitative**
  - **quantitative**
  - **censurée…**
- Distribution de la variable :
  - normale = tests **paramétriques**
  - non normale = tests **non paramétriques**
- Type d'expérience :
  - données appariées
  - groupes parallèles
  - étude de survie…

> - Conditions d'application Question ECN*i* sélective :
>   - pour le Chi-2 = effectifs théoriques **n** > **5**
>   - pour le T de Student ou l'ANOVA (Analysis of variance) = effectifs théoriques **n** > **30** ou **distribution normale**

- Logiciels utilisés : **reconnus** (SAS – SPSS – Stata – EPI info…) ou non
- Références bibliographiques : indispensable pour **justifier l'utilisation de tests peu courants**
- Remarque : Différentes situations de multiplicité des tests au cours d'un essai thérapeutique à retenir
  - multiplicité des tests du fait **du nombre de critères d'évaluation** (critère principal et critères secondaires)
  - multiplicité des tests sur **différents sous-groupes**

- multiplicité des tests du fait du **nombre de groupes de traitement évalués** (2 bras de traitement)
- multiplicité des tests du fait de la réalisation d'**analyses intermédiaires**

2. Principaux tests statistiques à connaître

› L'analyse statistique suit toujours le même plan en LCA avec :

- 1re étape = **analyse descriptive** (description brute des variables étudiées)
- 2e étape = **analyse univariée** (comparaison de deux analyses descriptives pour étudier l'association entre une variable (facteur de risque, facteur pronostique, nouveau traitement) et un critère de jugement.
- 3e étape (optionnelle) = **analyse multivariée** (évaluation de l'association entre plusieurs variables simultanément et un critère de jugement, afin de tenter de contrôler des facteurs de confusion potentiels)

Cependant ces niveaux d'analyse diffèrent en fonction du type de variable. Nous allons donc détailler les différents types de variables, puis nous verrons ensemble à quel(s) test(s) statistique(s) correspond quelle variable

« 3 Types de variable à bien distinguer pour l'ECN*i* ! »

Question ECN*i* 2017

› 1) Variables QUALITATIVES (ou catégorielles) :

- définition = variable qui n'est **pas naturellement associée à une valeur numérique**
- 3 types :
  - **ORDINALES**
    - **définition** = catégories <u>**ordonnées**</u>
    - **exemples** = niveau d'étude (« primaire ou moins » < « secondaire ») / stade de gravité d'une maladie (1 < 2 < 3 < 4) / score avec des valeurs entières
  - **NOMINALES**
    - **définition** = catégories <u>**non ordonnées**</u>
    - **exemples** = malade ou non malade / groupe sanguin ABO / sexe M ou F / catégorie socio-professionnelle
  - **DICHOTOMIQUES** (cas particulier d'une variable ordinale ou nominale)
    - **définition** = **uniquement 2 catégories** possibles
    - **exemples** = ordinale (score à seulement 2 stades) ou nominale (malade ou non malade / sexe M ou F)

› 2) Variables QUANTITATIVES

- définition :
  - mesure d'une quantité prenant des **valeurs numériques** avec une signification concrète
  - l'écart entre deux valeurs et le calcul d'une moyenne ont un sens
- 2 types :
  - **DISCRÈTES**
    - **définition** = **nombre fini** et **dénombrable de valeurs** possibles – distinctes sans valeur intermédiaire possible
    - *exemples = nombre d'événements / nombre d'enfants d'une famille / âge en années*
  - **CONTINUES**
    - **définition** = **nombre infini** et **non dénombrable de valeurs** possibles – valeur intermédiaire possible entre deux écarts
    - **exemples** = poids / dosage biologique
- piège niveau « major ECNi » : « Distinction entre une Variable quantitative discrète et une Variable qualitative ordinale »
  - situation pas toujours évidente en pratique !
  - **quantitative discrète** = s'il s'agit de la **mesure mise en classes** d'une caractéristique des sujets (âge en années entières, poids en kg sans décimales…) ou en l'absence de limite a priori de la classe (allant jusqu'à l'infini)
  - **qualitative ordinale** = si les **écarts entre deux catégories ne peuvent pas être comparés**
  - **on peut parler des 2 dénominations** = s'il s'agit du **nombre de malades dans un échantillon limité par la taille** de l'échantillon

› 3) Variables CENSURÉES :

- définition = suivi d'un groupe de patients sur une période donnée en recherchant comme critère de jugement, la survenue d'un **événement binaire** (mort/pas mort ou complication/pas complication…) **jusqu'à une date de point** (date de fin de l'étude). Après cette date de point, les données sont dites censurées (autrement on arrête de relever la survenue de l'événement binaire chez les patients)

Variable	**Principaux tests adaptés**	
	Si distribution normale	**Si distribution non-normale**
Qualitative (expression sous la forme de pourcentage …)	soit Chi-2 (PCZ) (Mac Nemar si apparié) soit test de Fisher	
Quantitative (expression sous la forme de moyenne …)	si 2 groupes = T de Student (PCZ) si > 2 groupes = ANOVA	si 2 groupes = Mann Whitney si > 2 groupes = Kruskal Wallis
Données appariées	si 2 groupes = T apparié si > 2 groupes = ANOVA mesures répétées	si 2 groupes = Wilcoxon si > 2 groupes = Friedman

Variable	Principaux tests adaptés	
	Si distribution normale	Si distribution non-normale
Association entre 2 variables	Régression linéaire Question ECN*i* 2013 Coefficient de corrélation (Pearson)	Coefficient de corrélation (Spearman)
Courbes de survie (données censurées)	Courbe de Kaplan-Meier (PCZ) = pour estimation de la probabilité de survie Test du Log-rank = pour comparaison de 2 courbes de survie Modèle de Cox = pour analyse multivariée (ajustement sur de potentiels facteurs de confusion)	

Pour comprendre

⚠ Ne pas confondre « **variable qualitative** » (décès) et « **expression quantitative de cette variable** » (pourcentages) !

Exemple : étude thérapeutique comparant IEC et placebo chez des insuffisants cardiaques sévères avec comme critère de jugement principal la mortalité toute cause. Le résultat de cette étude était une diminution de la mortalité de 25 % dans le groupe IEC. Ainsi, la variable qualitative (décès ou pas décès) est exprimée de manière quantitative (au moyen d'un pourcentage de réalisation de cette variable).

⚠ Une **variable binaire** est un cas particulier de variable qualitative.

À savoir : par convention, il faut toujours **un seul test statistique sur le critère de jugement principal**

⚠ Le fait que la variable ait une distribution normale ou non sera précisé dans l'énoncé du QCM !

3. Notion de test unilatéral ou bilatéral

Question ECN*i* 2016 et 2018

3.1. Définitions

› Test bilatéral :

- test statistique qui permet d'explorer **deux seuils ; il est très utile si vous ignorez si le traitement A est supérieur ou inférieur à B** (cas d'un essai thérapeutique de supériorité) : « le traitement A peut être meilleur, égal ou moins bon que le traitement B »
- exemple : *ce test peut étudier si un traitement est soit 30 % moins efficace OU 30 % plus efficace. Le test sera significatif si l'efficacité est inférieure de 30 % ou supérieure de 30 %. Si l'efficacité est entre -30 et +30 alors il ne sera pas significatif.*
- on pourra donc avoir : **A < B** ou **A = B** ou **A > B**

› Test unilatéral :

- **test statistique pour lequel on part du principe que la différence que l'on cherche à démontrer a un sens connu** (cas d'un essai thérapeutique de non-infériorité ou d'un essai de supériorité) : « le nouveau traitement A est forcément meilleur ou égal à l'ancien traitement B »

- exemple : *si l'efficacité du traitement A est supérieure au seuil fixé à 30 % alors le résultat sera significatif. Sinon il ne le sera pas (p > 0,05) et on ne pourra pas dire si le traitement est inférieur, équivalent ou d'une supériorité inférieure à 30 %*
- on pourra donc avoir : A > B ou A = B

Schéma explicatif : distinguer test unilatéral et test bilatéral

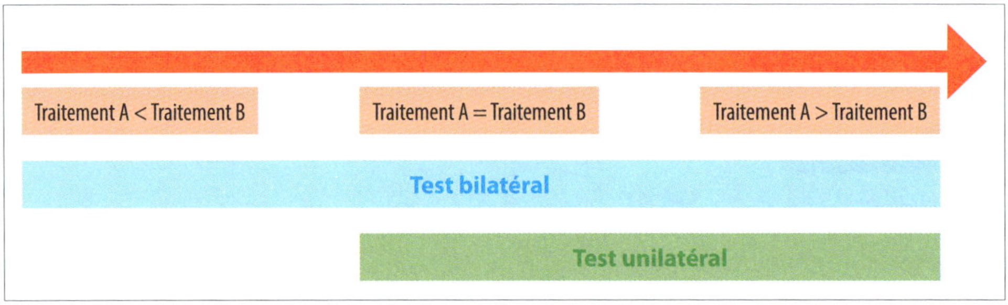

› Dans une étude de supériorité, si le test statistique est :

- unilatéral : il s'agit de mettre en évidence une **différence d'efficacité dont le sens est connu** : « traitement A supérieur au traitement B »
- bilatéral : il s'agit de mettre en évidence une **différence d'efficacité dont le sens n'est pas connu** : « traitement A supérieur au traitement B » ou « traitement B supérieur au traitement A »

› Résumé des différents cas de figure de comparaison possibles rencontrés en étude thérapeutique :

L'hypothèse de recherche vise à montrer que :

- soit, l'une des deux interventions est meilleure que l'autre (hypothèse de **supériorité bilatérale**)
- soit, l'intervention A est meilleure que le comparateur B (hypothèse de **supériorité unilatérale**)
- soit, l'intervention testée est au moins aussi performante que le comparateur (hypothèse de **non-infériorité**)
- soit, les deux interventions sont autant performantes l'une que l'autre (hypothèse **d'équivalence**)

3.2. Choix d'un test unilatéral ou bilatéral

› Il doit être **défini *a priori* dans le protocole**

› S'il est unilatéral, **il** doit être **justifié *a priori*** :

- ne faire de test unilatéral **que si le sens de la différence attendue ne fait aucun doute** et repose sur des **données indiscutables de la littérature**
- correspond aux **essais de non-infériorité !**

Astuce ECNi

Piège ECNi à maitriser = « un test bilatéral non significatif peut donner un test significatif en unilatéral » (car la puissance nécessaire pour un test unilatéral est moindre !)

3.3. Deux intérêts d'utiliser un test unilatéral

- Soit **augmente la puissance** car « le **degré de significativité p d'un test unilatéral est égal à la moitié du p d'un test bilatéral** » (PCZ)
- Soit **diminue le nombre de sujets à inclure** (pour une même puissance) mais attention : NSN d'une étude de **non-infériorité** >> NSN d'une **étude de supériorité** > NSN d'une **étude d'équivalence,** car le calcul du NSN doit aussi tenir compte du territoire des hypothèses explorées par l'étude, et pas seulement du type de test réalisé ! (explication détaillée dans « Études épidémiologiques » *page 127*)

4. Notion de perdus de vue (études prospectives)

4.1. Définition

- Perdu de vue :
  - patient inclus pour lequel le résultat du critère de jugement principal n'est pas disponible
  - le problème du perdu de vue réside dans le fait que l'on ne sait pas si le patient est guéri ou s'il a eu une complication grave qui l'empêche de revenir et donc pourquoi il n'est pas revenu !
  - et **surtout si la cause de la perte de vue est en lien ou non avec le traitement** (d'où l'importance pour les auteurs de toujours préciser dans l'article, de manière exhaustive, les raisons des perdus de vue !)
- À savoir dans les études de non-infériorité : **l'analyse est faite en ITT et en per-protocole**

4.2. Cinq caractéristiques de la proportion des perdus de vue

- **Quantifiée** (nombre de perdus de vue)
- **Faible** < 10 %
- **Équilibrée** entre les groupes (sinon doit faire craindre un biais de classement par défaut du double aveugle !)
- **Étudiée** = le fait d'être perdu de vue est-il lié au critère de jugement principal ou au facteur étudié ? (recherche des causes de pertes de vue)
- **Représentée sur un diagramme de flux**

4.3. Deux risques liés aux perdus de vue

- Biais de sélection des perdus de vue : échantillon non représentatif de la population cible
- Biais d'attrition : perte de la comparabilité des groupes (qui est aussi un biais de sélection)

5. Analyse multivariée pour ajustement

Question ECN*i* 2018

5.1. Définition

- Il s'agit de l'analyse de l'effet d'une variable, en tenant compte de l'effet de covariables (facteurs de confusion potentiels) :
  - si essais thérapeutiques = permet **l'ajustement sur des facteurs de confusion potentiels** (âge – comorbidités…)
  - si études épidémiologiques = permet d'expliquer une variable en fonction des covariables dites « explicatives » (facteurs de confusion potentiels)

5.2. Synthèse

	Si courbes de survie	Si variable qualitative	Si variable quantitative
Analyse descriptive	Courbe de survie de Kaplan-Meier	Pourcentage	Moyenne
Analyse univariée	Log-Rank	Test du chi-2	T-Student
Analyse multivariée	Modèle de Cox	Régression logistique	Régression linéaire multiple

Le modèle de régression logistique est surtout utilisé quand le délai de survenue de la maladie est court ou lorsque l'ensemble de la cohorte a pu être suivie jusqu'à la fin

6. Courbes de survie = étude de données censurées

6.1. Généralités

- Définition d'une VARIABLE CENSURÉE :
  - suivi d'un groupe de patients sur une période donnée en recherchant comme critère de jugement la **survenue d'un événement binaire** (mort/pas mort ou complication/pas complication…) jusqu'à une **date de point** (date de fin de l'étude)
  - après cette date de point, les données sont dites **censurées** (autrement on arrête de relever la survenue de l'événement binaire chez les patients)
- Notion de calcul de durée de participation sur variable censurée :
  - calculer la durée de participation pour chaque patient de l'étude, avec 4 cas de figure à retenir :
    - si patient décédé avant la date de point = différence entre la date de décès et la date d'entrée dans l'étude

- si patient perdu de vue = différence entre la date du dernier contact et la date d'entrée dans l'étude
- si patient présente l'événement binaire = différence entre la date de survenue de l'événement et la date d'entrée dans l'étude
- si patient n'a pas présenté l'événement binaire à la date de point = différence entre la date de point et la date d'entrée dans l'étude

Schéma explicatif : Visualiser les différentes situations possibles de patients au cours d'une étude de données censurées (étude de survie)

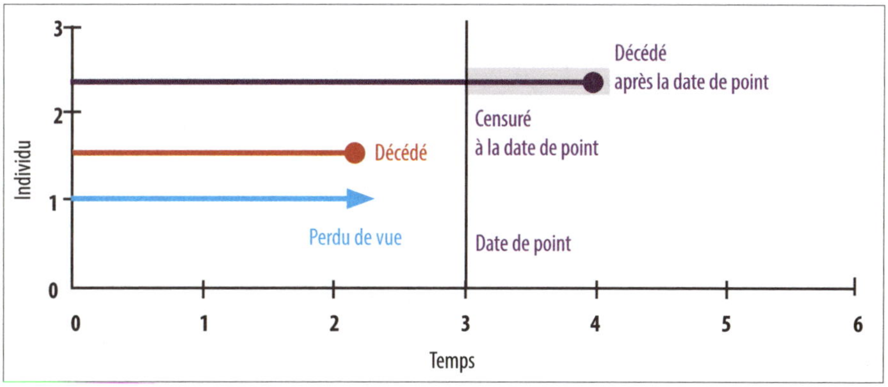

› Deux types d'études qui utilisent les courbes de survie :
- essais thérapeutiques
- cohortes pronostiques

› Interprétation graphique d'un Log-Rank comparant deux courbes de survie des deux groupes :
- si les deux courbes de survie sont décalées initialement puis restent écartées de manière parallèle, comme sur la Figure 1 :
  - il y a eu une différence au tout début de l'étude entre les deux groupes = avantage probable en phase précoce/aiguë
  - puis la différence entre les deux groupes est restée constante au cours du temps, signifiant donc que le médicament testé n'a pas continué à faire une différence significative entre les groupes !
  - conclusion : **avantage initial du traitement** mais plus aucun effet supplémentaire au traitement contrôle ensuite
- si les deux courbes de survie sont décalées initialement puis que l'écart entre les courbes ne cesse d'augmenter, comme sur la Figure 2 :
  - il y a eu une différence au tout début de l'étude entre les deux groupes
  - puis la différence a continué à exister entre les deux groupes tout au long de l'étude avec un écart entre les groupes qui n'a de cesse de se creuser !
  - conclusion : **différence significative entre les** deux **groupes** avec un effet **sur toute la durée de l'étude** (situation idéale attendue par les auteurs !)

Figure 1 : Incidence cumulée des saignements significatifs jusqu'à la fin de l'étude

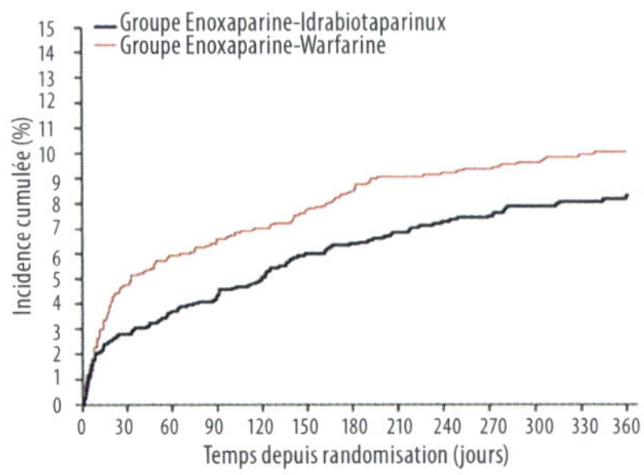

Nombre à risque						
Idrabiotaparinux	1526	1492	1471	1438	1415	1395
Warfarine	1505	1470	1452	1418	1399	1375

Nombre à risque						
Idrabiotaparinux	1100	1066	1048	967	920	878
Warfarine	1088	1057	1045	951	910	872

Figure 2 : Incidence cumulée des embolies pulmonaires et thromboses veineuses profondes

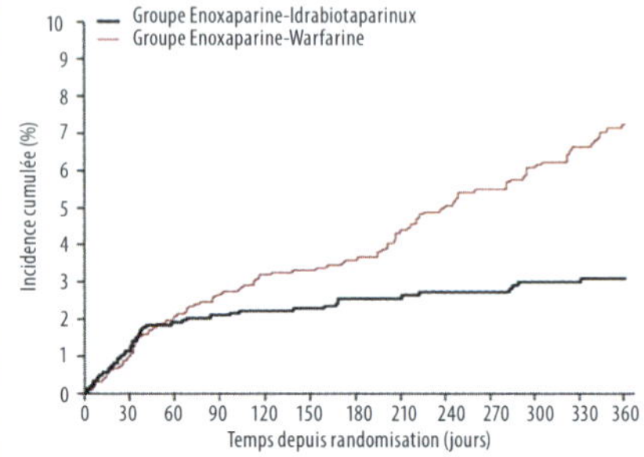

Nombre à risque						
Idrabiotaparinux	1556	1530	1517	1495	1482	1461
Warfarine	1565	1535	1518	1478	1466	1450

Nombre à risque						
Idrabiotaparinux	1153	1124	1107	1023	975	933
Warfarine	1139	1105	1088	982	936	895

6.2. Notions-clés « cochables » en QCM traitant de l'interprétation d'une courbe de survie

- **Étude de données censurées** (délai de survenue d'un événement binaire)
- **Date d'origine** (ex : date de diagnostic)
- **Événement BINAIRE** attendu précis (décès ou rechute ou survenue de complication…)
- **Probabilité de survenue de l'événement binaire (DÉCÈS) au cours du temps**
- **Délai de survenue de l'événement par rapport à la date d'origine**
- **Date de point** = date à laquelle il y a **censure des sujets perdus de vue ou sans événement**
- **Médiane de survie :**
  - **durée au bout de laquelle la moitié du groupe a présenté l'événement binaire attendu (décès)**
  - Question ECN 2010 *ci-contre : n'est pas déterminable car la courbe ne croise pas la valeur 50 % au terme du suivi (800 J ici)*
- **Test du log-rank significatif** ici car $p < 0,05$
- **Effectifs de sujets « à risque d'événement »** en fonction du temps = est présent sous la courbe sous la forme de tableau (pas toujours fait en pratique !)

Exemple ECN 2010 : courbe de survie de KAPLAN-MEIER

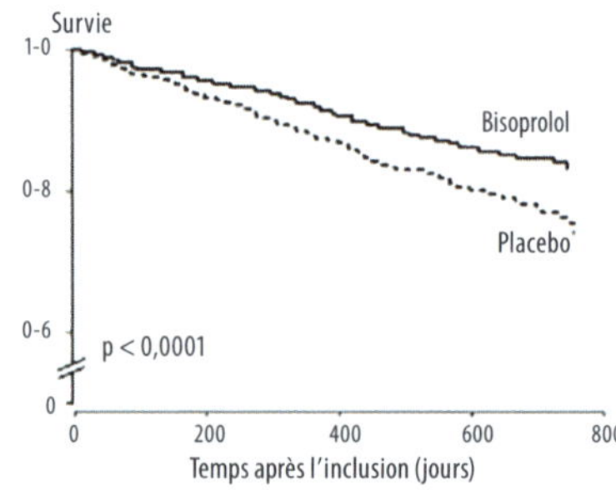

Effectifs à risque en fonction du temps							
Bisoprolol	111	88	87	84	83	82	80
Placebo	112	92	82	80	78	77	72

7. Notion de coefficient de corrélation

- Le coefficient de corrélation est une formule mathématique permettant la **mesure de l'intensité de la liaison entre 2 variables**
- Sa valeur est **comprise entre -1 et 1**
- Interprétation d'un coefficient de corrélation :
  - si coefficient de corrélation = 1 : **corrélation parfaite** entre les 2 variables
  - si coefficient de corrélation = -1 : **corrélation inverse parfaite** entre les 2 variables
  - si coefficient de corrélation = 0 : **absence totale de corrélation** entre les 2 variables
  - si coefficient de corrélation ≥ 0,7 : **corrélation correcte** entre les 2 variables
- *Exemple 1 : l'étude diagnostique a comparé le coroscanner à la coronarographie pour le diagnostic du pourcentage de sténose coronaire. Le coefficient de corrélation calculé est de 0,77 (IC 95% = 0,67-0,87) ce qui signifie que ces deux examens sont correctement corrélés (car coefficient > 0,7)*
- *1 cas particulier au programme :* ***coefficient de corrélation linéaire de Pearson*** *(détaillé dans la partie « Études diagnostiques »)*

8. Analyse de sensibilité (*sensitivity analysis*)

Question ECN*i* blanche nationale

- Définition = analyse réalisée pour évaluer la **sensibilité des résultats d'une étude à des changements dans la façon dont cela a été fait** (autrement dit, quels résultats aurait-on obtenu en refaisant l'étude de telle ou telle façon)
- Intérêts = évaluer la **robustesse des résultats** par rapport à des décisions incertaines ou des hypothèses qui ont été faites sur les données et les méthodes utilisées
- Réalisation pratique :
  - analyses toujours réalisées **après l'analyse principale**
  - on **refait tout ou une partie de l'analyse statistique en modifiant certains points de la méthode** (modifie la définition du critère de jugement principal, on utilise un autre modèle statistique) et on évalue si les résultats sont modifiés ou non par cette manœuvre
  - moins on arrive à faire varier les résultats, et plus ces résultats seront dit robustes

9. Test de permutation

Question ECN*i* 2017

- Définition = test statistique que les auteurs utilisent lorsque les critères d'application des tests statistiques standard ne sont pas correctement remplis (*exemple : situation avec moins de 30 patients pour faire un T-student*)

OBJECTIF 10

Règles d'éthique

Objectif CNCI

Vérifier le respect des règles d'éthique

Localisation dans l'article

Méthodes

1. Les règles d'éthique sont-elles respectées ? Quelles autorisations doit-on obtenir avant de mener l'étude ? Question ECNi 2012 et 2017

- Obtention d'un consentement libre et éclairé, par écrit et signé après information du patient avec délai de réflexion sur :
  - **consentement révocable à tout moment = droit de mettre fin à sa participation** à tout moment de l'essai sans conséquences (PCZ)
  - objectifs et méthodologie de l'étude
  - bénéfices, risques et contraintes prévisibles pour le patient
  - autorisation de publication de documents si photographies…
  - confidentialité des données
  - respect des lois et bonnes pratiques cliniques (RPC)
  - à savoir : seules les **personnes bénéficiant de la Sécurité Sociale** peuvent être incluses en France
  - si patient mineur < 18 ans : autorisation des deux parents nécessaire
- Si étude interventionnelle :
  - obtention de l'avis favorable du **comité de protection des personnes** (CPP) (PCZ)
  - obtention de l'accord de l'**ANSM** (ex-AFSSAPS) seulement si étude thérapeutique
  - **comité indépendant de surveillance** (gère les analyses intermédiaires pour arrêt éventuel de l'étude !)
  - **assurance obligatoire** pour le promoteur
- Si étude observationnelle épidémiologique :
  - principe de la **non-opposition** : vérifier que le patient n'a pas exprimé son opposition à ce type de recherche (il s'agit le plus souvent de reprendre des dossiers médicaux du service pour récupérer des données)
  - **consentement écrit non nécessaire** (PCZ)
- Si étude épidémiologique de cohorte rétrospective sans modification de prise en charge du patient : **consentement éclairé non nécessaire** +++ (PCZ)

- Si étude épidémiologique cas-témoins avec contraintes (liées à la quantification de l'exposition) : **consentement éclairé nécessaire**
- Deux autorisations pour le recueil des données à caractère personnel (nominatives) :
  - obtention de l'accord de la **CNIL**
  - obtention de l'accord du **CCTIRS** (Comité consultatif sur le traitement de l'information en matière de recherche dans le domaine de la santé)
- Obtention de l'avis favorable du comité d'éthique de l'hôpital indépendant multidisciplinaire
- Protocole en accord avec la déclaration d'Helsinki – loi de bioéthique (6 août 2004) – Huriet-Sérusclat
- Cinq éléments spécifiques de la conception de l'étude ou « La conception de l'étude est-elle en accord avec les règles d'éthique ? » Question ECN*i* sélective :
  - étude justifiée et utile au regard des connaissances actuelles
  - méthodologie adaptée pour répondre à la question posée
  - absence de conflits d'intérêt
  - existence d'un groupe contrôle :
    - soit par traitement de référence s'il existe
    - soit par placebo car :
      - il n'y a pas de traitement de référence
      - il n'y a pas de perte de chance = les symptômes sont réversibles – bénins
  - existence d'analyses intermédiaires prévues *a priori* dans le protocole permettant un arrêt prématuré de l'étude si besoin (PCZ) :
    - nécessité de **fournir à la société des preuves solides**
    - mais risque de priver des patients d'un traitement efficace

⚠ L'absence de l'un de ces éléments éthiques est une **faute grave** avec des sanctions qui peuvent être **pénales**

2. Quatre lois encadrant la recherche médicale

- **Déclaration d'Helsinki**
- **Loi Huriet-Sérusclat** (décembre 1988)
- **Loi de bioéthique** (6 août 2004)
- **Loi Jarde** (16 juin 2016)

3. Deux acteurs importants d'une étude de LCA

› Investigateur :

- correspond à un ou plusieurs médecin(s) en charge de l'étude (« les auteurs »)
- rédige et définit le **protocole *a priori***
- **assure le suivi** des patients (si étude prospective)
- produit les **résultats** de l'étude
- se doit de rester **indépendant** des enjeux financiers = **absence de conflits d'intérêt**

› Promoteur :

- correspond à un **groupe pharmaceutique** ou **laboratoire** ou **entreprise** le plus souvent
- **finance** le déroulement de l'étude
- **recueille les autorisations** et avis obligatoires des différents comités
- contracte une **assurance obligatoire**
- **désigne l'investigateur**

> › Quelle(s) personne(s) peuvent être investigateur(s) dans une étude de recherche clinique ? Question isolée ECN*i* 2016
>
> L'investigateur d'une étude de recherche clinique est classiquement un **médecin thèsé** ou un **chirurgien-dentiste associé à un médecin**
>
> *Modification du statut d'investigateur par la Loi JARDE (juin 2016)* : pour une étude de recherche clinique interventionnelle « hors médicaments, risques et contraintes minimes », **l'investigateur n'est pas forcément médecin mais une personne qualifiée** (sage-femme, pharmacien, kinésithérapeute, psychologue…)

› Enregistrement du protocole de l'étude *a priori* :

- rationnel :
  - le **protocole** correspond à la planification des détails techniques de l'essai
  - c'est un élément très important qui doit être **rédigé et enregistré** *a priori* (avant l'inclusion du premier patient)
  - un **système d'enregistrement des protocoles d'essais** a ainsi été mis en place à partir de 2005 (*afin de pouvoir vérifier que ce qui est rapporté dans l'article est cohérent avec ce qui a été planifié a priori*)
- intérêts : mise en évidence des ÉCARTS AU PROTOCOLE (PCZ) (*changements par rapport à ce qui avait été prévu initialement avec par exemple, un changement de critère de jugement principal au cours de l'étude…*)
- modalités pratiques de l'enregistrement : l'essai est enregistré par l'**investigateur principal** ou le **promoteur** *a priori* dans un registre gratuit reconnu par l'OMS : *ClinicalTrials.gov* (https://clinicaltrials.gov/)

4. Les 5 missions classiques de la HAS à mémoriser

Question isolée ECN*i* 2016

- Élaboration de **recommandations pour la pratique clinique**
- Gestion des indicateurs pour **l'amélioration de la qualité** et de la **sécurité des soins**
- **Certification des établissements de santé**
- Rend également des avis dans le cadre de sa mission **d'aide à la décision des pouvoirs publics**
- Participe également à l'amélioration de la qualité de l'information médicale sur **internet** et dans la presse, ainsi que les **logiciels d'aide à la prescription**

5. Notion de conflit d'intérêt

Question ECN*i* 2018

- Pour les auteurs = **les conflits d'intérêts en rapport avec l'étude doivent en général être mentionnés** au début ou à la fin de l'article (*par exemple si les auteurs ont été rémunérés par le laboratoire pharmaceutique pour des activités de conseil ou s'ils détiennent des actions du laboratoire ou si le laboratoire a financé des voyages pour aller en congrès*)
- Si le promoteur est un laboratoire pharmaceutique (sponsor) = **son rôle dans la conception, la réalisation de l'étude et l'analyse des résultats doit être précisé clairement +++** (PCZ)

6. Recommandations internationales en LCA pour assurer la transparence de l'article (*reporting*)

- Objectifs de ces recommandations : ces recommandations de **bonne pratique à l'écriture d'un article scientifique** listent **tous les items qui doivent être rapportés dans la publication d'une étude,** afin de permettre l'évaluation de la validité interne, externe et de la pertinence clinique des résultats
- Nom des recommandations (*statement*) en fonction du type d'étude :

  Question ECN*i* blanche faculté parisienne
  - si étude thérapeutique = recommandations CONSORT
  - si étude diagnostique = recommandations STARD
  - si étude épidémiologique = recommandations STROBE

OBJECTIF 11

Tableaux et figures

Objectif CNCI

Analyser la présentation, la précision et la lisibilité des tableaux et des figures, leur cohérence avec le texte et leur utilité

1. Généralités

1.1. Objectif

Le rôle des tableaux et figures est de **présenter le maximum d'informations de façon plus claire et synthétique que le texte ne le ferait**

1.2. Interprétation des tableaux ou figures

Astuce ECNi

Toujours commencer par **observer attentivement et scrupuleusement la figure** en détails avant de commencer à répondre (attention aux notes sous les figures parfois écrites en tout petit mais contenant des informations importantes pour comprendre la figure)

- Quatre obsessions à traquer systématiquement pour chaque résultat avant de répondre :
  - donner le sens de l'association = **supérieur** ou **inférieur** ou **équivalent**
  - quantifier l'association = effectifs – pourcentages
  - identifier les groupes comparés
  - conclure en terme de significativité ou non des résultats en étant capable de le justifier :
    - $IC_{95\,\%}$ (non significatif si comprend 1 pour un rapport comme RR ou OR ; ou si comprend 0 pour une différence)
    - **p degré de significativité** (non significatif si $p \geq$ alpha)

1.3. Six règles de présentation communes aux tableaux et figures

- Ils doivent **pouvoir se lire indépendamment du texte** (PCZ)
- Présence de **titre – légende – notes – explications des abréviations**
- Ils doivent être **numérotés par ordre d'apparition** et référencés dans le texte
- Ils doivent **apporter des informations supplémentaires**, complémentaires et convergentes par rapport au texte

- Mais ils ne doivent **pas être redondants avec le texte**
- Ils doivent porter **sur des éléments essentiels des résultats** (ex : dans les essais contrôlés randomisés avec les caractéristiques de départ de la population et résultats des principaux critères de jugement)

2. Présentation des tableaux

2.1. Sept règles spécifiques aux tableaux

- Lignes horizontales (pas de lignes verticales)
- Titre pour chacune colonne
- Taille raisonnable = **maximum de 20 lignes** environ
- **Unités précisées** pour chaque variable
- **Effectifs précisés** pour chaque pourcentage
- Variabilité (écart type ou IC 95 %) précisé pour chaque résultat
- **Signalement des données manquantes** le cas échéant

2.2. Exemple pour visualiser = tableau 1

Tableau 1 : Caractéristiques initiales des patients (extrait ECN 2010)

Caractéristiques	Placebo	Bisoprolol
	(n=1320)	(n=1327)
Démographie		
Âge moyen (extrêmes) (ans) Sexe (H/F)	61 (22-80) 1 062 (80 %) /258 (20 %)	61 (26-80) 1070 (81 %) /257 (19 %)
Classe NYHA		
III	1096 (83 %)	1106 (93 %)
IV	224 (17 %)	221 (17 %)
Insuffisance cardiaque		
Cardiopathie ischémique documentée	654 (50 %)	662 (50 %)
Cardiomyopathie dilatée	157 (12 %)	160 (12 %)
Autres*	509 (40 %)	505 (38 %)
Durée de l'insuffisance cardiaque (médiane/moyenne)	2,31/3,60	2,25/3,49
PAS moyenne (DS) (mmHg)	130,2 (19,5)	129,2 (19,2)
PAD moyenne (DS) (mmHg)	80,0 (10,9)	79,4 (11,2)

Caractéristiques	Placebo	Bisoprolol
Insuffisance cardiaque		
Fréquence cardiaque moyenne (DS) (/min)	81,0 (15,5)	79,9 (14,5)
Fraction d'éjection VG moyenne (DS)	27,6 (5,5)	27,5 (6,0)
Diamètre télédiastolique ventriculaire gauche moyen (DS) (cm)	6,7 (0,9)	6,7 (0,9)
Diamètre télésystolique ventriculaire gauche moyen (DS) (cm)	5,7 (0,9)	5,7 (1,0)
Fraction de raccourcissement VG moyenne (DS)	15,5 (5,7)	15,5 (5,7)
Fibrillation auriculaire	264 (20 %)	257 (20 %)
Traitements concomitants		
Diurétiques	1310 (99 %)	1305 (98 %)
IEC	1274 (96 %)	1273 (96 %)
Anticalciques dihydropyridines	23 (2 %)	23 (2 %)
Nitrés	762 (58 %)	773 (58 %)
Digoxine	670 (51 %)	697 (53 %)
Amiodarone	206 (16 %)	185 (14 %)
Anticoagulants	413 (31 %)	399 (30 %)
Antiplaquettaires	558 (42 %)	537 (40 %)

*Coronarographie non disponible ou pas d'antécédent d'infarctus du myocarde ; PAS : pression artérielle systolique ; PAD : pression artérielle diastolique.

3. Présentation des figures

3.1. Règles spécifiques aux figures

› Cinq caractéristiques des axes :

- **présents**
- **référencés**
- **échelle respectée** pour toutes les figures portant sur la même grandeur (attention à bien le vérifier !) (PCZ)
- **unités** précisées pour chaque variable
- **variabilité** (écart type ou IC 95 %) précisée pour chaque résultat

› Quatre caractéristiques sur la présentation et nombres d'objets à travers la totalité du texte (histogrammes – courbes…) :

- figure lisible
- courbes clairement identifiées
- pas trop de courbes
- pas de redondances

› Si courbes de survie : **les effectifs « à risque » en fonction du temps** doivent être précisés sous la figure (sous forme de tableau le plus souvent)

3.2. Exemples pour visualiser

Ex 1 : Courbe de survie de Kaplan Meier

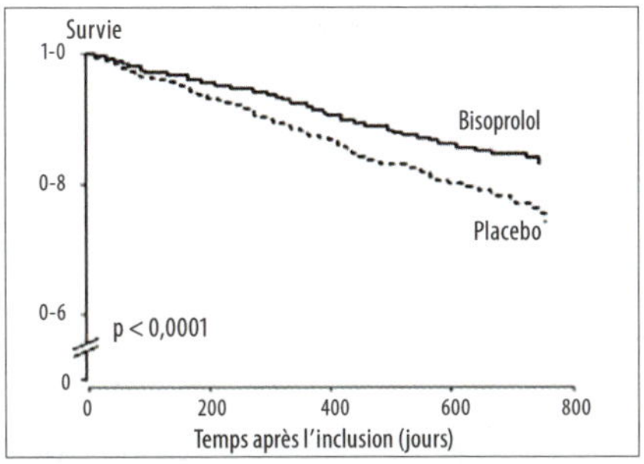

Effectifs à risque en fonction du temps							
Bisoprolol	111	88	87	84	83	82	80
Placebo	112	92	82	80	78	77	72

Ex 2 : Présentation de la dispersion des données dans une figure

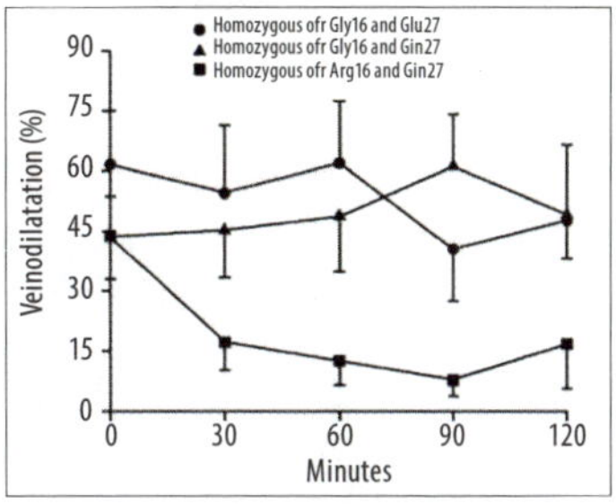

Ex 3 : Présentation graphique de la distribution de la variable

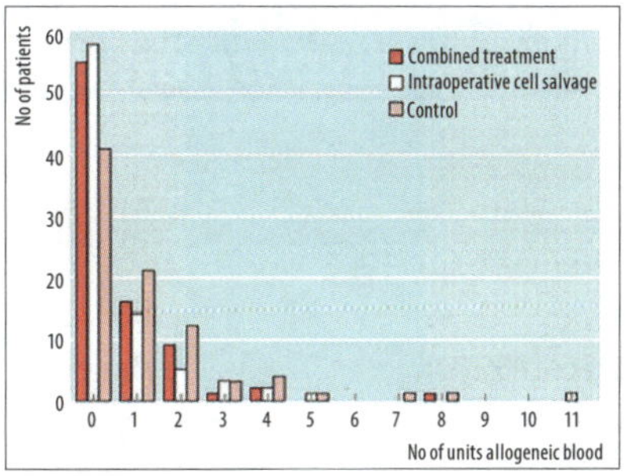

Ex 4 : Droite de régression linéaire

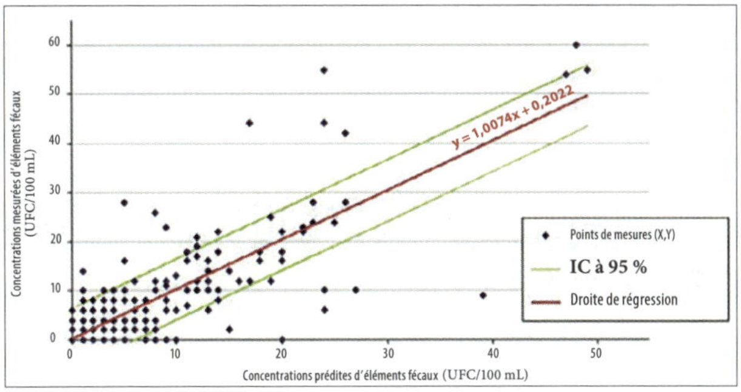

Ex 5 : Boîte à moustaches (box-plot)

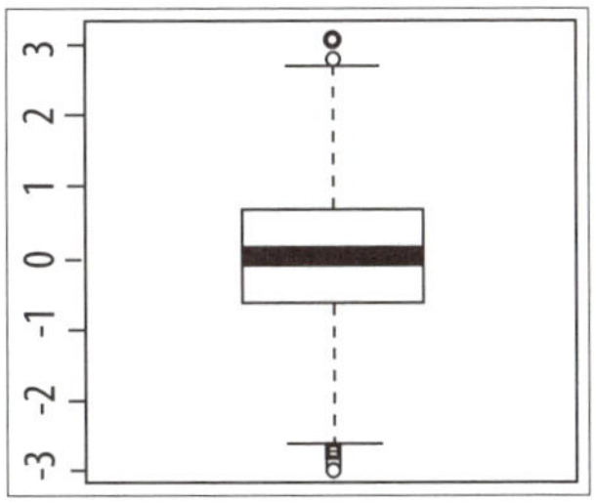

› Interprétation de ce type de figure : boîte à moustaches :

- les limites de la boite sont les **quartiles**
- le trait gras dans la boite précise la **position de la médiane**

OBJECTIF 12

Indices de position et de dispersion

Objectif CNCI

Vérifier la présence des indices de dispersion permettant d'évaluer la variabilité des mesures et de leurs estimateurs

Localisation dans l'article

Résultats

1. Tableau important : indice de position et de dispersion des données descriptives

	Pour une distribution **NORMALE** *(selon une courbe de Gauss)*	Pour une distribution **NON NORMALE**
Indices de POSITION	**Moyenne**	**Médiane**
Indices de DISPERSION	• Variance • Écart-type • Coefficient de variation	• Extrêmes • Étendue • Quartiles • Intervalle interquartile • Déciles • Centiles

2. Définitions à connaître parfaitement

Question ECN*i* 2016, 2017 et 2018

Moyenne	Somme des observations / nombre d'observations Savoir que si la variable présente une distribution normale, la moyenne est égale à la médiane (PCZ)
Médiane	50 % des valeurs observées sont inférieures et 50 % sont supérieures à la médiane Cas particulier de quantile
Quantile	Un pourcentage des valeurs observées est inférieur au quantile 4 types de quantile : • médiane = 50 % • quartile = 25 % • décile = 10 % • centile = 1 %
Écart type	Racine carrée de la variance Traduit la dispersion des valeurs autour de la moyenne Plus l'écart type est petit et plus les valeurs sont rapprochées de la moyenne

Écart interquantile	Intervalle contenant un pourcentage « central » des sujets 3 types d'écart interquantile : • écart interQuartile = 50 % (entre le 1er quartile et le 3e quartile) • écart interDécile = 80 % (entre le 1er décile et le 9e décile) • écart interCentile = 98 % (entre le 1er centile et le 99e centile)
Étendue	Différence entre les deux valeurs extrêmes maximale et minimale (PCZ)

3. Précisions de l'estimateur

› Les indices d'effet obtenus dans les résultats sont :

- des **variables estimées** obtenues sur un échantillon
- par opposition aux valeurs réelles dans la population

› Tous les résultats doivent donc être accompagnés d'une mesure de précision : deux techniques possibles :

- intervalle de confiance à 95 % :
  - fourchette de valeurs qui **encadre une estimation** avec un **risque** alpha = **5 %**
  - la probabilité que la vraie valeur du paramètre estimé soit comprise dans cet intervalle est de 95 %
  - deux critères faisant diminuer la taille de l'IC 95 % (valeur d'autant plus précise !) :
    - **augmentation de la puissance** avec nombre d'observations (patients) plus important
    - risque alpha choisi plus grand (mais non acceptable en pratique !)
- degré de significativité p avec résultats significatifs si **p** < **risque** alpha (souvent pris à 5 % soit 0,05, mais pas toujours !)

› Notion « d'inflation du risque alpha » :

- principe : lorsque l'on réalise **plusieurs mesures,** il existe alors un risque que l'une de ces mesures soit statistiquement significative simplement par le fait du hasard. Plus on réalise de mesures et plus ce risque augmente : on parle de risque d'inflation du risque alpha (*augmentation du risque de conclure à tort à l'existence d'une différence qui n'existe pas en réalité*)
- 4 situations à risque « d'inflation du risque alpha » en LCA Question ECN*i* blanche inter-régionale

> - **analyse intermédiaire** avec mesures répétées du critère de jugement principal
> - **analyse sur plusieurs critères de jugement secondaires**
> - **analyse en sous-groupes** avec analyse sur plusieurs sous-groupes de patients
> - **analyse du critère de jugement principal sur > 2 groupes différents** (*3 ou 4 maximum en pratique*)

OBJECTIF 13

Critère de jugement principal

⏩Objectifs CNCI

Discuter la nature et la précision des critères de jugement des résultats

Localisation dans l'article

Méthodes

1. Critères de jugement

1.1. Critère de jugement principal

Deux caractéristiques fortes à toujours traquer sur le critère de jugement principal

Critère objectif ou subjectif ? Question ECN*i* 2018

› Critère objectif :

- critères objectifs classiques en dossiers ECN*i* :
  - **mortalité toute cause** +++ (c'est le meilleur)
  - survenue d'une **pathologie** avec des critères diagnostiques précis et fiables (SCA, fractures vertébrales, syndrome d'activation macrophagique…)
  - survenue d'une **complication de la pathologie** avec des critères diagnostiques précis et fiables…

- avantages des critères objectifs :
  - augmentent la **validité interne** de l'étude (résultats plus fiables)
  - **évaluation du critère de jugement principal possible en ouvert** sans risque de biais d'évaluation

› Critère subjectif :

- critères subjectifs classiques en dossiers ECNi :
  - **douleur** évaluée par EVA
  - **échelles fonctionnelles**
  - **échelles sur la qualité de vie**
  - **échelles sur la dépression**
  - …

- inconvénients des critères subjectifs :
  - diminuent la **validité interne** de l'étude (résultats moins fiables car souvent défaut de reproductibilité inter-observateur et intra-observateur)

- risque de **biais d'évaluation** majeur en cas d'évaluation **du critère de jugement principal en ouvert** (PCZ)

Critère directement lié à l'objectif CLINIQUE ou INTERMÉDIAIRE ? Question ECN*i* 2018

› Critère directement lié à l'objectif clinique :

- définition : critère de jugement directement lié à l'objectif clinique (thérapeutique) de l'étude : c'est **l'objectif même du traitement !** *(exemple d'une étude thérapeutique sur un anti-ostéoporotique : le critère sera la diminution du nombre de fractures)*

- critères directement liés à l'objectif clinique, classiques en dossiers ECNi :
  - **mortalité toute cause** +++ (c'est le critère de jugement le plus robuste et donc le plus indiscutable mais nécessite souvent beaucoup de patients pour assurer une puissance statistique suffisante pour montrer une différence)
  - **mortalité spécifique d'une pathologie**
  - survenue de la **pathologie étudiée** (survenue d'un SCA, survenue d'une EP...)
  - survenue de **complications de la pathologie** (récidive d'une EP, survenue d'un arrêt cardio-respiratoire...)
  - survenue d'**effets secondaires** du traitement (survenue d'hémorragie grave, survenue de thrombose...)

- avantages des critères directement liés à l'objectif clinique : augmente la **pertinence clinique** de l'étude (résultats plus pertinents cliniquement)
- inconvénients des critères directement liés à l'objectif clinique :
  - étude **plus longue** (évaluation de l'événement clinique pertinent souvent après plusieurs semaines/années de suivi après l'intervention)
  - étude **plus chère**
  - étude **plus complexe**

› Critère intermédiaire (ou de substitution) :

- définition : critère de jugement facile d'accès à une mesure simple, et dont **on suppose qu'il est lié à l'effet clinique (thérapeutique) recherché** *(exemple d'une étude thérapeutique sur un anti-ostéoporotique : on suppose que l'augmentation de la densité minérale osseuse sera corrélée à une diminution de survenue du nombre de fractures ostéoporotiques)*

- critères intermédiaires classiques en dossiers ECNi :
  - dosages biologiques (glycémie, HbA1c, CRP, PaO_2, $PaCO_2$...)
  - **constantes cliniques** (pression artérielle, fréquence cardiaque, pression intracrânienne...)
  - **scores radiologiques** (densité minérale osseuse)...

- avantages des critères intermédiaires :
  - étude **moins longue** (mesure possible souvent assez rapprochée de l'intervention)
  - étude **moins chère**

- étude **plus simple** (souvent un simple dosage biologique sur prise de sang, ou mesure de la pression artérielle au brassard)

- inconvénient des critères intermédiaires : être capable **d'être très critique** vis-à-vis de l'utilisation de ces critères intermédiaires car ils **peuvent avoir un lien faussé avec le critère de jugement directement lié à l'objectif clinique** ! *Exemple pour comprendre* : utilisation de la DMO mesurée par ostéodensitométrie comme *critère de jugement principal (intermédiaire) pour évaluer l'impact d'un traitement anti-ostéoporotique ; or le critère de jugement principal directement lié à l'objectif clinique et donc cliniquement pertinent serait plutôt la survenue de fracture ostéoporotique ! Attention, une étude sur le Fluor montrait qu'il augmentait la DMO, mais on s'est rendu compte qu'il fragilisait aussi l'os et donc entrainait une augmentation du nombre de fractures*

Quel est le critère de jugement principal ?

Moyen mnémotechnique

› Caractéristiques recommandées pour le critère de jugement principal en LCA = « C COUARDS »
- Consensuel et valide = par des **publications antérieures** ou des **recommandations consensuelles** (définitions internationales)
- Cliniquement pertinent et directement lié à l'objectif thérapeutique (par opposition aux critères intermédiaires)
- Objectif (décès par opposition à un critère subjectif comme la douleur ou la qualité de vie…)
- Unique (PCZ)
- Adapté à la question posée et au type d'étude (ex : présence de la maladie au test de référence pour les études diagnostiques – décès ou événement morbide pour un essai thérapeutique…)
- Reproductible et quantifiable
- Défini *a priori* dans le protocole = de **manière précise** (appareils de mesure, seuils, unités, personnels…) et **ne change pas au cours de l'essai**
- Standardisé = avec description précise des modalités de mesure du critère de jugement

› Deux intérêts du critère de jugement principal :
- utile au **calcul du** NSN des essais cliniques
- sa mesure conduit au résultat principal de l'étude

Caractéristiques qui encadrent la mesure du critère de jugement principal

› Nombre et formation des évaluateurs = **comité d'adjudication indépendant** recommandé si critère subjectif ou étude en ouvert

› Critère évalué en ouvert du groupe :
- si critère subjectif = risque de biais d'évaluation majeur

- si critère objectif = pas de biais d'évaluation

› Temps d'intérêt principal (PCZ) :

- définition : un critère de jugement principal doit toujours être évalué à **un moment précis** que l'on appelle le temps d'intérêt principal de l'étude (exemple : à J9 de traitement ou après 12 semaines de suivi…)
- un risque à connaître : s'il est évalué à trois temps différents il y a trois mesures du critère de jugement principal, et donc un risque de **biais des comparaisons multiples** avec inflation du risque alpha

> - Deux solutions possibles à proposer en QCM pour contrôler ce risque d'inflation du risque alpha Question ECN*i* sélective :
>   - se ramener à **un seul critère de jugement** qui sera suivi dans le temps par une **analyse de survie** de type Kaplan-Meier
>   - réaliser un **ajustement du risque alpha** par une technique du type Bonferroni ou O'Brien et Flemming

› Recueil standardisé, fiable, reproductible et identique du critère de jugement dans les deux groupes

› Avec matériels, scores et échelles utilisés et validés par des études antérieures (revue de la littérature)

Justifier un critère de jugement principal de type « mortalité totale » ou « mortalité toute cause » par rapport à un critère du type « mortalité spécifique »
Question ECN*i* sélective

> › Un critère du type « décès toute cause » sera toujours préférable à un « décès spécifique » car :
> - **évite le biais de classement** (PCZ) (lié à la difficulté à déterminer la cause spécifique du décès)
> - prend en compte les décès non spécifiques mais **liés à l'intervention** (ex : AVP sur somnolence comme effet secondaire du traitement testé)
> - **ne diminue pas la probabilité de montrer une différence** car la randomisation assure *a priori* une comparabilité initiale des groupes avec une probabilité de décès avant intervention proches dans les deux groupes (même moyenne d'âge, même proportion d'insuffisants rénaux, même proportions de fumeurs…)

1.2. Critères de jugement secondaires Question ECN*i* 2017

› Principes généraux sur les critères de jugement secondaires :

- ne pourront **en aucun cas influer sur la conclusion principale de l'étude** (« on ne peut jamais conclure sur un critère de jugement secondaire »)
- ne seront **pas mis au 1er plan de l'analyse**

- ne sont qu'**exploratoires** ou **complémentaires** lorsque le résultat attendu est significatif sur le critère principal (analyse dépendante de celle du critère de jugement principal !)
- permettent de renforcer le message supporté par l'analyse du critère principal, et de dégager des pistes pour des études ultérieures

› Justification du fait que l'on ne pourra jamais conclure sur un critère de jugement secondaire :

- car **le NSN** (nombre de sujets nécessaires) est **calculé pour assurer une puissance suffisante sur l'évaluation du critère de jugement principal** seul
- ainsi, la puissance *a priori* (qui repose sur le calcul du NSN) ne sera jamais suffisante sur un critère de jugement secondaire !

› Ne doivent pas être trop nombreux sinon risque de « biais des comparaisons multiples » :

- la multiplication des tests conduirait à un **risque** « **d'inflation du risque** alpha » avec des tests significatifs à tort (du seul fait du hasard) (1 test sur 20 faussement significatif si alpha = 5 %)
- un moyen de limiter le biais des comparaisons multiples = **ajustement du risque** alpha (pondération du risque) par une méthode type de Bonferroni ou O'Brien et Flemming

› Cas particuliers pour les essais thérapeutiques :

- on parle du « premier critère de jugement secondaire » qui correspond toujours aux **critères de tolérance** ou de sécurité avec effets indésirables (même si c'est parfois implicite dans certains articles)
- la **tolérance** est d'ailleurs **le seul critère de jugement secondaire qui peut être analysé indépendamment du critère de jugement principal** d'efficacité (exception importante très sortable en QCM)

› Conduite à tenir en QCM si un des critères de jugement secondaires est pertinent et significatif : réaliser une autre étude en mettant ce critère secondaire **en critère de jugement principal de la nouvelle étude**

Schéma explicatif : Comprendre l'intérêt des critères de jugement secondaires

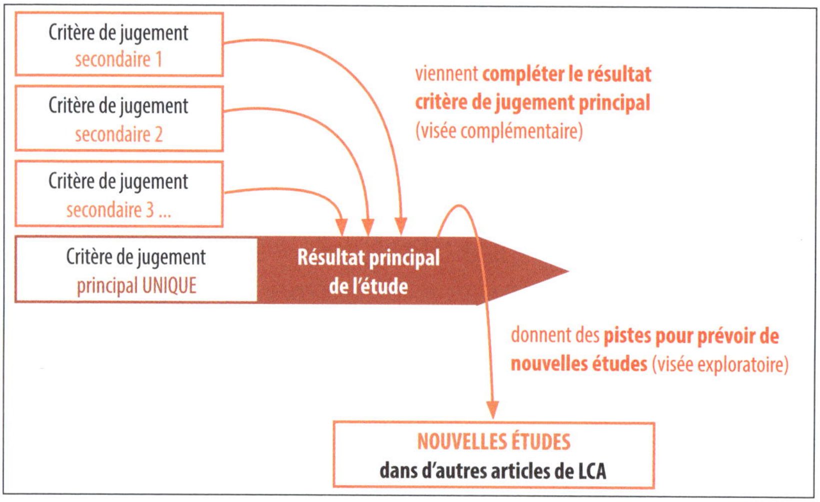

1.3. Cas à part : critères d'évaluation dans les études diagnostiques

- Le critère principal = **paramètres opérationnels du test** avec **Se – Sp / VPP – VPN / RVP – RVN**
- Les critères secondaires = **détermination du seuil optimal** – du **biais** – de la **corrélation**…

1.4. Notion d'analyse séquentielle des critères de jugement (limite programme)

- Principe :
  - type d'analyse très particulier (et de plus en plus à la mode) qui consiste à **prévoir *a priori* un ordre dans le lequel les critères vont être testés** (critère de jugement principal, puis critère de jugement secondaire n°1, puis critère de jugement secondaire n°2…)
  - puis, **si la différence est statistiquement significative sur le critère de jugement principal, alors on s'autorise à conclure sur le critère de jugement secondaire n°1 s'il est statistiquement significatif**, puis si c'est le cas alors on pourra conclure sur le critère de jugement secondaire n°2 et ainsi de suite pour les critères suivants, jusqu'à tomber sur un critère non significatif
- 1 intérêt :
  - **autorise à conclure sur un ou plusieurs critères de jugement secondaires autre que la tolérance**

2. Notion de critère composite : justifier le choix d'un critère de jugement composite

Question ECN*i* 2017 et 2018

- Définition :
  - **combinaison de plusieurs critères en un seul et unique critère de jugement** (= critère combiné)
  - à ne pas confondre avec un critère de jugement principal multiple qui correspond à la somme de plusieurs critères de jugement
  - exemple de critère composite : [SCA **ou Décès toutes causes ou** AVC] survenus au cours des 90 jours du suivi avec le principe qu'un **patient ne compte qu'une seule fois dès qu'il a réalisé l'un des événements !**
  - exemple de critère multiple : [SCA] **et** [Décès toutes causes] **et** [AVC] survenus au cours des 90 jours du suivi
- Trois conditions de réalisation et présentation d'un critère composite (recommandations récentes du JAMA) :
  - si le critère de jugement est un critère composite, il faut l'utiliser et le présenter comme tel et **on ne pourra conclure que sur lui +++**
  - les composants du critère composite :
    - doivent être définis comme des critères secondaires et rapportés dans l'essai (on doit absolument détailler la totalité des critères pour voir comment ils ont participé

chacun au résultat final et cela même si la puissance n'est pas suffisante pour les interpréter séparément)
- doivent être de **même nature** (on ne va pas additionner des pressions artérielles et un décès !)
- sont **d'importance similaire pour les malades, pertinents cliniquement** et de **même gravité**
- ont une **fréquence de survenue similaire** approximativement
- avec **estimation des effets des traitements similaires** pour chacun des composants du critère composite (le nombre d'événements survenus pour chacun des critères constituant le critère composite est proche) et **intervalle de confiance suffisamment étroit**

• calcul du NSN : doit être fait avec l'**incidence cumulée** de tous les critères **!** (ce qui permet de diminuer le NSN)

› Quatre avantages :
- augmente la puissance statistique (PCZ) en augmentant le nombre d'événements
- correspond à la situation clinique réelle
- permet de mesurer la balance bénéfices/risques en regroupant des **facteurs d'efficacité** et de **tolérance** (ex : [décès par thrombolyse ou décès par IDM] dans une étude sur l'IDM)
- aide les investigateurs à choisir le critère de jugement et à gérer le problème des comparaisons multiples

› Trois inconvénients (Question ECN*i* sélective) :

• rend difficile l'interprétation du résultat et la comparaison avec d'autres études (PCZ) :
  - il faut absolument garder en tête que **le critère composite ne pourra être analysé que dans son ensemble**
  - *exemple pour comprendre : sur un critère du type [Récidive de phlébite ou EP ou Décès par EP] = si on met en évidence une diminution du critère composite grâce au traitement, cela ne nous permettra pas de conclure qu'on a diminué la mortalité ou même que l'on a diminué le nombre d'EP ! On ne pourra conclure que sur une diminution de l'entité globale comprenant tous ces facteurs.*

• regroupe des événements de gravité différente (ex : phlébite et embolie pulmonaire et **décès**)

• sous-estime la gravité d'une suite d'événements :
  - si le patient a réalisé un ou plusieurs événements, il ne compte de toute façon qu'une seule fois : ce qui **limite l'interprétation d'un lien chronologique entre les différents événements**
  - *exemple pour comprendre : sur un critère du type [Récidive de phlébite ou EP ou Décès par EP] = un patient qui présente seulement une récidive de phlébite sera comptabilisé de la même manière qu'un patient qui aura fait une récidive de phlébite, se compliquant d'une EP, puis conduisant au décès du patient.*

- Un critère de pertinence clinique d'un critère composite : vérifier que les sous-critères sont de **même nature** et de **gravité comparable** (savoir que si le « décès » est inclus avec des complications graves du type SCA ou AVC… : cela reste valable !)
- Notion de critère composite « homogène » ou « hétérogène » :

- CAS DE FIGURE 1 : critère composite « homogène »
  - Énoncé :

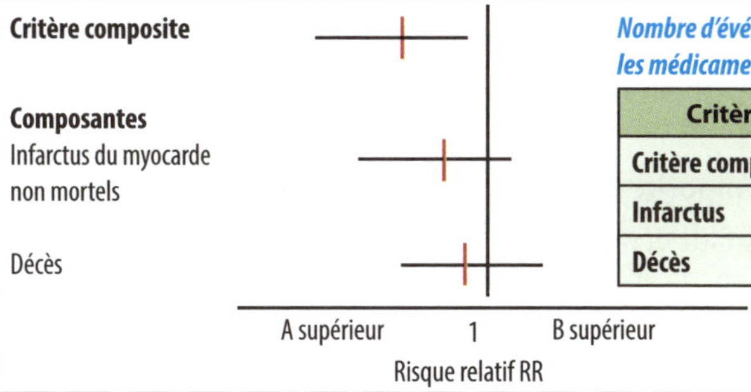

Nombre d'événements survenus avec les médicaments A et B

Critère	A	B
Critère composite	95	66
Infarctus	40	35
Décès	57	42

  - interprétation ECNi de la figure :
    - situation idéale car bien que les résultats sur les deux composantes du critère composite ne soient pas significatifs, **ils vont tous les deux dans le même sens** d'une réduction du risque relatif
    - le fait d'être non significatif n'est pas grave en soi puisque ce n'est pas sur ces composantes que nous allons conclure mais sur le critère composite *(pour rappel, c'est à partir de ce dernier que le calcul du NSN a été réalisé, calcul qui assure une puissance* a priori *suffisante au test sur le critère composite, contrairement aux tests réalisés sur les composantes prises isolément)*
  - conclusion de la figure :
    - il s'agit d'un **critère composite** HOMOGÈNE (PCZ)
    - il est donc **possible de conclure que le traitement B est plus efficace dans la réduction à la fois des infarctus et des décès**

- CAS DE FIGURE 2 : critère composite « hétérogène »
  - énoncé :

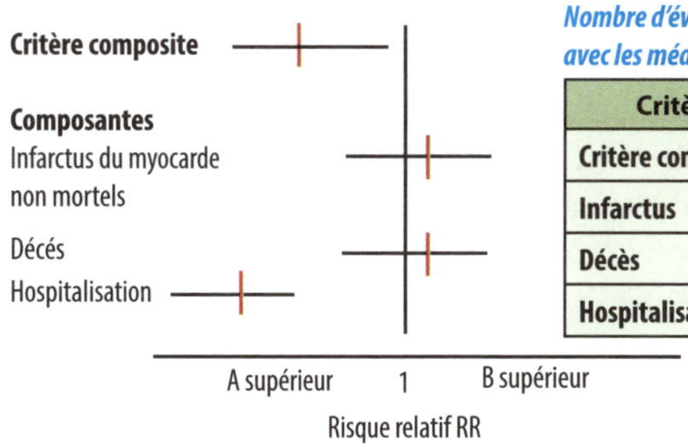

Nombre d'événements survenus avec les médicaments A et B

Critère	A	B
Critère composite	37	95
Infarctus	17	12
Décès	22	20
Hospitalisation	28	106

Le risque relatif (RR) est le risque de survenue d'un événement E chez les patients traités par A divisé par le risque de survenue du même événement E chez les patients traités par B

Les traits horizontaux représentent les intervalles de confiance à 95 % du risque relatif et les traits verticaux (en rouge) la valeur du risque relatif, valeur qui est calculée à partir du nombre de premier événement pour chacun des médicaments.

- interprétation ECN*i* de la figure :
  - l'action du médicament A n'est pas homogène, car **aucune action positive de A n'est observée sur les infarctus et les décès (le RR est supérieur à 1), contrairement aux hospitalisations**
  - ainsi, bien que le résultat sur le critère composite soit positif, **il n'est pas licite de conclure simplement que le traitement B diminue à la fois le nombre d'infarctus, le nombre de décès et le nombre d'hospitalisations** (d'où l'importance d'analyser séparément chaque composante du composite car ici, le résultat sur le composite est probablement lié uniquement à la réduction du nombre d'hospitalisations)
- conclusion de la figure :
  - il s'agit d'un **critère composite HÉTÉROGÈNE** (PCZ)
  - cela suggère un **défaut de fiabilité (validité interne) du résultat énoncé sur le critère de jugement principal composite** (*le résultat n'est probablement que lié à la réduction du nombre d'hospitalisations*)

3. Différence entre « critère de jugement composite » et « critères de jugement multiples »

Comprendre l'enjeu

Une question récurrente dans les dossiers de LCA est celle de la distinction entre « critère de jugement principal composite » et « critères de jugement principaux multiples »
Leur définition est différente avec :

- critère de jugement composite = **fusion de plusieurs critères de jugement** en un seul
- critères de jugement multiples = **étude en parallèle de plusieurs critères de jugement** simultanément (*or nous avons bien insisté sur le fait que nous ne pouvions pas conclure sur plus d'un critère de jugement… Il faudra donc retenir que ce modèle des critères de jugement principaux multiples est très critiquable car de toute façon, nous ne pourrons pas conclure sur l'ensemble de ces paramètres*)

Astuce technique pour faire la différence en LCA

Cependant, malgré ces définitions, la distinction entre ces deux entités n'est pas toujours simple en pratique. En effet, lorsque les auteurs définissent le critère de jugement principal dans la partie *Matériel et Méthode* en citant plusieurs critères, il n'est pas toujours aisé de distinguer une « étude fusionnée » de ces critères (évocatrice d'un critère composite) d'une « étude en parallèle » de ces critères (évocatrice de critères multiples)

La seule technique vraiment fiable pour en faire la différence est d'aller regarder dans la partie *Résultat,* le « nombre de résultats » présentés par les auteurs (voir schéma ci-dessous) :

- si présence d'autant de résultats que de critères mesurés = il s'agit de **critères de jugement multiples**
- si présence d'autant de résultats que de critères mesurés + 1 résultat global portant sur l'ensemble du composite = il s'agit d'un **critère de jugement composite** (et les autres mesures de chacun des paramètres correspondent à des critères de jugement secondaires)

Schéma explicatif : Comprendre la différence entre « Critère de jugement composite » et « Critères de jugement multiples »

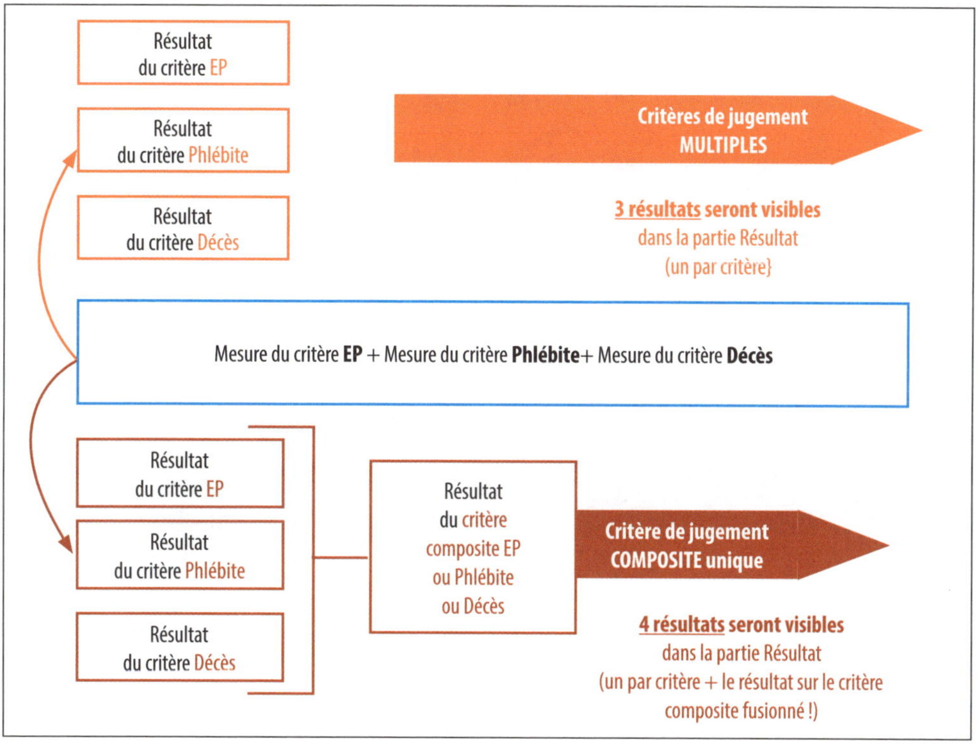

Notes personnelles

OBJECTIF 14

Biais

Objectifs CNCI

- Relever les biais qui ont été discutés
- Rechercher d'autres biais d'information et de sélection éventuels non pris en compte dans la discussion
- Et relever leurs conséquences dans l'analyse des résultats

Localisation dans l'article

Méthodes et Résultats et Discussion

1. Principes généraux

1.1. Biais

- **Définition : erreur systématique** dans l'estimation du paramètre sur un échantillon et la valeur de ce paramètre dans la population qui fausse les résultats **en diminuant la validité interne ;** à différencier d'une erreur aléatoire liée aux fluctuations d'échantillonnage du fait du hasard ! → la présence d'un biais empêche alors de conclure à une relation de causalité de façon directe
- On parle d'"erreur systématique", car cette erreur se répéterait de la même façon si l'on constituait un nouvel échantillon en continuant à fausser les résultats
- Penser à préciser pour chaque biais s'il est :
  - différentiel : **probabilité d'erreur différente dans les deux groupes** (ou ne touchant qu'un seul groupe !)
  - non différentiel :
    - fréquence, direction et importance du biais **touchent les deux groupes de manière identique**
    - souvent difficiles à contrôler
    - *exemples concrets pour comprendre :*
      - *défaut de mémorisation de l'enquêté*
      - *questionnaire non reproductible*
      - *erreur dans le remplissage du questionnaire*
      - *erreur analytique dans les examens biologiques*
      - *mauvais calibrage de l'instrument de mesure*
      - *erreur d'interprétation du cliché radiologique*

Astuce ECNi

1.2. Deux moyens généraux de limiter l'impact d'un biais

- **Anticipation des biais** lors de la planification de l'étude ⇒ « *a priori* » (rédaction du protocole)
- **Prise en compte dans l'analyse** statistique ⇒ « *a posteriori* »

→ les biais et les moyens de les contrôler utilisés doivent apparaître dans la discussion

1.3. Trois grandes catégories de biais (point capital à comprendre)

- Biais de sélection = erreur dans **l'inclusion** ou le **recrutement des patients** de la population étudiée ± **suivie**
- Biais de classement :
  - biais d'information ou de déclaration ou de mémorisation = erreur dans le **recueil des données**
  - biais de mesure ou d'évaluation = erreur dans la **mesure du critère de jugement principal**
- Biais de confusion (facteur de confusion) = erreur dans l'**interprétation des résultats**

Pour comprendre

Point capital pour la suite :

- « **un seul élément du texte de l'article peut être plusieurs types de biais différents à la fois** » en fonction du moment de l'étude que l'on est en train d'analyser (biais de sélection, si rend compte d'une erreur survenue lors de l'inclusion des patients et/ou biais de classement, si rend compte d'une erreur survenue lors du recueil des données et/ou biais de confusion, si rend compte d'une erreur survenue lors de l'analyse des résultats)
- *exemple pour comprendre : la présence de 5 fois plus d'insuffisants rénaux chroniques sévères dans le groupe placebo par rapport au groupe testé Bisoprolol dans une étude thérapeutique évaluant la mortalité toute cause chez des insuffisants cardiaques peut être considérée comme un biais de sélection car entraîne une perte de comparabilité initiale des groupes liée à une erreur dans l'inclusion ; mais cela correspond aussi à un biais de confusion potentiel car entraîne une perte de comparabilité finale des groupes liée à une erreur dans l'analyse des résultats. On dit alors qu'il existe un biais de confusion issu du biais de sélection initial !*

1.4. Quels sont les biais présents dans l'étude ? Comment aurait-on pu les éviter ?

› Réflexion type ECN*i* en 5 étapes :
- déterminer la **grande catégorie du biais** (parmi les 3 précédentes)
- déterminer le **sous-type** de biais le plus précis
- étudier attentivement la **description** du biais faite dans l'article
- à chaque biais, se demander s'il est **différentiel** ou **non différentiel**
- conclure les conséquences du biais dans l'analyse des résultats = en terme de **validité interne** et/ou **validité externe** (PCZ)

2. Biais dans les essais thérapeutiques

2.1. Biais de sélection

› 5 sous-types de biais : Question ECN*i* 2016
- biais de recrutement = **perte de la comparabilité initiale des groupes**
- biais des perdus de vue = **risque de baisse de puissance** (directement lié à la diminution des effectifs)
- biais d'attrition = les patients sont analysés dans un groupe différent de la randomisation (perte de comparabilité finale) – évitable si en ITT
- biais « effet-centre » = lié à la non-représentativité du centre (ex : centre trop spécialisé…)
- biais des survivants = présent **lorsque l'on inclut des patients qui ont déjà reçu par le passé, l'un des traitements à l'étude**. Cela crée un biais en faveur du traitement déjà reçu par le passé, car par définition ces patients qui ont déjà bénéficié de ce même traitement le tolèrent mieux

› Mesures préventives :
- pour lutter contre le biais de recrutement (comparabilité initiale) : **randomisation correcte** (stratifiée si analyse en sous-groupe – par bloc…)
- pour lutter contre le biais d'attrition (comparabilité finale) : **analyse en intention de traiter (ITT)**
- pour lutter contre l'effet-centre : études multicentriques avec **stratification sur centre** (effet-centre présent dans toute étude monocentrique !)

2.2. Biais de classement

› 3 sous-types de biais :
- biais de suivi (ou de performance) = perte de la comparabilité des groupes au cours du suivi
- biais d'évaluation = mesure du critère de jugement principal différente dans les deux groupes (toujours part subjective même si critère « objectif »)

- biais de réalisation = soins prodigués de façon différente

› Mesures préventives :

- une pour lutter contre le biais de suivi (comparabilité au cours de l'étude) : **double aveugle**
- quatre pour lutter contre le biais d'évaluation ou de réalisation :
  - **double aveugle**
  - **critère d'évaluation principal** (« C COUARDS ») = unique – standardisé – validé – reproductible…
  - **comité d'adjudication d'évaluateurs indépendants** avec évaluation en aveugle
  - **investigateurs différents** pour diagnostic, randomisation, acte thérapeutique et suivi

› 3 précautions supplémentaires à prendre en cas d'ESSAI REALISÉ EN OUVERT afin de limiter les risques de biais de classement de suivi et de mesure (évaluation) ? Question ECN*i* blanche nationale

- **suivi organisé par un évaluateur différent** du praticien ayant administré le traitement, et qui lui, n'aura pas connaissance du traitement reçu par le patient
- **critère de jugement « dur »** parfaitement objectif (comme la mortalité toute cause)
- **évaluation du critère de jugement principal** doit être effectuée de **manière centralisée** par un **comité d'adjudication indépendant et en aveugle** du traitement alloué et pris par le patient

2.3. Biais de confusion

› Généralités :

- concerne l'existence de facteurs de confusion
- ⇒ mais **ne sera un biais que si la distribution des facteurs diffère entre les deux groupes**

› 4 sous-types de biais :

- effet placebo du médicament
- caractéristiques intrinsèques des patients : âge, sexe, ATCD…
- effet non médicamenteux de la prise en charge
- évolution naturelle de la maladie

› 5 mesures préventives Question ECN*i* sélective :

- existence d'un **groupe contrôle**
- 2 techniques de prise en compte dans la planification (*a priori*) :
  - randomisation par stratification (PCZ)
  - restriction de la population d'étude = ne pas inclure ceux qui présentent le facteur (critères d'inclusion ou d'exclusion)

- 2 techniques de prise en compte dans l'analyse (*a posteriori*) :
  - analyse stratifiée = subdiviser la population de chaque groupe pour une **analyse en sous-groupes** selon les facteurs
  - ajustement par analyse multivariée = pondérer les facteurs de confusion

3. Biais dans les études épidémiologiques

Question ECN 2013

3.1. Biais de sélection

› Définition :

- **biais liés à la façon de choisir** et/ou de **suivre l'échantillon**
- conséquence = **non-représentativité de l'échantillon**
- → extrapolation impossible et donc **validité externe diminuée**

› 5 sous-types de biais :

- biais de recrutement = biais des témoins travailleurs = « **healthy worker effect** » :
  - si **probabilité d'inclusion dans l'étude est liée au facteur étudié**
  - ex : sujets témoins travailleurs (car forcément en meilleure santé que les cas)
- biais d'auto-sélection = biais du volontariat :
  - si **décision d'inclusion due à la décision du patient**
  - ex : recrutement par volontariat (non représentatifs de la population générale)
- biais de survie sélective = biais des cas prévalents :
  - si **inclusion des cas déjà connus (et donc en vie) avec les patients incidents**
  - les **cas prévalents sont forcément moins graves** et **donc biaisent la population !**
  - ex : **sélection de cancers du poumon parmi des patients suivis depuis déjà 1 an...**
- biais de Berkson = biais des témoins hospitaliers :
  - lié au fait que **les témoins sont aussi des patients hospitalisés**
  - ex : **témoin hospitalisé pour BPCO avec cas de cancer de vessie (tabac = biais)**
- biais des « perdus de vue » :
  - sujets inclus dans la cohorte puis non retrouvés à la fin
  - toujours vérifier que le nombre de sujets inclus = sujets analysés

› Mesures préventives :

- **randomisation** pour la constitution des groupes
- définition stricte des critères d'inclusion et d'exclusion

3.2. Biais de classement

› Définition :

- biais **liés à la façon de mesurer le facteur étudié ou la maladie**
- **correspond au fait de mal classer un patient pour le statut exposé/non-exposé** (si cas-témoins) ou **malade/non-malade** (si cohorte)
- surviennent **au moment de recueillir les données**

› 4 sous-types de biais :

- biais d'évaluation subjective de l'enquêteur :
  - **réponses suggérées** ou **interprétées** par l'enquêteur :
  - ex : connaissance du statut du malade par l'enquêteur (différent du clinicien)
- biais de mémorisation différentiel ou non (PCZ) : Question ECN*i* 2016 et 2017
  - systématique lorsque le **mode de recueil est déclaratif (interrogatoire)**
  - majoré lorsque l'évaluation n'est réalisée qu'une seule fois
  - ex : un cas se souvient toujours mieux du facteur de risque que le témoin (plus motivé et plus concerné)
  - ex de données déclaratives : consommation de cannabis (risque de sous-estimation)
  - cas particulier du "biais de prévanication" lorsque les patients ne disent pas la vérité à l'évaluation (exemple : déclaration d'une substance illicite comme la cocaïne)
- biais de jugement :
  ex : classer un cas dans groupe exposé parce qu'on sait qu'il est malade

- biais liés au mode d'évaluation Question ECN 2015 :
  ex : dossiers médicaux incomplets dans une cohorte historique

› Notion de biais différentiel ou non différentiel (notion majeure en études épidémiologiques !) :

- biais différentiel :
  - probabilité d'erreur différente dans les deux groupes (ou ne touchant qu'un seul groupe !)
  - à éviter absolument (PCZ) = risque de **renforcer/créer une association statistique à tort**
  - exemple de biais différentiels :
    * biais de mémorisation (le plus souvent)
    * biais d'évaluation subjective de l'enquêteur
    * biais de prévarication (mensonge ou omission sur l'exposition – dépend des études)
    * …

- biais non différentiel :
  - fréquence – direction et importance du biais touchent les deux groupes de manière identique
  - moins grave = simplement **risque de perte de puissance**
  - exemple de biais non différentiels :
    - biais de prévarication (mensonge ou omission sur l'exposition – dépend des études)
    - appareil de mesure mal étalonné
    - …

› Mesures préventives :

- recueil des données par questionnaires standardisés, objectifs et validés
- **enquêteurs en aveugle** du groupe
- **formation des enquêteurs**
- étude de **variabilité inter-enquêteurs**
- si données déclaratives = **mesures répétées**

3.3. Biais de confusion

› Définition :

- dû à une variable liée à la fois au facteur et à la maladie = **facteur de confusion**
- *exemple typique pour comprendre* : *Existe t-il un lien entre la caféine et le cancer du poumon ? en partant du principe qu'on prend le café en même temps qu'on fume une cigarette... → association statistique retrouvée bien que absurde entre le café et le tabac ! Le tabac est donc un facteur de confusion qu'il faut absolument contrôler pour étudier le lien avec le café, qui serait alors nul*

› Mesures préventives :

- 3 techniques de prise en compte dans la planification (*a priori*) :
  - appariement sur les facteurs de confusion potentiels = faire correspondre à chaque cas un témoin avec les mêmes facteurs
  - restriction de la population d'étude = ne pas inclure ceux qui présentent le facteur (critères d'inclusion ou d'exclusion)
  - randomisation avec stratification = sur les facteurs de confusion potentiels (rare en épidémiologie – en marge du programme)
- 2 techniques de prise en compte dans l'analyse (*a posteriori*) :
  - ajustement par analyse multivariée (PCZ) = pondérer les facteurs de confusion (**RR/OR bruts** vs. **RR/OR ajustés**)
  - analyse stratifiée = subdiviser la population de chaque groupe pour **analyse en sous-groupes** selon les facteurs

4. Biais dans les essais diagnostiques

4.1. Biais de sélection

- Comme pour tout essai = étude monocentrique – patients volontaires – restriction..
- **Si la sélection des patients porte sur le résultat du test à l'essai et non sur la référence** (pathologie)
- Biais de spectre (PCZ) :
  - **sélection de sujets malades très graves** pour le test diagnostique, ce qui conduit à **l'augmentation artificielle de la sensibilité** et **donc de la RV+** !
  - *exemple : étude où l'on évalue les performances diagnostiques de la troponine pour le diagnostic de SCA aux urgences ; si les infarctus inclus dans l'étude sont pour une grande majorité des infarctus étendus et sévères, les taux de troponine seront plus élevés que pour des SCA de taille plus limitée, ce qui conduira, à tort, à une augmentation de la sensibilité mise en évidence dans l'étude*
  - contexte fréquent = étude cas-témoins

4.2. Biais de classement

- Le « Gold standard n'est pas si Gold » :
  - une condition = si le **test à l'épreuve est meilleur que le test de référence** (or on considère que le test de référence permet un diagnostic de certitude)
  - les résultats sont alors erronés = **les VP** (diagnostiqués par le test à l'épreuve) **sont considérés comme des FP** (car non diagnostiqués par le test de référence !)
  - devant une suspicion de « biais du gold standard n'est pas si gold », quelle technique proposez-vous pour confirmer cette remise en question du test de référence ?
    Question ECN*i* blanche inter-régionale

    ⇒ **Nouvelle étude pronostique évaluant chacun des 2 tests** en montrant que le nouveau test est plus performant pour prédire le pronostic des patients que le test de référence !
- Biais de vérification (PCZ) :
  - **certains patients ont le test à l'étude mais pas le test de référence !**
  - car **le test de référence est trop invasif – cher – compliqué** (ex : une coronarographie ne sera pas toujours faite si troponine est négative…)

> - *Exemples forts de source possible de biais de vérification à savoir reconnaître :*
>   - le test de référence n'est pas approprié
>   - seulement un sous-groupe de résultats du nouveau test est vérifié par un test de référence
>   - un sous-groupe de résultats du nouveau test est vérifié par un autre test de référence !
>   - le test de référence est une combinaison de tests ou de procédures

- le nouveau test est une partie du test de référence
- le temps écoulé entre le test de référence et le nouveau test est trop long (progression de la maladie)
- un traitement a été administré entre le test de référence et le nouveau test
- pas d'aveugle entre le test de référence et le nouveau test
- aucune expérience ou au contraire expérience particulièrement bonne des tests réalisés
- aucune évaluation de la reproductibilité du nouveau test n'est mentionnée, alors qu'il existe une part de subjectivité dans l'interprétation

› Biais d'interdépendance :
- à évoquer lorsque **le diagnostic final du statut « malade » dans l'étude est posé à l'aide du nouveau test évalué +++**
- souvent **associé au biais de vérification** (car en l'absence de réalisation du test de référence, on utilise le nouveau test pour conclure… Cela est bien sûr très critiquable !)

› Biais d'information : **pas d'aveugle** car **on connait le résultat de l'un pour interpréter l'autre** Question ECN*i* 2018

› Biais de contexte : l'évaluateur des tests a une connaissance du **contexte clinique, d'autres résultats complémentaires**…

› Description méthodologique des tests insuffisante :
- **la description du test de référence** et du **test étudié** doit être **la plus précise possible** car elle est fondamentale pour la **reproductibilité du test**
- avec comme corollaire la **définition du terme « normal »** ou **« non-malade »** souvent négligé et pourtant particulièrement importante pour permettre à chacun d'identifier les non-malades tels que perçus par les auteurs

› Reproductibilité inter-évaluateur insuffisante ou non détaillée :
- souvent taux de concordance = insuffisante
- rechercher le coefficient Kappa

4.3. Biais de confusion

› **Le Gold standard est déterminé par le résultat du test à l'essai +++**

› *Exemple : histologie (test de référence) uniquement si suspicion de tumeur à la TEP (nouveau test) et surveillance sinon*

4.4. Biais spécifiques des études d'évaluation d'une procédure de dépistage

› Biais d'avance au diagnostic (*lead time bias*) :
- il faudra évoquer ce biais en cas de **test de dépistage permettant une avancée au diagnostic mais sans bénéfice clinique en terme de survie** (= test de dépistage inefficace)

- dans cette situation, les patients n'ont pas de durée de survie globale augmentée mais se savent malades pendant plus longtemps
- *exemple :*
  - *SLA dépistée par génétique à 10 ans → 50 ans de survie « apparente »*
  - *SLA diagnostiquée sur symptômes à 40 ans →* seulement 10 ans de survie ⇒ pour autant, le dépistage de la SLA n'améliore pas la survie du patient...

› Biais de sélection des formes lentes (*length time bias*) :

- il faudra évoquer ce biais en cas de test de dépistage évaluant une **maladie comprenant à la fois des formes à évolution rapide et à évolution lente** (*exemple : étude en cancérologie avec des cancers à croissance très rapide et d'autres à évolution plus progressive*)
- en effet, **les résultats risquent alors d'être modifiés par la fréquence de réalisation des tests de dépistage chez un même individu +++** (*exemple : prenons une étude où l'on réalise le test de dépistage tous les 2 ans. En cas d'évolution rapide de moins de 2 ans de la maladie, on risque plus fréquemment de ne pas détecter la maladie, par rapport à une évolution plus progressive*)
- dogme en LCA = « **Il existe toujours une prise en compte de la durée d'évolution de la maladie pour définir la périodicité du dépistage** »

› Biais du surdiagnostic : il faudra évoquer ce biais en cas de test de dépistage évaluant une **maladie à évolution très lente qui ne se serait probablement jamais manifestée** (*exemple : cancers prostatiques localisés du sujet âgé découverts lors d'autopsie*)

5. Biais dans les méta-analyses (limite programme ECNi) : biais de publication

› Définition :

- les méta-analyses reposent sur le regroupement de données publiées dans des articles originaux déjà réalisés
- le problème est que la recherche de ces articles se fait essentiellement au travers de revues scientifiques spécialisées. Aussi ces revues ont souvent un comité de lecture qui juge la validité et l'intérêt du travail avant d'accepter de publier un article
- or, **les articles qui montrent une différence significative ont plus de chance d'être publiés** que les études qui n'en montrent pas...
- la conséquence est que les **méta-analyses auront tendance à omettre les articles n'ayant pas abouti à démontrer le bénéfice** d'une molécule, d'une stratégie diagnostique

› Deux techniques pour contrôler ce biais :

- soit une méthode simple : rechercher sur des **registres d'essais cliniques** toutes les études réalisées sur un thème, qu'elles aient été publiées ou non (difficile à réaliser en pratique)

- soit une méthode plus technique :
  - faire un **graphique** où l'on figure en abscisse, la valeur du critère étudié retrouvé et en ordonnée, la validité de l'article
  - le principe étant que si un traitement a une efficacité de + 30 %, la plupart des études vont se retrouver autour de la valeur + 30 de manière homogène entre ces valeurs
  - s'il y a un biais de publication, on trouvera des valeurs anormalement distribuées *(par exemple : absence d'étude montrant un effet inférieur à 30 % si biais de publication)*

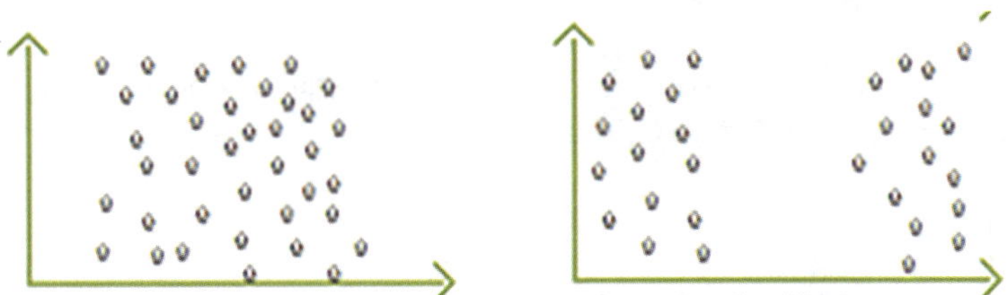

Bonne distribution de la valeur des articles (pas de biais de publication).

Biais de publication : les résultats peu significatifs n'ont pas été pris en compte, cela se manifeste par un « trou » dans le graphique.

Objectif 15 — Discussion : structure et contenu

Objectifs CNCI

- Vérifier la logique de la discussion et sa structure
- Reconnaître ce qui relève des données de la littérature et ce qui est opinion personnelle de l'auteur

Localisation dans l'article

Discussion

1. Apprendre les questions du type : « critiquer telle partie de l'article ? » (cette question peut concerner l'Introduction ou les Matériels et Méthodes ou les Résultats ou la Discussion ou le Titre)

Astuce ECNi

› Toujours hiérarchiser dans sa tête en :

- sur le fond :
  - éléments **correctement présents**
  - éléments **manquants**
  - éléments présents mais qui ne **devraient pas être dans cette partie**
- sur la forme :
  - points **positifs**
  - points **négatifs**

› Ne pas hésiter à adopter une position tranchée sur les propositions des QCM :

- randomisation **mauvaise**
- discussion **inutile**
- …

2. Analyser la structure de la discussion ? Critiquer la discussion ?

› Toute discussion doit comprendre 4 étapes :

- rappel non chiffré des résultats principaux de l'étude pour répondre à la question posée :
  - rappel du résultat principal et son apport au regard de l'objectif de l'étude
  - principales forces de l'étude
  - implications pour l'avenir = pratique clinique et hypothèses de recherche (toujours garder en tête la différence entre signification statistique et pertinence clinique !)
- discussion de la cohérence externe :
  - comparaison avec une **revue systématique de la littérature** en lien avec le sujet
  - discussion des **hypothèses physiopathologiques** comme mécanismes et explications possibles de ces résultats
  - ne pas se limiter aux études qui corroborent le résultat obtenu
  - distinguer les données de la littérature (références) de l'opinion de l'auteur
- discussion des biais et des limites = en terme de validité interne (PCZ) :
  - discussion des **biais**
  - discussion des **imprécisions** (mesure du critère de jugement principal, dicussion du choix des critères diagnostiques pour définir la maladie…)
- généralisabilité des résultats = validité externe (PCZ) :
  - la validité externe dépend :
    - des patients inclus dans l'étude (population cible)
    - du cadre et du lieu de l'étude
    - de l'intervention le cas échéant
    - du critère évalué
  - les résultats de l'étude ne sont directement extrapolables qu'à la population cible dans les conditions de l'étude !
  - en dehors de ces conditions : subjectivité du clinicien et rapport bénéfices/risques

› 4 règles de rédaction de la discussion :

- elle doit être **argumentée**
- elle doit être **courte** (30 – 50 % de l'article maximum)
- elle ne doit **pas présenter de nouveaux résultats** ou de résultats **détaillés** ou sous une **forme différente** que dans la partie résultat
- elle ne doit **pas détailler la méthodologie** de l'étude

OBJECTIF 16

Signification statistique

»Objectifs CNCI

Discuter la signification statistique des résultats

1. Significativité statistique

1.1. Définitions fondamentales

› Concept d'inférence statistique :

- sachant que les résultats sont obtenus par des mesures sur des échantillons
- l'objectif est de **conclure sur la population** (valeurs réelles) et **non sur l'échantillon** (valeurs estimées)

› Degré de significativité « p » :

- **probabilité que le hasard des fluctuations d'échantillonnage explique à lui seul la différence observée**
- il s'agit donc de la probabilité de se tromper en affirmant à tort qu'il existe une différence entre les groupes

Piège ECNi

Une **faible différence** peut être **statistiquement significative,** pour peu que l'effectif (puissance) **soit important !**

› Que devez-vous évoquer en priorité devant une toute petite différence mise en évidence entre les 2 groupes, avec un résultat statistiquement significatif ? Question ECN*i* sélective Exemple : diminution de 3 mmHg de PA systolique entre les 2 groupes avec le nouveau traitement anti-hypertenseur (p = 0,0001) : il faudra évoquer en premier lieu une **puissance trop importante** avec un **nombre de sujets recrutés trop important** et probablement **supérieur au NSN calculé *a priori*** (en effet, il n'est pas logique de parvenir à mettre en évidence une différence aussi petite avec un degré de significativité aussi important)

Astuce ECNi

Devant toute question sur la **significativité statistique,** toujours garder en tête un minimum, la notion de **pertinence clinique** !

› « NS » = non significatif

1.2. Un test est dit statistiquement significatif Question ECN*i* 2016

Si :

- p < alpha +++ (le plus souvent alpha = 0,05)
- pour un ratio (RR – OR…) = **IC 95 % ne comprend pas la valeur 1**
- pour une différence = **IC 95 % ne comprend pas la valeur 0**

2. Interprétation d'un résultat statistiquement significatif : conduite à tenir

- La différence est bien réelle entre les groupes
- Vérifier que l'on a bien réalisé la bonne comparaison :
  - **tests cohérents avec** le type de variable
  - tests réalisés sur un critère de jugement principal défini *a priori* dans le protocole
- Vérifier l'absence du problème des comparaisons multiples
- Un test significatif ne corrige pas les biais d'une étude !

3. Interprétation d'un résultat statistiquement NON significatif : 3 possibilités à évoquer

- Soit défaut de puissance (PCZ) : le test ne parvient pas à mettre en évidence une différence existante car les effectifs sont trop faibles
- Soit absence de différence réelle entre les groupes
- Soit validité interne défectueuse avec présence de nombreux biais

Pour comprendre

- Devant un test statistiquement non significatif, on ne peut pas conclure à une absence de différence
- Car le test ne parvient pas à rejeter l'hypothèse d'égalité sans l'accepter pour autant
- « L'**absence de preuve n'est pas la preuve de l'absence !** »

OBJECTIF 17

Pertinence clinique

» Objectif CNCI

Discuter la pertinence clinique des résultats

Localisation dans l'article

Résultats et Discussion

1. Choix de l'indice d'effet

1.1. Deux critères à prendre en compte dans le choix de l'indice d'effet

- Type de variable
- Plan expérimental

1.2. Tableau des indices d'effets selon le cas

Objet de l'étude	Indices d'effet	
Interventionnelle	**Variable qualitative**	Risque relatif (RR) Réduction relative du risque (RRR) Nombre de sujets à traiter (NST) = 1/RAR
	Variable quantitative	Comparaisons des moyennes Corrélation
	Variable censurée	Analyse de survie (médiane de survie...)
Etiologique	**Cohorte**	Risque relatif (RR)
	Cas-témoins	Odd ratio (OR)
Test diagnostique	**Performance diagnostique**	Sensibilité (Se) Spécificité (Sp) Valeur prédictive positive (VPP) Valeur prédictive négative (VPN) Rapport de vraisemblance positif (RV +) Rapport de vraisemblance négatif (RV -)
	Impact du test	Idem études interventionnelles !!

2. Pertinence clinique (signification clinique)

Au vu des résultats de cette étude faut-il recommander l'utilisation du traitement expérimental ? Quelles conséquences pratiques thérapeutiques tirez-vous de cette étude ? Discuter la pertinence clinique des résultats ? Question ECN 2011, 2012 et 2014

Moyen mnémotechnique

« T PRINCES BTP » (pour ne rien oublier et surtout ne pas douter devant le QCM !)

- 1 pré-requis à l'étude de la pertinence clinique : résultats Statistiquement significatifs + peu de biais = bonne **validité interne** (PCZ) (en effet, un résultat doit être statistiquement significatif avant de parler de pertinence clinique éventuelle)
- Points pour évaluer la pertinence clinique :
  - Taille de l'effet cliniquement pertinente qui traduit le **contraste entre les groupes,** à ne pas confondre avec le « p » qui ne traduit pas la taille de l'effet mais la confiance dans le résultat
  - Pertinence clinique du critère de jugement principal directement lié à l'objectif clinique
  - Résultats homogènes dans les différents sous-groupes = si analyse en sous-groupe réalisée (âge – sexe…)
  - Intervalle de confiance de l'effet ou degré de significativité p :
    - **le jugement sur la taille de l'effet doit tenir compte des bornes de cet intervalle : résultat d'autant plus fort que l'IC est étroit !**
    - *ex : « pour un RR = 3, le jugement sur la taille de l'effet sera différent selon que l'IC soit de [2,5 – 3,5] ou de [1,05 – 7] »*
    - idem avec résultat d'autant plus fort que le p est petit !
  - Nombre de sujets à traiter avec NST = 1/RAR : *ex : « Traiter 70 malades pendant 5 jours pour éviter 1 décès est plus intéressant que de traiter 200 malades pendant 1 an pour éviter une hospitalisation »*
  - Cohérence externe : comparaison des résultats aux études antérieures et à la physiopathologie
  - Echelle = toujours penser en termes de bénéfice individuel *versus* échelle populationnelle : un faible bénéfice individuel peut être intéressant à l'échelle populationnelle – et *vice versa. Ex : une augmentation relative du risque de 25 % peut être négligeable si la maladie en question est très rare !!!*
  - Balance bénéfices/risques favorable au traitement testé = toujours parler de tolérance : *ex : on peut avoir un bon niveau de preuve d'un traitement qui diminue la glycémie mais qui augmente la mortalité par un autre mécanisme !*
  - Traitements concomittants bien adaptés avec comme comparateur le traitement de référence
  - Population étudiée proche de la population cible = toujours parler de VALIDITÉ EXTERNE (PCZ)

Analyse des résultats

1. Pour tout type d'étude = toujours 3 étapes dans l'analyse

1.1. Analyse descriptive

› Définition (comprendre) :
- description des **données brutes** des résultats portant sur le critère de jugement principal
- dans **1 seul groupe**

› Paramètres de position :
- **moyenne**
- **médiane** (si valeurs extrêmes)

› Paramètres de dispersion :
- **écart-type** (= DS !)
- **étendue (Min-max)** ou **Q1-Q3**

› Représentations graphiques :
- survie = **courbe de Kaplan-Meier** (en escalier)
- boxplot = min / 10 % / Q1 / médiane (Q2) / Q3 / 90 % / max

1.2. Analyse univariée

› Définition (comprendre) :
- **comparaison des deux analyses descriptives** portant sur le critère de jugement principal produites dans chacun des groupes
- entre deux **groupes**

› Tests statistiques adaptés (indices d'effet) :
- si pourcentages (qualitative) = **test du Chi-2** (Fischer si cas particulier)
- si moyennes (quantitative) = **t-test de Student** (Wilcoxon si cas particulier)
- si courbes de survie (censurée) = **test du log-rank**

› Remarques :

⚠ si essais thérapeutiques randomisés = **suffisante en général car randomisation** (sauf si stratification)

- une analyse en sous-groupe est une **analyse univariée pour chacun des sous-groupes** analysés par rapport à l'événement étudié

1.3. Analyse multivariée Question ECN*i* 2016

› Définition (comprendre) :

- **comparaison des deux analyses descriptives** portant sur le critère de jugement principal produites dans chacun des groupes
- entre **deux groupes**
- en **ajustant *a posteriori***, ces résultats **sur de potentiels facteurs de confusion** en tenant compte de co-variables

› Objectif :

- **déterminer les facteurs indépendamment associés à la survenue de la maladie**
- pour **ajuster sur les facteurs de confusion potentiels** qui sortent dans l'analyse en sous-groupe
- si elle est faite, il faut que **sa réalisation potentielle ait été annoncée avant l'étude !** (cela renforce sa validité)

› Utilisation variable selon le type d'étude :

- si études épidémiologiques : **analyse la plus importante**
- si essais thérapeutiques :
  - **pas d'analyse multivariée dans un essai thérapeutique le plus souvent**
  - car **une randomisation bien faite permet la comparabilité des groupes**

› Principe :

- variable dépendante = la **survenue de l'événement étudié** (ex : maladie)
- variables indépendantes = les **facteurs étudiés** (FDR ou protecteurs)

› Réalisation pratique :

- en analyse univariée :
  - **repérer les facteurs indépendants** correspondant aux **facteurs de confusion**
  - avec **un nombre maximum de facteurs indépendants = un pour 10 événements**
- puis régression logistique :
  - **donne l'association entre la variable indépendante et l'événement étudié en tenant compte des autres variables indépendantes = analyse ajustée**
  - ⇒ la régression logistique **ne prend pas en compte le délai de survenue**
  - si on fait une analyse de survie = analyse multivariée selon le **modèle de Cox**

› Limite :

- **la fiabilité d'une analyse multivariée dépend des variables indépendantes**
- **⇒ Il faudrait donc toutes les intégrer = mais impossible de toutes les connaître !**

› Interaction :
- **étudie l'effet de l'association des deux facteurs sur la survenue de l'événement**
- si interaction positive = **effet plus que multiplicatif** (potentialisation ou synergie)
- ⇒ OR (F1+F2) > OR (F1) × OR (F2)

2. Analyse multivariée : réalisation pratique détaillée

2.1. Notion de « facteur intermédiaire »

› FACTEUR INTERMÉDIAIRE :
- facteur qui **intervient dans la chaîne causale entre le facteur d'exposition et le critère de jugement** (seule la connaissance du problème étudié permet de supposer qu'un facteur donné est un facteur intermédiaire)
- *exemple de « facteur intermédiaire »* Dossier ECN*i* blanche de fac parisienne *: on étudie la relation entre la consommation de tabac et la mortalité globale. Dans cette relation, on peut supposer que le fait d'avoir un cancer broncho-pulmonaire, un cancer de la vessie, un syndrome coronaire aigu sont des facteurs intermédiaires car ce sont des pathologies causées par la consommation de tabac, et qu'elles sont potentiellement létales*

Schéma explicatif : Facteur intermédiaire

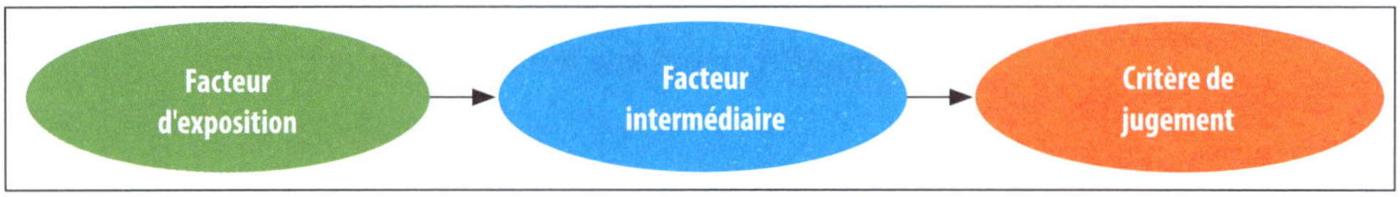

2.2. Distinguer « facteur de confusion » et « facteur d'interaction »

› FACTEUR DE CONFUSION :
- **facteur associé à la fois au facteur d'exposition et au critère de jugement** et qui n'est pas un facteur intermédiaire. Un facteur de confusion peut expliquer l'existence d'une association (ou au contraire masquer une association existante)
- *exemple de « facteur de confusion » : on étudie l'association entre la profession et la mortalité en milieu hospitalier. On trouve que les infirmières ont une espérance de vie plus longue que les médecins. Mais il existe un facteur de confusion évident : il y a plus de femmes parmi les infirmières que parmi les médecins, et les femmes ont une espérance de vie plus longue que les hommes. Le sexe est donc un facteur associé à la fois à la profession et à la mortalité (ces associations doivent normalement être vérifiées statistiquement), c'est un facteur de confusion dans la relation retrouvée entre ces deux facteurs*

Schéma explicatif : Facteur de confusion

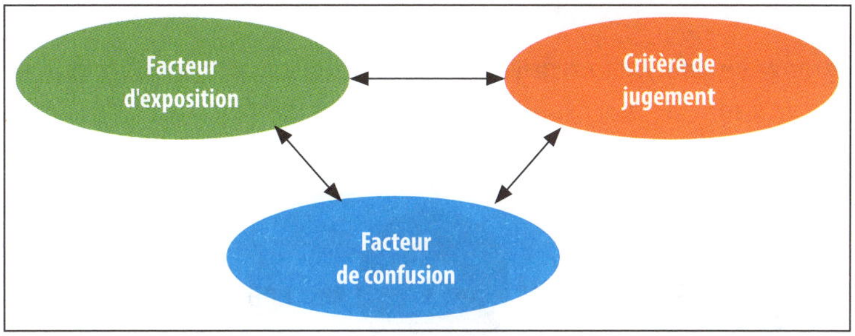

› FACTEUR D'INTERACTION :

- **il y a interaction lorsque la relation entre deux facteurs diffère selon les modalités d'un troisième facteur, appelé facteur d'interaction (modificateur)**
- l'interaction peut être **quantitative** (RR plus élevé chez les femmes que chez les hommes) ou **qualitative** (relation dans un sens chez les femmes, dans l'autre chez les hommes)
- *exemple de « facteur d'interaction » :*
  - *chez le sujet âgé, le syndrome métabolique prédit mieux le risque de syndrome coronaire aigu chez les femmes que chez les hommes (interaction quantitative, facteur d'interaction = sexe)*
  - *traitement efficace sur la mortalité globale chez des patients ayant un cancer de la prostate à un stade avancé, mais délétère chez ceux ayant un cancer à un stade moins avancé (interaction qualitative, facteur d'interaction = sévérité de la maladie)*

2.3. Principe d'identification d'un facteur de confusion ou d'interaction Question ECN*i* 2017

› Principe :

Pour voir si un facteur est un facteur de confusion, il faut déterminer si celui-ci joue un rôle dans la relation entre l'exposition et la maladie. Pour ce faire, il faut **stratifier l'analyse** selon ce facteur : **c'est-à-dire estimer le paramètre pour chaque sous-groupe (strate) correspondant à chaque modalité du facteur** afin de justement s'affranchir de l'effet de ce facteur

› 3 situations possibles à distinguer en pratique :

- 1) Facteur indépendant :
  - si la relation entre le facteur d'exposition et la survenue de la maladie est **INDÉPENDANTE** du facteur évalué, alors **cette relation sera retrouvée dans chaque strate**
- 2) Facteur de confusion :
  - si le facteur évalué **explique au moins partiellement la relation retrouvée** entre le facteur d'exposition et la survenue de la maladie, alors **cette relation disparaîtra dans chaque strate** (*ou sera atténuée*)
- 3) Facteur d'interaction :
  - si le facteur évalué **modifie la relation** entre le facteur d'exposition et la survenue de la maladie, alors **cette relation sera différente au sein de chaque strate**

Exemple pour bien comprendre

- Énoncé :

Étude qui retrouve en analyse univariée une association entre la consommation de boissons énergétiques et le risque de mort subite, avec un RR de 2,8 (intervalle de confiance à 95% : 1,8 – 3,9)

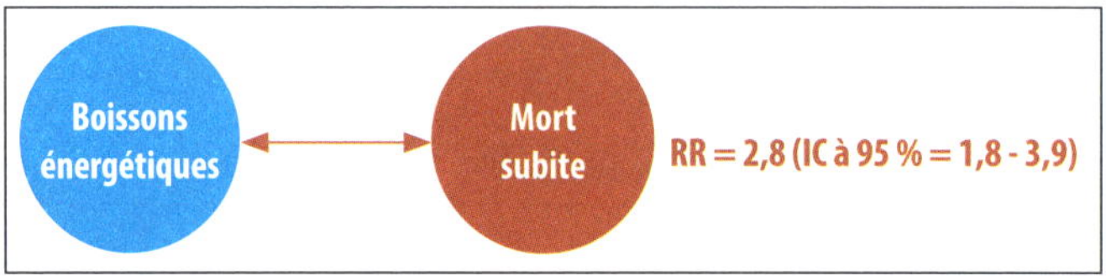

- Positionnement du problème :

Mais puisqu'il est rapporté que la consommation de boissons énergétiques est souvent associée à une consommation d'alcool (notamment en boite de nuit), on peut se poser la question du rôle de cette consommation d'alcool dans la relation entre « boissons énergétiques » et la survenue de « Mort subite »

⇒ On va donc estimer le RR de la relation « Boissons énergétiques – Mort subite » d'une part chez les patients qui consomment de l'alcool, puis d'autre part, chez ceux qui ne consomment pas d'alcool

- 1) Exemple de facteur indépendant :
  - la **relation « Boissons énergétiques – Mort subite »** EXISTE À L'IDENTIQUE chez les consommateurs d'alcool et les non-consommateurs d'alcool
  - car présence d'un **RR statistiquement significatif avec intervalle de confiance qui ne comprend pas 1** et **approximativement identique** entre consommateurs d'alcool et non-consommateurs d'alcool (*voir schéma ci-dessous*)
  - elle est donc **indépendante** de la consommation de boissons énergétiques (*car retrouvée approximativement à l'identique dans chaque strate*)

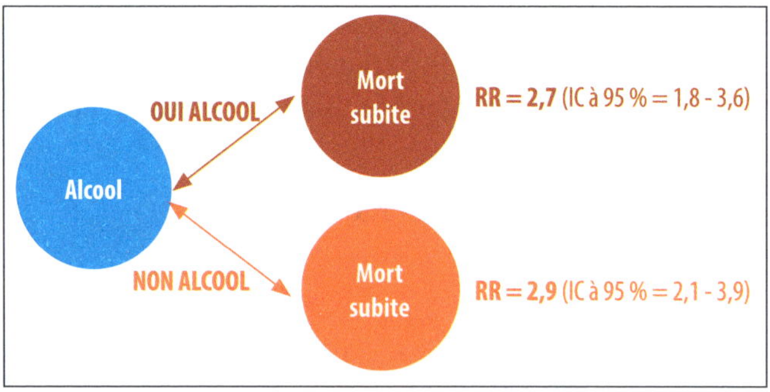

- 2) Exemple de facteur de confusion :
  - la **relation « Boissons énergétiques – Mort subite »** N'EXISTE PAS, ni chez les consommateurs d'alcool, ni chez les non-consommateurs d'alcool
  - car présence d'un **RR non statistiquement significatif avec intervalle de confiance qui comprend 1** (voir schéma page suivante)

- l'association est donc expliquée par la consommation d'alcool : autrement dit, la **consommation d'alcool est un facteur de confusion** dans la relation « Boissons énergétiques – Mort subite »

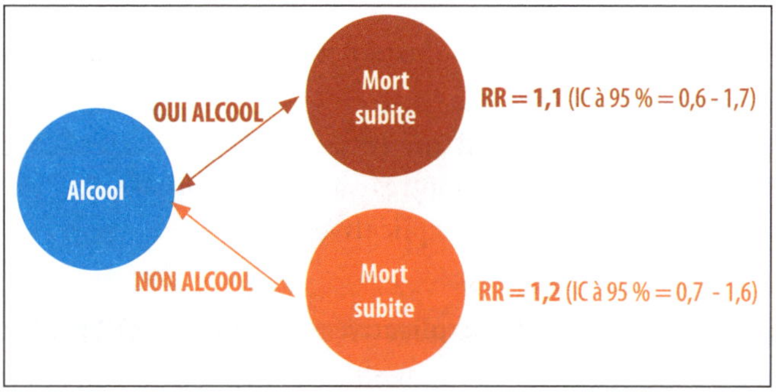

- 3) Exemple de facteur d'interaction :
  - la relation « **Boissons énergétiques – Mort subite** » est DIFFÉRENTE chez les consommateurs d'alcool et les non-consommateurs d'alcool
  - car présence d'un **RR statistiquement significatif avec intervalle de confiance qui ne comprend pas 1** dans le sous-groupe consommateurs d'alcool ; alors que le **RR est non statistiquement significatif avec intervalle de confiance qui comprend 1** dans le sous-groupe non-consommateurs d'alcool (voir schéma ci-dessous)
  - la consommation d'alcool est un **facteur d'interaction** dans la relation « Boissons énergétiques – Mort subite »
    → Ici on pourrait penser à une **SYNERGIE entre alcool et boissons énergétiques** +++ (*si l'on suppose que les relations sont causales*)

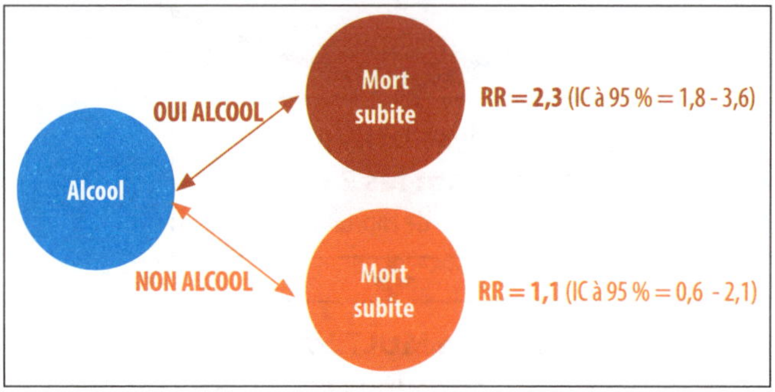

2.4. Synthèse de conduite à tenir

› Conduite à tenir en 4 étapes devant un facteur de confusion potentiel :

1. Vérification qu'il ne s'agisse pas d'un facteur intermédiaire
2. Est-ce un facteur d'interaction ?
   - *si oui = on présentera des résultats séparés avec analyse en sous-groupes (on présentera les résultats du groupe « consommateurs d'alcool » et celui « non consommateurs d'alcool » séparément)*

- si non (confirmation du facteur de confusion) = on présentera des **résultats ajustés** pour tenter de contrôler ce facteur de confusion potentiel

› Modèle de régression multivariée : ajustement de plusieurs facteurs de confusion à la fois :

- le principe est de **prédire la valeur d'une variable qui est le critère de jugement** (dite **variable à expliquer**), en fonction d'autres variables : variable étudiée et facteurs de confusion potentiels (dites **variables explicatives**)
- Attention, modèle de régression possible en :
  - univarié = si une **seule variable explicative** → estimation <u>OR brut</u>
  - multivarié = si **plusieurs variables explicatives** (prise en compte des facteurs de confusion) → estimation <u>OR ajusté</u>

3. Comprendre les 3 types d'analyses en LCA

Schéma explicatif

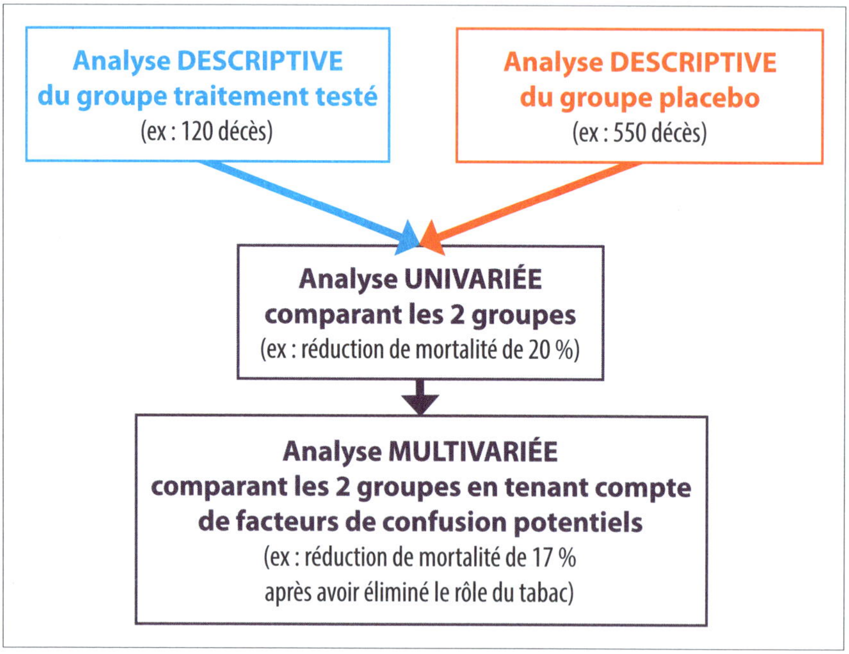

4. Notion de « robustesse » des résultats

› 3 critères pour parler de « RÉSULTAT ROBUSTE » en LCA :

- la **survenue de quelques événements de plus ou de moins dans un groupe** ne modifie pas les résultats
- la **suppression des résultats d'un centre,** d'une étude multicentrique ne modifie pas les résultats (*sinon évoquer un biais effet centre*)
- la **gestion des données manquantes par une technique de type hypothèse de biais maximum** ne modifie pas les résultats

OBJECTIF 18

Résultats

Objectif CNCI

Vérifier que les résultats offrent une réponse à la question posée

Localisation dans l'article

Résultats, Discussion et Conclusion

1. Présentation des résultats

1.1. Contenu de la partie « résultats »

- Tous les résultats des critères de jugement doivent apparaître : pas uniquement les analyses statistiques significatives
- Que des résultats :
  - pas de commentaires ou discussion
  - pas de référence bibliographique
- 3 paramètres à toujours préciser avec le critère de jugement principal :
  - **mesure du critère** dans chaque groupe
  - **taille estimée de l'effet** (contraste entre les groupes)
  - **précision du résultat** = Intervalle de confiance à 95 % ou degré de significativité « p »

1.2. Forme de la partie « résultats »

- Les résultats doivent être présentés dans l'ordre suivant :
  - résultats sur la **population**
  - résultats sur le **critère de jugement principal**
  - résultats sur les **critères secondaires**
  - résultats de l'**analyse multivariée**
  - résultats de l'**analyse en sous-groupe**…
- Les résultats peuvent être présentés sous forme de figures ou tableaux
- Chaque résultat ne doit être **représenté qu'une seule fois**

2. Interprétation des résultats

- Résultats conformes :
  - à la **question posée**
  - au **type d'étude réalisé**
- Résultats statistiquement significatifs sur le critère de jugement principal : sur l'ensemble de la population à l'étude (analyse en ITT) dans les essais randomisés
- Résultats provenant d'une comparaison entre les groupes, prévue *a priori* : interprétation fondée sur les résultats finaux obtenus à la clôture de l'essai pour les essais ayant comporté des analyses intermédiaires
- A savoir : le résultat principal de l'étude doit être la première phrase de la conclusion qui doit alors répondre à la question annoncée dans l'introduction

3. L'étude permet-elle de répondre à la question posée ?

- Vérifier que le **critère de jugement principal** est **pertinent par rapport à l'objectif clinique**
- Vérifier que les **conditions du calcul du NSN sont respectées**

OBJECTIF 19

Conclusion

Objectif CNCI

Vérifier que les conclusions sont justifiées par les résultats

Localisation dans l'article

Discussion et Conclusion

1. Structure et contenu de la conclusion

- Localisation dans le texte :
  - **1re phrase de la discussion**
  - et à la **fin de la discussion** (intégrée à celle-ci ou individualisée)
- 3 éléments de la conclusion :
  - reprend les **résultats principaux en répondant à la question posée**
  - précise les **implications en pratique clinique**
  - indique la **nécessité d'études complémentaires ultérieures**
- Dogme = **jamais de données chiffrées détaillées**

2. Interprétation de la conclusion

- Les conclusions doivent être fondées :
  - sur les seuls **résultats de l'analyse du critère de jugement principal**
  - qu'il soit positif ou négatif
- Respect des limites de l'étude : pas d'extrapolation des résultats en dehors de la population cible et dans les conditions de l'étude (validité externe)
- Dogme = **jamais d'interprétation ou d'opinion de l'auteur**

OBJECTIF 20

Niveau de preuve de l'étude

⏩ Objectif CNCI

Indiquer le niveau de preuve de l'étude (grille de l'ANAES)

1. Niveaux de preuve et grades de recommandation selon HAS 2000

Niveau de preuve	Type d'étude	Grade de recommandation HAS
Niveau 1	**Essais comparatifs randomisés de forte puissance** **Méta-analyse** d'essais comparatifs randomisés Analyse de décision basée sur les études bien menées	A Preuve scientifique établie
Niveau 2	Essais comparatifs **randomisés** de **faible puissance** Essais comparatifs **non randomisés** bien menés avec **bonne puissance** **Études de cohorte prospective**	B Présomption scientifique
Niveau 3	Études cas-témoins	C Faible niveau de preuve scientifique
Niveau 4	Études comparatives comportant des biais importants TOUTES études rétrospectives sauf CAS-TEMOINS • étude de cohorte rétrospective • étude de cohorte historique • essai thérapeutique rétrospectif • ... Études épidémiologiques descriptives (études transversales ou longitudinales) Série de cas	
Non défini	Opinions d'experts Accords professionnels	(hors ANAES 2000)

Astuce ECNi

Toutes les études rétrospectives sont de niveau 4 sauf l'étude cas-témoins qui est la seule de niveau 3 !

Astuce ECNi

2. Pour déterminer rapidement le niveau de preuve de l'étude HAS

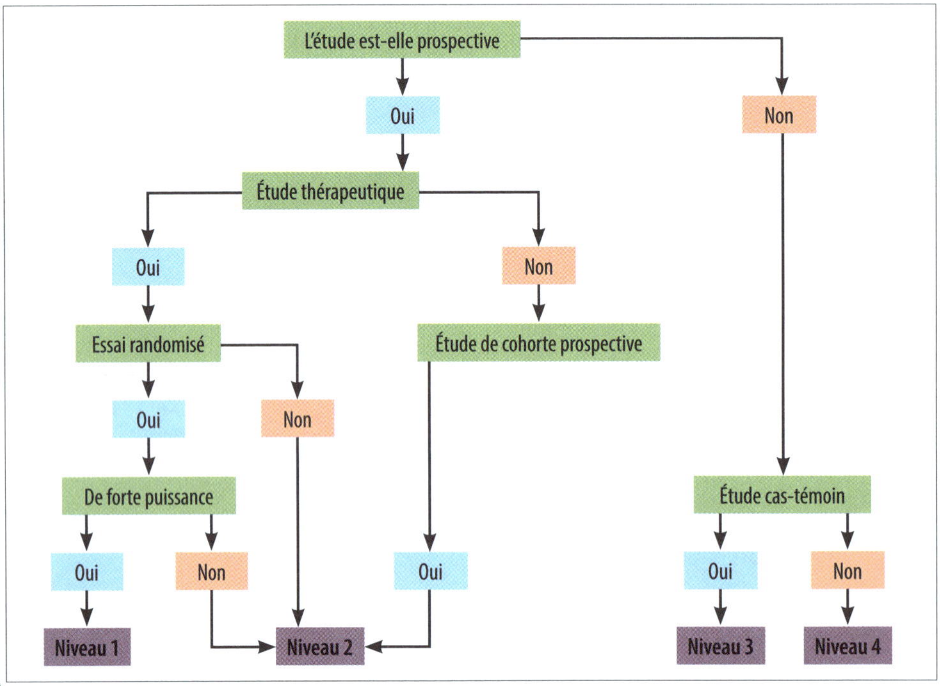

3. Idées reçues sur les niveaux de preuve

- Le niveau de preuve de l'étude **ne dépend pas du type d'étude entre étude de supériorité ou de non-infériorité** (une étude de non-infériorité bien menée a le même niveau de preuve qu'une étude de supériorité !)
- Le niveau de preuve de l'étude **ne dépend pas du résultat négatif ou positif de l'étude !!!** (une étude négative a le même niveau de preuve qu'une étude positive !)
- Le niveau de preuve de l'étude ne dépend pas de la pertinence clinique ou non du critère de jugement principal ! (ex : baisse de la pression artérielle plutôt que diminution du nombre d'AVC) → c'est la pertinence clinique qui est diminuée mais pas le niveau de preuve !

OBJECTIF 21

Applications de l'étude

⏩ Objectif CNCI

Discuter la ou les applications potentielles proposées par l'étude

Localisation dans l'article

Méthodes ou Résultats ou Discussion

1. Validité interne de l'étude (pré-requis nécessaire avant de parler d'applicabilité !)

› Définition = **validité méthodologique** des résultats obtenus (« le résultat de l'étude est-il fiable ? »)

› 3 axes pour évaluer la validité interne (cohérence interne) :

- vérifier l'absence de biais majeur permettant une comparabilité des groupes :
  - biais de sélection = randomisation bien faite / perdus de vue / analyse en ITT…
  - bais de classement = double aveugle / critère principal unique, standard…
  - biais de confusion = groupes comparables / stratification…
- résultat statistiquement significatif :
  - sur le **critère de jugement principal**
  - avec contrôle du risque alpha si tests multiples
- méthodologie correcte et adaptée à la question posée évaluée *a posteriori* :
  - bons critères d'inclusion et d'exclusion
  - méthode de randomisation correcte
  - critère de jugement adapté
  - traitement comparateur adapté
  - bon suivi
  - pas de problèmes d'évaluation du critère de jugement
  - peu de perdus de vue (< 10 %)
  - bonne gestion de l'analyse des perdus de vue prévue *a priori*
  - bonne comparabilité des groupes au départ

Schéma synthèse : Paramètres clés pour évaluer la validité interne

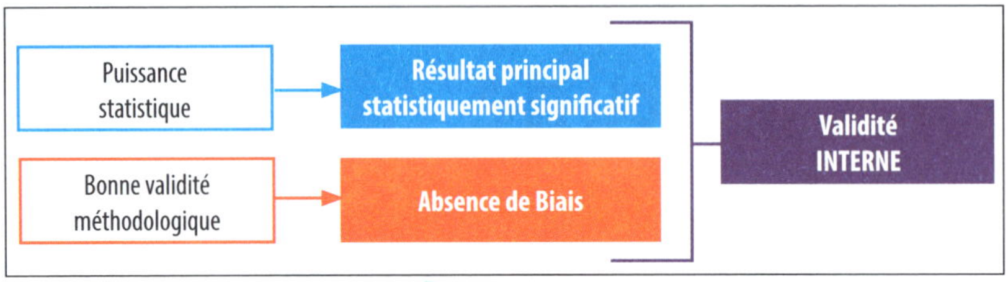

2. Validité externe de l'étude

Ces résultats sont-ils applicables à une population plus générale ? Question ECN 2015 – Composantes de la validité externe Question ECN*i* 2016

› Critères pour évaluer la validité externe à proprement parler (applicabilité ou généralisabilité) :

- critères d'éligibilité (pour la population cible de l'étude) : critères d'inclusion et de non-inclusion = patients **représentatifs** – **critères pas trop restrictifs**
- description des patients inclus dans l'étude = population étudiée : caractéristiques de la population étudiée = **tableau 1**
- mode de recrutement :
  - temps de recrutement
  - lieu de recrutement
- nombre de patients éligibles ET inclus : taux et raison des refus de consentement/participation = **limité** – sur le **diagramme de flux**
- nature de l'intervention : **utilisable en pratique selon les conditions de l'étude** (scruter à fond les moindres détails pratiques qui étaient présents lors de la réalisation de l'étude)
- nombre et type de centres :
  - nombre = **multicentrique si stratifiée sur le centre** – mixtes
  - types = **similaires à la pratique courante ? centre trop spécialisé ? voie de médecine générale ?**
  - **mise en œuvre de stratégie évaluée**

→ **À quels patients le résultat peut-il être généralisé ? Les réponses apportées s'appliquent-elles à mes malades ?**

› Cohérence externe :

- définition : **concordance des résultats avec les connaissances préalables de la littérature**

- 2 critères d'évaluation :
  - cohérence avec les **résultats antérieurs de la littérature** (confirmé par ≥ 1 autre essai ou par une méta-analyse)
  - cohérence avec les **données physiopathologiques** (ne pas oublier !)
- à savoir : le niveau de preuve de l'étude ne dépend pas du tout de la cohérence externe !

Schéma synthèse : Paramètres clés pour évaluer la validité externe

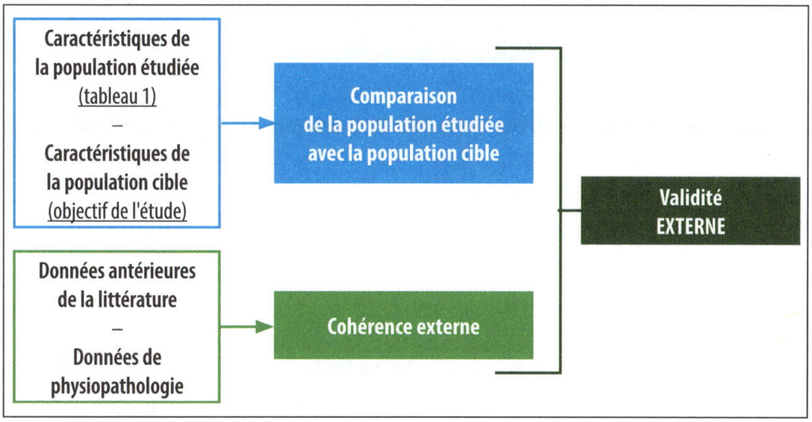

3. Schéma récapitulatif important : tryptique commun à tout résultat de l'étude en LCA

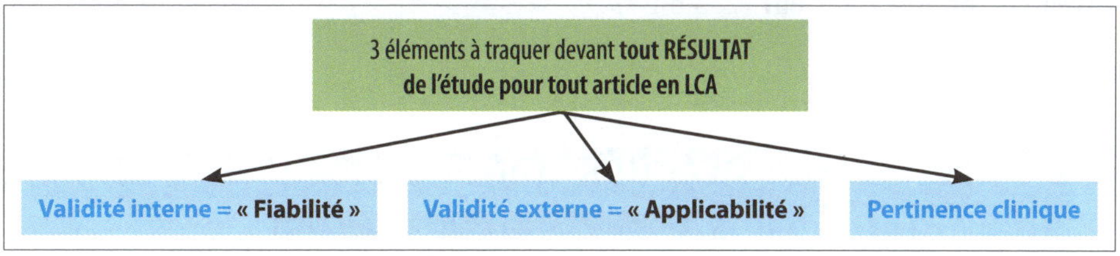

OBJECTIF bonus incontournable

Conclure à la causalité

1. Dans les études interventionnelles

1.1. Si essais contrôlés randomisés en double aveugle

› Arguments directs de causalité :
- la **différence entre les groupes est bien imputable à l'intervention** !
- **niveau de preuve élevé** (niveau 1)

› Limites :
- **parfois impossible à réaliser pour des raisons techniques** (coût – délai…)
- ou éthiques (**les études** épidémiologiques **ne peuvent pas être interventionnelles en pratique**)

1.2. Si essais ouverts – non randomisés…

› PAS d'arguments directs de causalité car :
- **nombreux biais présents (biais de suivi, biais de mesure…)**
- **niveau de preuve inférieur (2, 3 ou 4)**

2. Dans les études épidémiologiques : les 10 critères de Bradford Hill

Question ECN*i* 2013, 2015, 2016 et 2017

› Définition :
- faisceau d'**arguments indirects suggérant l'existence d'un lien de causalité** (mais sans jamais le prouver !)
- outil dédié essentiellement aux études épidémiologiques avec niveau de preuve 2, 3 ou 4

› 5 critères internes à l'étude :
- COHÉRENCE INTERNE = existence d'une association statistique entre le facteur et la maladie :
  - l'association entre le facteur et la maladie est **stable dans différents sous-groupes** de l'étude (critère ni nécessaire ni suffisant)

  - intérêt limité de ce critère car même en présence d'une relation causale, une instabilité peut être observée simplement du fait des fluctuations d'échantillonnage
- force de l'association (critère ni nécessaire ni suffisant) :
  - d'autant plus confiant dans le résultat que **le RR** ou **OR s'écarte de 1** avec un **intervalle de confiance étroit**
  - soit d'autant **plus élevé** si FDR (ex : > 3) soit d'autant **plus bas** si facteur protecteur
- relation dose-effet (critère ni nécessaire ni suffisant) : **plus le niveau ou la durée d'exposition au facteur étudié augmente** et **plus le risque de maladie augmente** (si FDR) ou **diminue** (si facteur protecteur)
- chronologie ou séquence temporelle correcte (nécessaire mais non suffisant) : s'assurer que **l'exposition étudiée précède bien la maladie** (et non l'inverse !)
- ± spécificité de l'association (« la cerise sur le gâteau mais rarement présente et non nécessaire ! ») :
  - le **facteur étudié est présent chez tous les malades et seulement chez les malades** avec **1 facteur ⇔ 1 maladie**
  - *ex : la relation entre amiante et mésothéliome est globalement spécifique car la plupart des patients atteints de mésothéliome ont été exposés à l'amiante*
  - ce critère est rarement rempli car la plupart des maladies sont multifactorielles !
  - **« l'absence de spécificité n'exclut pas l'existence d'une relation causale »**

› 5 critères externes à l'étude :

- cohérence externe ou reproductibilité : **constance de l'association** d'une étude à l'autre avec concordance avec d'autres études de la littérature
- plausibilité biologique (critère fort mais ni nécessaire ni suffisant) : **mécanisme physiopathologique connu** permettant d'expliquer la relation entre facteur étudié et maladie
- preuves expérimentales = **chez l'animal** ou **in vitro**
- gradient géographique = **parallèle aux gradients de l'exposition** de la maladie
- diminution de la fréquence de la maladie quand le degré de l'exposition est diminué

Pour comprendre

› **OR et RR** ne témoignent que de l'existence d'une **association statistique** donc **ne prouvent pas l'existence d'un lien de causalité**

› Pour conclure à la causalité, il faut faire une étude expérimentale randomisée *(difficile car non éthique pour un facteur de risque ou même un facteur protecteur ; en effet, on ne pourrait pas imaginer une étude avec des patients randomisés sur le tabac...)*

Schéma explicatif : Les critères de Bradford Hill permettent de faire tendre « l'association statistique » vers la validité d'un « lien de causalité », mais sans jamais y parvenir complètement !

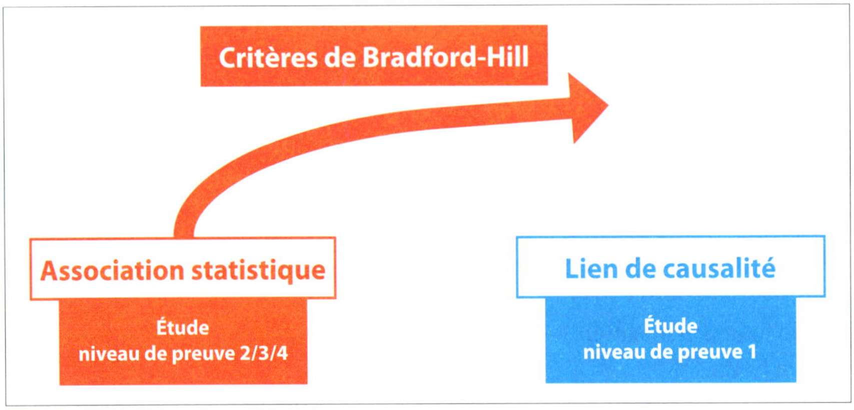

Notes personnelles

OBJECTIF 22

Structure IMRAD

⏩ Objectifs CNCI

- Identifier la structure IMRAD (Introduction, Matériel et Méthodes, Résultats and Discussion)
- Et s'assurer que les divers chapitres de la structure répondent à leurs objectifs

1. Introduction

› Contexte de l'étude = importance du problème – justification de l'étude

› Objectif de l'étude (dernière phrase de l'introduction) = « PICO » *(voir Partie 1 – Objectif 2)* :

→ L'introduction définit la **question de recherche** et le **plan d'étude adapté** pour y répondre

→ Le temps des verbes est le **présent pour les faits établis** (accompagnés d'une référence bibliographique) et le **passé pour citer les résultats d'une étude** et **exposer l'objectif de l'étude**

2. Matériel et méthodes

› Population :
- lieux – dates
- critères d'inclusion – de non inclusion et d'exclusion
- mode de recrutement…

› Critère de jugement :
- définition
- mesures – mode de recueil
- durée de suivi…

› Mise en œuvre du plan expérimental :
- détail de l'information
- en aveugle …

› Analyse statistique :
- calcul du NSN
- prise en compte de facteurs de confusion potentiels

- tests utilisés
- précisions des estimations…

→ Les matériels et méthodes **orientent la validité externe** (population de l'étude) et la recherche des principaux **biais de sélection** (recrutement de la population), **biais d'information** (mesure du critère de jugement) et **biais de confusion** (prise en compte dans l'analyse statistique)

→ Le temps des verbes est le **passé composé** ou l'**imparfait** (le présent peut être utilisé ponctuellement pour présenter une méthode ou un fait établi accompagné de sa référence)

3. Résultats → Idem objectif 18 « Résultats »

› Tableau 1 = caractéristiques des patients à l'inclusion

- confirme la **validité externe**
- confirme la **validité interne** par comparabilité initiale des groupes

› Figure 1 = diagramme de flux :

- **recrutement** – **allocation** (intervention) – **suivi** et **analyse**

→ Le temps des verbes est le **passé composé** ou l'**imparfait**

4. Discussion → Idem objectif 15 « Discussion »

→ Le temps des verbes est le **présent pour les faits établis** (et les opinions des auteurs, au conditionnel) et le **passé pour citer les résultats de l'étude** ou **d'autres études**

→ **La conclusion peut être séparée ou non du reste de la discussion** selon les « recommandations aux auteurs » propres à chaque journal

OBJECTIF 23

Références bibliographiques

Objectif CNCI

Faire une analyse critique de la présentation des références

1. Numérotation des références = style « de Vancouver »

› Références numérotées :

- par **ordre d'apparition** dans le texte
- **identifiées par des chiffres arabes** entre parenthèses ou entre crochets = (1) – (2) – (3) ou [1] – [2] – [3]…

⇒ les références citées uniquement dans les figures et tableaux sont numérotées dans l'ordre de la première identification de la figure ou du tableau dans le texte

› À savoir : certaines revues utilisent encore une présentation des références par ordre alphabétique

2. Présentation de chacune des références = format de « l'Index Medicus »

› Éléments présents dans chaque référence :

- **premier auteur** (nom et première lettre du prénom)
- **liste des auteurs** (citer les 6 premiers auteurs et ajouter « et al. » si plus de 6 auteurs)
- **titre de l'article**
- **nom du journal** (abréviation de la « List of Journals » de l'Index Medicus)
- **date (année) de parution** (le mois et le numéro peuvent être omis si la revue est publiée en pagination continue par volume)
- **numéro de page de l'article**
- **mention « sous presse »** pour les articles en cours de publication

› Exemple :

Duration of anticoagulant therapy for deep vein thrombosis and pulmonary embolism. Kearon C, Akl EA Blood. 2014 Mar 20 ; 123 (12) :1794-801.

- Kearon C, Akl EA : nom des auteurs après le titre complet (prénom abrégé par sa première lettre qui apparaît après le nom)
- Blood : titre complet de la revue, ou abréviation selon l'US Library of medicine
- 2014 Mar 20 : année (obligatoire) Mois (facultatif) Jour (facultatif) de publication
- 123 : numéro de volume
- (12) : numéro de fascicule ou de tome
- 1794-801 : page de début – page de fin

3. Principes généraux

- Toutes les références doivent être vérifiées par les auteurs d'après les **documents originaux**
- **Seules les références pertinentes** doivent figurer (récentes et utiles à la discussion)
- Les références permettent de retrouver rapidement les sources et ainsi de différencier les données de la littérature de l'opinion de l'auteur
- Éviter de mettre en référence des résumés, observations non publiées et communications personnelles (celles-ci peuvent être insérées entre parenthèses dans le texte)

Notes personnelles

OBJECTIF 24

Titre de l'article

Objectif CNCI

Faire une analyse critique du titre

1. Proposer un autre titre pour l'article

Moyen mnémotechnique

« 5 éléments à toujours mettre dans un titre = « PICO : TYPE DE L'ÉTUDE » :

- Population = **population** ou **maladie étudiée** et contexte
- Intervention ou facteur étudié à l'essai (médicament – test diagnostique – exposition…)
- Contrôle = **traitement du bras contrôle** avec **placebo** ou **référence « Gold standard »**
- Outcome = **critère de jugement principal** avec la **durée à laquelle il est évalué (temps d'intérêt principal de l'étude)**
- Type et design de l'étude = principaux **éléments méthodologiques pertinents** de l'étude
- ± lieu et date

Astuce ECNi

Un piège à connaître = **ne jamais faire figurer le résultat principal de l'étude dans le titre** (PCZ) (ex : ne pas mettre « le Budésonide est plus actif que la Prednisolone... »)

› Exemple d'essai thérapeutique :

- « [Taux de rémission à 12 semaines]
- [entre Budésonide 9 mg et Prednisolone 40 mg]
- [dans la maladie de Crohn iléo-caecale active :]
- [un essai thérapeutique contrôlé randomisé] »

› Exemple d'étude épidémiologique :

« **Premier épisode de démyélinisation du système nerveux central et vaccination contre l'hépatite B** : étude cas-témoins pilote »

› Exemple d'étude diagnostique :

« **Évaluation prospective** (T) **de la performance de l'imagerie directe de thrombus par IRM** (I), **par référence à la phlébographie** (C), pour le diagnostic de TVP des MI (O), chez des patients cliniquement suspects de thrombose »

2. Faire une analyse critique du titre

- CONTENU = 5 éléments à toujours mettre dans un titre (→ IDEM juste au-dessus !) :
  - le critère de jugement principal avec la durée à laquelle il est évalué
  - le traitement ou le test à l'essai
  - le traitement ou le test de référence
  - la maladie en question ou la population étudiée
  - le type et design de l'étude (ETR, ENI..)
  - ± lieu et date
- FORME = 4 règles :
  - concis = **10–15 mots**
  - clair = **pas d'abréviations**
  - précis = **mots-clés utiles** pour les recherches bibliographiques
  - neutre = pas de **résultats !**

3. Le titre est-il conforme au contenu de l'article

- Répondre suivant deux axes clés :
  - titre conforme ou non **à la question posée dans l'introduction** (objectif)
  - titre conforme ou non **aux réponses apportées par la conclusion**

Schéma explicatif

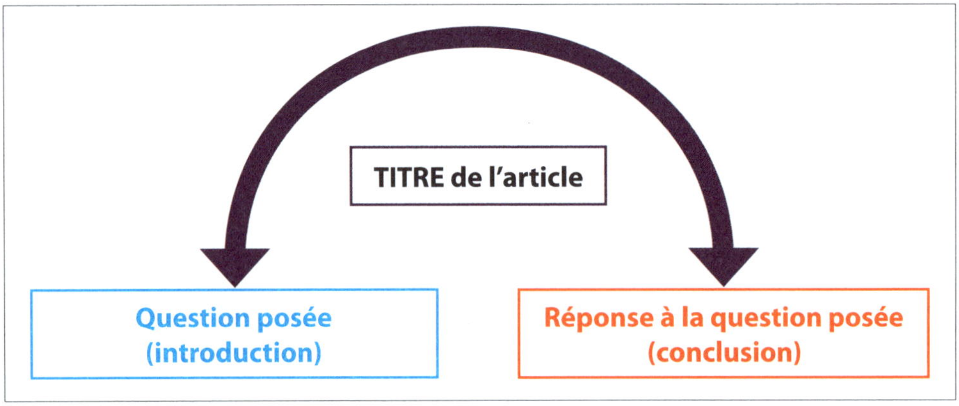

Partie 3

Types d'études

Études épidémiologiques

1. Généralités

1.1. Définitions

Étude prospective	**L'événement survient après l'inclusion** du patient dans l'étude
Étude rétrospective	**L'événement est survenu avant l'inclusion** du patient dans l'étude
Étude transversale	**L'étude est menée à une date précise avec recueil simultané des données relatives à la maladie et au facteur de risque étudié**

Astuce ECNi

Pour s'assurer du **caractère prospectif** d'une étude il faut rechercher la notion de **SUIVI** des patients. En effet, si un suivi des patients est présent alors l'étude est forcément prospective, par contre, s'il n'y a pas de suivi, l'étude n'est pas prospective !

- Les 5 différents types d'études selon leur finalité +++ :
  - les études **descriptives**
  - les études **analytiques (étiologiques)**
  - les études **pronostiques**
  - les études **d'évaluation des interventions en santé**
  - les études **pratiques**

Taux d'attaque	C'est une **incidence cumulée sur une période courte** (X contaminations/semaine lors d'une épidémie de paludisme)
Taux de mortalité	**Nombre de décès** par période (X morts par an)
Létalité	**Probabilité** de décéder d'une maladie (X % mortalité pour telle maladie)
Espérance de vie	C'est le **nombre d'années en moyenne restant à vivre** (peut être calculée à la naissance ou pour un âge précis)
Indices	**Rapport de deux ensembles différents** ; comme l'indice de fécondité correspondant à deux enfants / femme en France

- Selon le type d'études observationnelles, l'estimation des risques est différente :
- estimation d'un taux :
  - **de prévalence** (étude transversale)
  - **d'incidence** (cohorte rétrospective ou prospective)
- mesures d'association :
  - **risque relatif** (RR, rapport des incidences de la maladie dans les 2 groupes d'exposition de la cohorte : exposés / non exposés)

  - **odds ratio** (OR, estimation du risque relatif – études cas-témoins ou cohorte exposés / non exposés)
- mesures d'impact :
  - **excès de risque** (différence entre le risque absolu des sujets exposés et le risque de base des patients non exposés dans les études de cohorte)
  - **fraction de risque attribuable** (c'est-à-dire la proportion de cas imputable au facteur)

1.2. Classifications des études épidémiologiques

Épidémiologie interventionnelle (expérimentale ou évaluative)

› Définition : toute enquête où **l'attribution de l'exposition est contrôlée par l'investigateur** (très rare en pratique car ce type d'étude n'est le plus souvent pas éthique : on ne peut pas randomiser sur un facteur de risque) *(exemple : il ne serait pas éthique de randomiser des patients sur le tabac avec un groupe de fumeurs et de non-fumeurs)*

› Caractéristiques :
- toujours **prospectives**
- **randomisées** ou **non**
- souvent **contrôlées**

› Dogme : si les groupes sont comparables et si les biais sont contrôlés, la différence observée entre les groupes peut alors poser un **lien de causalité**

› Essais semi-expérimentaux = **évaluation de l'impact d'un programme de prévention** ou **de dépistage :**
- études transversales « avant / après » = comparaison du **même groupe** avant et après le programme de prévention
- études transversales « ici / ailleurs » = comparaison de **deux groupes** ayant suivi ou pas le programme de prévention
- études transversales « avant / après » et « ici / ailleurs » = combinaison des deux

Épidémiologie observationnelle (non expérimentale)

› Définition : toute enquête où l'exposition au facteur étudié ne dépend pas de l'investigateur

› Enquêtes descriptives :
- définition : description de **caractéristiques brutes** de l'état de santé d'une population donnée (incidence, prévalence, morbidité, mortalité…), et leurs éventuelles **variations dans l'espace** (variations géographiques), au cours du **temps** (variations temporelles) ou selon **certaines grandes catégories** (âge, sexe, statut socio-économique…).

- 2 catégories d'étude descriptive :

1. étude descriptive portant sur des GROUPES DE PERSONNES = « SURVEILLANCE ÉPIDEMIOLOGIQUE »
   Études qui s'intègrent dans le cadre de **surveillance épidémiologique** des populations avec recours à des **systèmes d'enregistrement permanent** :
   - statistiques nationales ou régionales de mortalité
   - registres de morbidités : recueil continu et exhaustif de données nominatives intéressant un ou plusieurs événements de santé dans une population géographiquement définie
   - toutes sources d'enregistrement systématique permanent ou limité dans le temps de maladies ou de facteurs d'exposition (statistiques de l'INSEE, données du SNIIRAM Système National d'Information Inter-Régimes de l'Assurance Maladie-…)

MÉTHODES DE STANDARDISATION indispensable pour les études descriptives sur des groupes de personnes

› Principe de la Standardisation :

- définition = les méthodes de standardisation reposent sur le **calcul du taux d'incidence** (ou de mortalité)
- taux d'incidence = **nombre de nouveaux cas** (cas incidents) survenus **au cours d'une année** dans une **zone géographiquement définie, divisé par le nombre de personnes à risque** (c'est-à-dire en pratique, le nombre de personnes résidant dans la zone géographique pour l'année considérée)
- en pratique = dans la mesure où la répartition par âge (par sexe) de la population peut varier entre les zones géographiques (variations géographiques) ou au cours du temps (variations temporelles), la comparaison des taux entre zones géographiques (ou entre périodes) nécessite une **standardisation selon l'âge** (et souvent le **sexe**)

› Standardisation DIRECTE :

- condition pour faire de la standardisation directe : nécessite de **disposer des taux d'incidence** (ou de mortalité) **spécifique par âge de la population étudiée** et la **répartition par âge d'une population de référence**
- en pratique : la méthode consiste à **multiplier le taux d'incidence** (ou de mortalité) **spécifique de chaque classe d'âge de la population étudiée par les effectifs de la classe d'âge de la population de référence.**
- La somme des cas « théoriques » ainsi calculée est ensuite rapportée à la population totale de référence
- exemple : études internationales de la population-type mondiale de l'OMS…

› Standardisation INDIRECTE :

- condition pour faire de la standardisation indirecte : nécessite de **disposer des taux d'incidence** (ou de mortalité) **par classes d'âge/sexe**

- en pratique : ces taux sont ensuite appliqués à la structure d'âge/sexe de la population (ou de l'échantillon) étudiée. On peut ainsi calculer un nombre attendu de cas dans la population étudiée. Le rapport entre le nombre observé de cas dans la population étudiée et le nombre attendu définit le « **standardized incidence ratio** » (SIR) ou de façon équivalente le « **standardized mortality ratio** » (SMR) pour la mortalité.
- 1 situation recommandée pour faire de la standardisation indirecte : **comparaison d'une population de petite taille** (estimation imprécise de l'incidence en raison du faible nombre de cas) à une population de grande taille (estimation précise de l'incidence)

Cas particulier d'étude descriptive sur des groupes de personnes :
« ÉTUDE DE CORRÉLATION ECOLOGIQUE » (ecological study)
(nouvelle notion très à la mode auprès des PUPH pour les ECNi…)

- Définition : étude cherchant à **mettre en relation les variations temporelles** (ou géographiques) de **taux d'incidence** (ou de mortalité) **avec des variations analogues de données agrégées de facteurs environnementaux** ou socio-économiques
- Intérêt : utile pour élaborer des hypothèses sur les facteurs potentiellement associés à la survenue d'un événement de santé
- 6 avantages des études de corrélation écologique :
  - **durée courte**
  - **coût faible**
  - **facile** à mettre en place (car reposent le plus souvent sur des bases de données déjà existantes)
  - fournissent des **estimations non biaisées quand ces bases de données incluent des individus non sélectionnés** (statistiques nationales de mortalité, registres de morbidité…)
  - nécessaires pour la **surveillance épidémiologique des populations**
  - adaptées pour des **comparaisons internationales**
- 2 inconvénients des études de corrélation écologique :
  - **qualité variable des informations recueillies** de façon systématique dans certaines bases de données (l'interprétation des études de corrélation écologique doit être extrêmement prudente)
  - **analyse statistique complexe** (grosses bases de données qui nécessitent des équipes qualifiées)

2. Étude descriptive portant sur des INDIVIDUS isolément = « Étude d'INCIDENCE / PREVALENCE »
  - soit étude transversale descriptive = calcul de la **prévalence** (hors exposition)
  - soit étude de cohorte descriptive = calcul de **l'incidence** et **mortalité** (typiquement étude rétrospective, mais possiblement prospective)

- Enquêtes analytiques :
  - définition : recherche d'une association statistique entre une maladie et une exposition à un facteur

- dogme : elles permettent d'établir une **association statistique** mais **pas un lien de causalité** (PCZ)
- cinq types :
  - études de cohorte (prospectives ou rétrospectives) :
    - calcul d'un **risque relatif (RR)**
    - avec **sélection sur l'exposition** pour étude de maladies
  - études cas-témoin (toujours rétrospectives) :
    - calcul d'un **odds ratio (OR)**
    - avec **sélection sur la maladie** pour étude d'expositions
  - études de cohortes mixtes ou « historico-prospectives » (mélange des deux) : *ex : étude pour recherche d'un lien entre les infections en début de grossesse (exposition) et les malformations néonatales (maladie) : interrogatoire rétrospectif des femmes au 3e mois de grossesse sur les infections des 3 premiers mois puis suivi prospectif des femmes du 4e mois à la naissance*
  - études de cohortes historiques (cas le plus fréquent des cohortes rétrospectives) : étude où les données ont été **recueillies antérieurement à la mise en place de l'étude** avec des auteurs qui reprennent les données *a posteriori* pour les analyser une par une car l'**analyse est prospective**

- études cas-témoins « nichées dans une cohorte » Question ECN*i* sélective :
  - principe : étude cas-témoins qui **sélectionne les cas et les témoins à partir de la même unité de recrutement** (une cohorte antérieure, un même centre, un même registre…)
  - *exemple : étude cas témoins britannique : les cas et les témoins de l'étude étaient sélectionnés dans une population issue d'un registre de médecins généralistes anglais ; les patients enregistrés dans ce registre constituent donc bien une cohorte + évaluation prospective du FDR indépendamment du statut M+/M-. L'objectif de l'étude était de comparer la fréquence d'exposition à un FDR étudié (vaccin anti-VHB réalisé ou non) entre des cas (atteints de SEP) et des témoins (indemnes)*
  - intérêt : augmente la **validité interne** car permet d'augmenter la comparabilité initiale des groupes (cas et témoins sont issus de la même cohorte, ce qui les rend *a priori* plus comparables entre eux)
  - inconvénient : ne surtout pas oublier qu'il s'agit avant tout d'une étude cas-témoins, seul le mode de recrutement est particulier !

⚠ Attention finesse importante : parfois on récupère tous les cas de la cohorte et on tire au sort un certain nombre de témoins pour l'appariement. Cela n'a bien sûr rien à voir avec une randomisation !

› Épidémiologie évaluative :

- domaine de l'épidémiologie cherchant à **estimer et quantifier l'impact d'une action sur l'état de santé d'une population** (programme d'éducation – campagne de dépistage – essai thérapeutique)

- repose sur la mise en place d'études épidémiologiques pouvant répondre à différents schémas

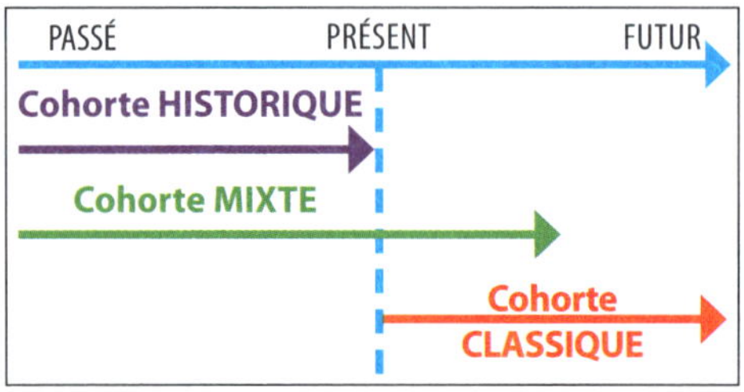

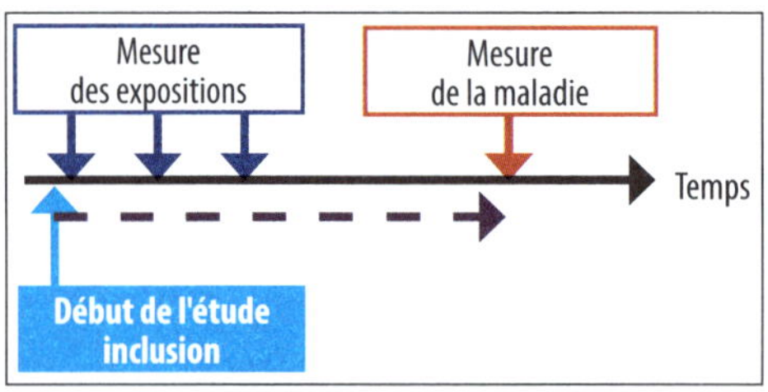

Étude de cohorte prospective

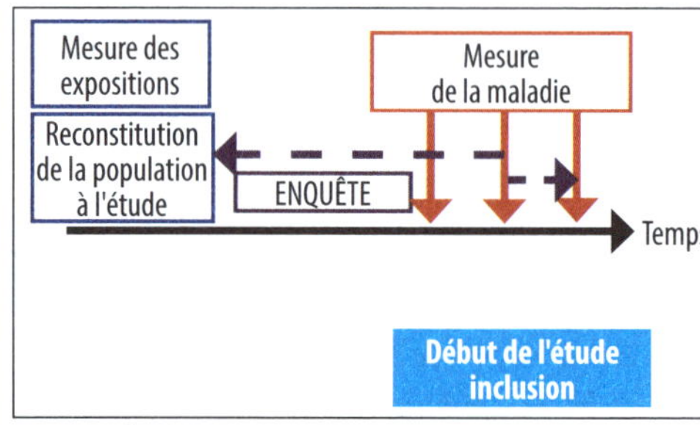

Étude de cohorte rétrospective (historique)

1.3. Étude de cohorte *vs* étude cas-témoins

Tableau comparatif pour le choix de l'étude (Question ECN*i* 2016)

		Études de cohorte	Études cas-témoins
Critères de choix	Contexte	Facteur de risque unique Maladies multiples	Maladie unique Facteurs de risque multiples
	Maladie	Fréquente À latence courte	Rare À latence longue
	Exposition	Rare	Fréquente
	Biais	Perdus de vue	Mémorisation + sélection
	Durée / coût	Longue Coût élevé	Courte Coût moindre
	Niveau de preuve	Niveau 2 (grade B)	Niveau 3 (grade C)
Protocole	Groupes	Exposés *vs* non-exposés	Cas *vs* témoins
	Critère de sélection	Exposition	Maladie
	Chronologie	Prospectif	Rétrospectif
	Comparaison	Incidence de la maladie	Cotes d'exposition au facteur
	Résultat	Risque relatif (RR)	Odds ratio (OR)

Avantages et inconvénients des trois grandes études (Question ECN*i* 2016)

› Cohortes :

6 avantages	6 inconvénients
Adapté aux **expositions rares** ou **complexes**	**Longue durée** (obtention tardive des résultats)
Étude de **plusieurs maladies** comme conséquence d'une exposition unique	**Coût élevé**

Meilleur niveau de preuve (élevé) = moins de biais	**Effectifs importants** = nécessité d'un échantillon de grande taille le plus souvent
Permet un calcul d'incidence et donc du **risque relatif (RR)**	Risque important de **biais de sélection** liés de perdus de vue en cas de suivi incomplet
Étude précise de la séquence temporelle (chronologie) entre exposition et maladie	Non adapté pour les **maladies rares** ou **à latence longue**
Pas de biais de classement différentiel dans la mesure des expositions	Étude **d'une seule exposition**

› Cas-témoins :

6 avantages	6 inconvénients
Adapté aux **maladies rares** ou à latence longue (cancers…) ou nécessitant des méthodes diagnostiques lourdes	Pas de calcul d'incidence = on se contente du **calcul de l'Odds ratio (OR)**
Étude de **plusieurs expositions** comme facteurs étiologiques potentiels d'une même maladie	Nombreux biais (2 importants) : • biais de classement différentiel = **biais de mémorisation** • **biais de sélection** (choix des témoins difficile)
Rapide (obtention rapide des résultats)	**Niveau de preuve faible**
Coût faible	Mal adaptée pour les **expositions rares**
Plus simple et parfois les seules réalisables !	Étude **d'une seule maladie**
Effectifs limités	**Séquence temporelle impossible** à affirmer

› Transversales :

6 avantages	6 inconvénients
Étude de **plusieurs maladies**	**Séquence temporelle impossible** à affirmer entre exposition et maladie
Permet l'**estimation de la prévalence** (équivalent de RR)	Nécessite un **échantillon représentatif** si l'étude a un volet descriptif
Mesure d'**expositions complexes** (en milieu professionnel par exemple)	Mal adaptée aux **maladies rares**
Facilité de réalisation	Risque important de **biais de sélection** dans la constitution de l'échantillon
Faible coût	Risque important de **biais de classement différentiel** dans la mesure des expositions
Rapide (obtention rapide des résultats)	Risque de **biais de confusion**

Notion de « HAZARD RATIO » (HR) Question ECN 2011

› Le hazard ratio est l'**équivalent du risque relatif pour des variables censurées,** pour donner les résultats des **modèles de survie** (modèle de Cox)

› Il s'interprète comme un **risque relatif à chaque instant** (constant) : on parle de **rapport des risques instantanés de chaque groupe** (même principe qu'un RR mais plus précis car exprimé en fonction du temps)

› Utilisé quand **le risque n'est pas constant au cours du temps (étude pronostique par exemple)**
Ex pour HR = 3 sur étude épidémiologique sur le cancer = « 3 fois plus de risque d'avoir un cancer **à 2 ans** »

Notion de « FRACTION DU RISQUE ATTRIBUABLE (RA) »

- Formule de la Fraction du RISQUE ATTRIBUABLE :

$$RA = \frac{PF \times (RR - 1)}{PF \times (RR - 1) + 1}$$

avec : **PF = proportion de sujets exposés** au facteur dans la population (fréquence d'exposition)
Le RA peut être calculé de façon similaire si la mesure d'association est un odds ratio.

- 1 type d'étude dédié au calcul de la Fraction du RISQUE ATTRIBUABLE ?
  - **étude de cohorte prospective**
- 2 paramètres rentrant dans le calcul de la Fraction du RISQUE ATTRIBUABLE ?
  - **risque relatif** ou **Odds ratio**
  - **fréquence de l'exposition**
- 2 conditions indispensables pour pouvoir calculer la fraction du RISQUE ATTRIBUABLE ?
  - avoir des **informations sur la proportion de sujets exposés** dans la population (pas toujours possible)
  - existence d'un **lien de nature causale entre le facteur et la maladie** (sinon calcul RA non valide)
- 1 intérêt calcul de la fraction du RISQUE ATTRIBUABLE ?
  - **quantification du pourcentage de cas évitables si l'on pouvait supprimer le facteur d'exposition** (élément-clé en Santé publique)

2. Études de cohorte

2.1. Principes généraux

- Deux types d'étude de cohorte à bien distinguer :
  - cohorte descriptive = déterminer l'**incidence** d'une maladie sans étude de causalité
  - cohorte analytique = rechercher une **association statistique** entre la survenue d'une maladie (M) et l'exposition à un facteur d'exposition (F)
- Deux types de cohorte sur le mode de recrutement :
  - cohorte fixe (fermée) = toutes les personnes de la cohorte incluses **au début de l'étude**
  - cohorte dynamique (ouverte) = l'inclusion des patients se poursuit **au cours de l'essai**

2.2. Modalités de réalisation

- Caractéristiques sur les critères d'inclusion :
  - sujets **tous non-malades à l'inclusion**
  - sélection des groupes en fonction de l'exposition

- **définition de l'exposition étudiée** précise et objective (avec des biais de mesure de l'exposition qui sont rares car elle est faite initialement sans connaître le devenir du patient + quantification prospective plus précise)
- deux modes d'inclusion possible (mais dans tous les cas, l'analyse est faite dans un sens prospectif) :
  - soit se fait au début du suivi = cohorte **concourante** (« **prospective** »)
  - soit est reconstitué *a posteriori* = cohorte **historique** (« **rétrospective** »)

› Risque principal des études de cohortes :
- un risque principal d'obsession ? **Biais de sélection des perdus de vue** par un suivi incomplet (cohorte prospective)
- deux paramètres faisant varier ce risque :
  - durée de suivi = plus elle est importante et plus le risque est élevé
  - nombre d'événements = plus il est faible et plus le risque est élevé
- un moyen de limiter ce risque : **suivi long et rigoureux** = relancer et analyser les perdus de vue
- moyen de prendre en compte les perdus de vue liés à un suivi incomplet :
  - nombre ou **pourcentage de perdus de** vue fourni dans l'article (devrait être obligatoire dans toute étude de cohorte)
  - **raisons du suivi incomplet** des perdus de vue fourni dans l'article (idem)
  - si nombre de perdus de vue > 5 – 10 % : nécessité de comparaison des caractéristiques initiales des sujets perdus de vue et non perdus de vue doit être rapportée dans l'article
  - la robustesse des résultats peut être examinée dans des analyses de sensibilité et doit toujours être discutée selon des hypothèses raisonnables

› Caractéristiques du recueil du statut malade ou non-malade :
- identique – fiable – standardisé
- **reproductible** chez les exposés et non-exposés
- **définition de la maladie** recherchée précise et objective
- **évaluation du statut malade/non-malade en aveugle**, du statut exposé/non-exposé pour éviter le biais de classement de type mesure (surdiagnostic chez les patients exposés)

› Moyens de lutter contre des facteurs de confusion potentiels :
- une technique au moment de la planification de l'étude : restriction de la population d'étude = ne pas inclure ceux qui présentent le facteur (critères d'inclusion / d'exclusion)
- deux techniques au moment de l'analyse des données :
  - analyse stratifiée = subdiviser la population de chaque groupe pour une **analyse en sous-groupes selon les facteurs**
  - ajustement par analyse multivariée

› Mesure d'association des études de cohorte : **risque relatif (RR)** (attention : des OR peuvent être présents dans certaines études de cohorte !)

2.3. Principes de lecture critique

- Toujours formuler le critère de jugement principal :
  - souvent peu explicite dans les études épidémiologiques (car multiples analyses...)
  - en gros : regarder les tables de résultat en uni/multivarié et prendre le critère commun
- Vérifier la présence de la table 1 : toujours contrôler la comparabilité des inclus et non inclus de la cohorte

2.4. Notion de cohorte « avec groupe de référence externe »

- Indication : type d'étude de cohorte à proposer en cas d'étude d'**exposition rare concentrée sur une population**, classiquement pour les expositions professionnelles (ex : *amiante*)
- Principe :
  - cohorte avec **sélection de patients exposés à l'exposition rare** que l'on **compare à un groupe de référence externe** pris en dehors de la cohorte
  - *exemple : étude évaluant le lien entre l'exposition professionnelle à l'amiante et le développement d'une péricardite chronique constrictive avec sélection d'une cohorte de travailleurs de l'industrie, exposés à l'amiante, que l'on va comparer à une cohorte de référence comme la population générale*

3. Études cas-témoins

3.1. Principes généraux

- Objectifs : **rechercher un lien entre le fait d'avoir une maladie (M) et l'exposition à un facteur (F)**
- Principes pratiques :
  - sélection des groupes en fonction de la maladie : cas (M+) et témoins (M-)
  - pas de suivi = recherche rétrospective de l'exposition au facteur pour chacun
  - comparaison de la **fréquence d'exposition** entre les deux groupes
  - l'étude cas-témoins est le seul cas où **il n'existe pas de critère de jugement principal** ! (PCZ)

3.2. Modalités de réalisation

- Caractéristiques du choix des cas :
  - les critères diagnostiques de la maladie doivent être :
    - **précis**
    - **objectifs** (plutôt des tests biologiques qu'un jugement clinique)

- **détaillés**
- **validés** (référence)

- deux types de cas Question ECNi 2017
  - soit cas prévalents :
    - mélange de **nouveaux cas** et de **cas déjà malades auparavant** et ayant survécu
    - exposent à un risque de **biais de sélection important**
  - soit cas incidents (situation à préférer) :
    - le recrutement de tous les patients a été réalisé dès le moment du diagnostic : **que des nouveaux cas** !
    - préférable surtout quand la maladie présente un risque de décès élevé

› Caractéristiques du choix des témoins : Question ECNi 2016

- ils doivent appartenir à la même population d'origine que les cas mais sont non malades (idéalement cas et témoins ne diffèrent que par la maladie – mais en pratique on se contente de minimiser au mieux les facteurs de confusion)
- appariement de chaque cas avec un témoin (PCZ) (sur le sexe, âge, origine…)
- le nombre de facteurs d'appariement doit être limité (1 à 5 maximum) :
  - plus le nombre de facteurs est élevé et plus il sera difficile de former une paire cas-témoins, entrainant donc une exclusion d'un grand nombre de cas et/ou de témoins
  - sinon risque de **biais de sélection,** les sujets non appariés ayant toujours des caractéristiques très particulières

› Analyse des types de témoins :

- témoins hospitaliers :
  - deux avantages :
    - **simple d'accès** (recrutement des patients utilisés comme témoins au sein des services hospitaliers)
    - diminue le risque de **biais de mémorisation différentiel**
  - un inconvénient : risque de **biais de sélection**
- témoins en population générale : deux inconvénients :
  - **coûteux**
  - risque de **biais de mémorisation différentiel**
- Dogme : les témoins ne doivent pas avoir une maladie liée au facteur de risqué étudié

› Caractéristiques du recueil et de la mesure de l'exposition (toujours rétrospectif !) :

- **décrit précisément dans le texte**
- **identique** chez les cas et les témoins (même lieu…)
- questionnaires objectifs – validés – par évaluateur entraîné… (si données déclaratives = risque de biais de mémorisation par auto sélection)
- en évitant si possible de focaliser l'interrogatoire sur un point précis *(ex : pour évaluation de la consommation d'alcool, poser des questions sur toutes les boissons)*

- évaluation et codification de l'exposition en aveugle du statut malade (cas) / non-malade (témoin)
- pour éviter les **biais de classement différentiel** (classement du statut exposé/non-exposé différent entre les cas et les témoins) dont le **biais de mémorisation** (les cas se souviennent davantage des expositions passées que les témoins)

› Avantages et inconvénients des différents types de témoins :

	Témoins hospitalisés	Témoins population	Témoins famille
Accès	Facile	Difficile et coûteux	Facile
Motivation	Forte (malades)	Faible (bonne santé)	Forte
Taux de réponse	Élevé	Faible	Élevé
Biais de sélection	Important	Limité	Important

› Moyens de lutter contre des facteurs de confusion potentiels : Question ECN*i* 2016

- deux techniques au moment de la planification :
  - appariement de chaque cas avec un témoin (PCZ) (sur le sexe, âge, origine…)
  - restriction de la population d'étude = ne pas inclure ceux qui présentent le facteur (critères d'inclusion / d'exclusion)
- deux techniques au moment de l'analyse des données :
  - analyse stratifiée = subdiviser la population de chaque groupe pour une **analyse en sous-groupes** selon les facteurs
  - ajustement par analyse multivariée

› La mesure d'association des études cas-témoins :

- ODDS RATIO (OR)
- à savoir = le calcul de l'incidence est impossible car le nombre de cas et de témoins est fixé *a priori*

› Ratio du nombre de cas / témoins :

- doit toujours être précisé dans le texte
- en général appariement équilibré = **ratio 1/1**
- intérêt d'un appariement déséquilibré « 1 cas pour n témoins » (jusqu'à 1 cas pour 5 témoins maximum car sinon inutile !) : **cela augmente la puissance de l'étude** (PCZ) en diminuant les fluctuations d'échantillonnage

› Bien comprendre l'impact de l'appariement cas-témoins sur les « biais de sélection » et « biais de confusion » (*nuance pas évidente à bien retenir*) :

- l'appariement risque d'introduire des BIAIS DE SÉLECTION car **on « choisit » quels témoins seront inclus et reliés à quel malade** (au lieu de se baser sur un échantillon aléatoire)
- l'appariement diminue le risque de BIAIS DE CONFUSION +++ :
  - l'appariement est fait pour réduire les biais de confusion sur les facteurs d'appariement
  - mais surtout pour gagner en efficacité statistique par une réduction de la variabilité entre les groupes

3.3. Nombre de sujets nécessaires pour les études cas-témoins

› Éléments clés dans le calcul du nombre de cas à inclure dans l'étude :

- **fréquence de l'exposition chez les témoins**
- **taille de l'OR** que l'on souhaite mettre en évidence
- **risques d'erreur consentis** : alpha en règle fixé à 5% et beta en règle inférieur ou égal à 20%
  → Augmenter le nombre de témoins (par rapport à celui des cas) permet d'augmenter la puissance de l'étude +++

4. Mesures d'association pour les études de cohorte ou de cas-témoins

4.1. Résultats = mesures d'association

› Objectifs : **mesurer la force de l'association entre un facteur d'exposition et un événement**

› Savoir dresser le TABLEAU DE CONTINGENCE (à connaître parfaitement !) :

	M^+	M^-	
Exposés (E^+)	a	b	Incidence $E^+ = a / (a + b)$
Non-exposés (E^-)	c	d	Incidence $E^- = c / (c + d)$
	Cote M^+ (cas) = a / c	Cote M^- (témoins) = b / d	RR = IE + / IE^-
	OR = Cote M + / Cote M^-		

› Déterminer le risque relatif (RR) :

- **définition : rapport de l'incidence estimée chez les exposés sur l'incidence estimée chez les non-exposés**
- la **prévalence** est un RR (rapport d'incidence !)

$$RR = i(F^+) / i(F^-) = p\,(M+/F^+) / p\,(M^+/F^-)$$

$$RR = \frac{[a / (a + b)]}{[c / (c + d)]}$$

- utilisé pour les études de cohortes prospectives ou transversales

› Déterminer l'odds ratio (OR) :

- **définition : rapport de la cote estimée chez les exposés sur la cote estimée chez les non-exposés**
- OR = cote (cas) / cote (témoins)

$$OR = \frac{[a / c)]}{[b / d)]} = \frac{[a \times d]}{[b \times c]} \text{ (rapport des diagonales !)}$$

- utilisé pour les études de cas-témoins

- Interprétation : Question ECN*i* 2016
- si RR ou OR = 1= **pas de relation** démontrée (mais ne l'élimine pas !)
- si RR ou OR > 1 = le facteur étudié est un **facteur de risque** *(un RR ou OR de 1,2 = risque × 1,2 = augmentation de 20 %)*
- si RR ou OR < 1 = le facteur étudié est un **facteur protecteur** *(un RR ou OR de 0,6 = risque × 0,6 = réduction de 40 %)*
- dans le cadre d'une analyse multivariée on s'intéresse au **RR ajusté** ou **OR ajusté**

Astuce ECNi

- Toujours interpréter un RR ou OR avec son **intervalle de confiance (IC) à 95 %** (RR ou OR incluant 95 % de la population) et/ou son **degré de significativité p**
- Le RR ou OR ne sera significatif que si : **|RR|** ou **|OR|** > **[IC] et que l'IC ne comprend pas 1** et/ou **p < alpha**

- Précisions sélectives à connaître sur le OR : si la prévalence de la maladie est faible dans la population cible (et non forcément dans l'échantillon) :
- l'OR est un bon estimateur du RR et peut donc être interprété comme un RR
- *ex : étude cas-témoins sur le rôle de la consommation de viande rouge dans le CCR (incidence faible dans la population) si on trouve un OR à 2 associé à la forte consommation de viande rouge, on pourra dire que le risque de CCR est multiplié par 2 chez les gros consommateurs de viande rouge (« RR = 2 »)*

⚠ Attention aux études de survie : un **OR < 1** signifie que c'est **un facteur de mortalité**

4.2. Interprétation graphique = diagramme de FOREST (« FOREST PLOT ») Question ECN*i* 2010

- Si (1) ou (3) : RR ou OR < 1 avec p < 0,05 et/ou $IC_{95\ \%}$ ne comprend pas 1 ⇒ **facteur protecteur**
- Si (6) : RR ou OR > 1 avec p < 0,05 et/ou $IC_{95\ \%}$ ne comprend pas 1 ⇒ **facteur de risque**
- Si (2) ou (4) ou (5) ou (7) ou (8) : p > 0,05 et/ou $IC_{95\ \%}$ comprend 1 ⇒ résultat non significatif :
- si IC larges (4) ou (7) ou (8) = probable **défaut de puissance** (pas certain)
- si IC étroits (2) ou (5) = probable **absence d'effet réel** (pas certain)

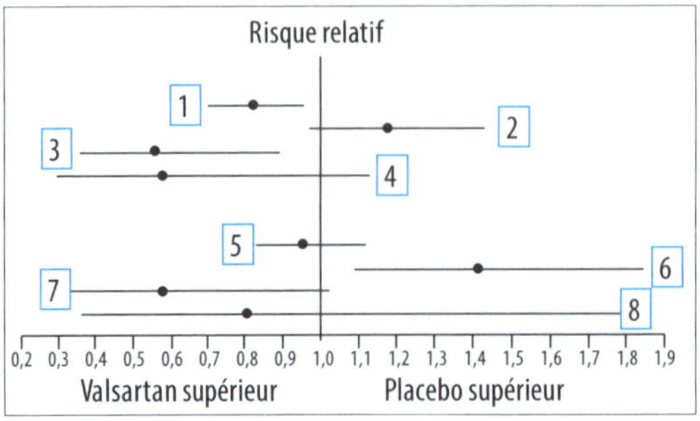

Schéma synthèse : Savoir analyser un facteur d'exposition sur un diagramme de Forest

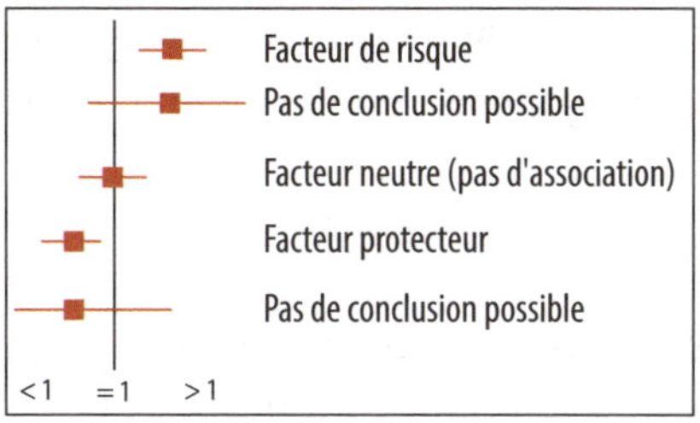

4.3. Autres indices à connaître

- Réduction relative du risque (RRR) :

$$RRR = (1 - RR) \times 100$$

- Réduction absolue du risque (RAR) :

$$RAR = (IE +) - (IE -)$$

- dans les essais thérapeutiques, la RAR permet de calculer le nombre moyen de sujets à traiter pour éviter un événement avec NST = 1/RAR

- *Exemple d'expressions pouvant sembler très différentes d'un même résultat d'un essai thérapeutique :*
- *risque traitement (A) = 10 % et placebo (B) = 30 %*
- *RR = 0,33*
- *RRR = 66,7 %*
- *RAR = 20 %*
- *NST = 1/ 20 % = 5*

4.4. Notion de « test de tendance » (*trend*) Question ECN*i* 2017

- Définition : test réalisé dans les études épidémiologiques analytiques afin de **mettre en évidence une relation dose-effet entre un facteur d'exposition et une maladie** (*exemple ECNi 2017 : plus les patientes boivent du café et plus le taux de nouveau-nés avec fente palatine est élevé*)

5. Grands principes d'interprétation en épidémiologie

5.1. Principe général

- Une étude épidémiologique (observationnelle) ne peut montrer qu'une **association**
- En aucun cas, elle ne démontre un lien de causalité entre le facteur et la maladie

- Ne pas confondre signification statistique et signification clinique :
- un OR ou RR élevé prouve une association forte entre le facteur et la maladie
- il ne prouve pas l'intérêt clinique et encore moins un rapport de causalité !

5.2. Interprétation du résultat

- Toujours **privilégier l'analyse multivariée** dans une étude épidémiologique car prise en compte des facteurs de confusion (toujours nombreux !)
- Si un résultat est significatif, trois possibilités :
- soit le facteur est vraiment un **facteur de risque / de protection**
- soit il y a un **biais méthodologique** ou de confusion
- soit il y a un biais statistique = **biais des comparaisons multiples**

5.3. Comparaisons multiples

- Biais dû au fait que plus on multiplie le nombre de tests statistiques, plus la possibilité de trouver une association par hasard (5 %) augmente
  → Donc bien définir les objectifs est aussi important en **épidémiologie** qu'en thérapeutique

5.4. Fluctuation d'échantillonage

- Variabilité due au hasard entre les différents échantillons étudiés
- Entraîne une **différence entre valeurs observées dans l'échantillon et la population cible**
- Inhérente au principe même d'**échantillonnage** donc à toute étude épidémiologique
- Mesure de la fluctuation = **variance** ou **écart-type** (toujours préciser le paramètre de **dispersion**)
- Pour diminuer la fluctuation = **augmenter la taille de l'échantillon** = **puissance**
- Remarque = **si les IC sont trop larges, c'est que la fluctuation d'échantillonnage est trop importante** (manque de puissance)

5.5. Notion de « calcul des personnes-temps » Question ECN*i* 2017

- Notion de « PERSONNES-TEMPS » :
- définition : unité de mesure correspondant à la durée (le temps) pendant laquelle un sujet est susceptible de permettre l'observation du phénomène étudié
- intérêt : permet de **mieux prendre en compte la contribution exacte à l'indicateur de chaque sujet pour la période pendant laquelle il est réellement observé**
- *exemple classique pour les ECNi : « mortalité » est calculée soit sous la forme d'une proportion rapportant le nombre de cas à la taille de la population, soit sous la forme d'un taux rapportant le nombre de décès au nombre de personnes-temps sur la période considérée*

- En pratique : le nombre de personnes-années correspond au **cumul des durées de participation de chaque personne** (*même principe que celui de l'estimation de l'exposition tabagique par le calcul des paquets-années*)
- Principe du « Calcul des personnes-temps » : dans les études prospectives, les données de suivi ainsi que les dates de survenue des événements sont connues de façon précise pour chaque sujet inclus. Cela permet de **calculer de manière exacte les personnes-temps « à risque »**

Schéma explicatif : Principe du calcul des personnes-temps

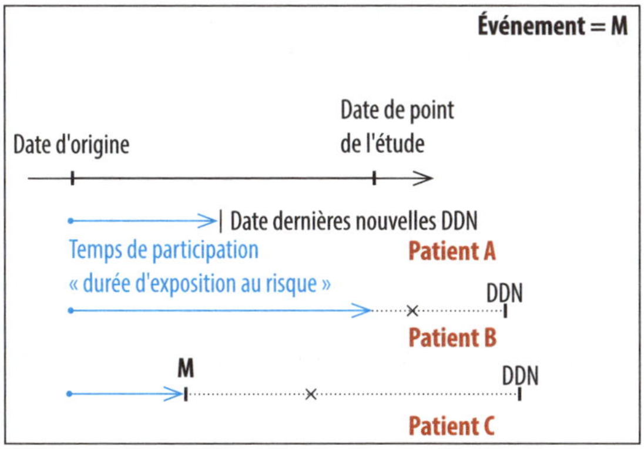

(Le temps de participation et donc d'exposition au risque, est la différence entre la date de fin de participation et la date d'origine, sachant que la date de fin de participation peut être, selon les patients, la date des dernières nouvelles [patient A], la date de point de l'étude [patient B] ou encore la date de l'événement d'intérêt [patient C])

6. Études transversales étiologiques

- Définition : **inclusion du patient concomitante** avec le **recueil simultané d'information sur la maladie et les facteurs de risque à un instant donné t**
- 2 mesures d'associations possibles sur étude transversales étiologiques ?
  - risque relatif (RR) = fréquence de la maladie chez les sujets exposés au facteur divisé par la fréquence de la maladie chez les sujets non exposés
  - Odds ratio (OR) (plus souvent utilisé) = fourni par le **modèle de régression logistique** (attention dans ce type d'étude où la maladie est souvent fréquente, l'OR ne pourra pas être interprété comme un RR)

7. Études d'évaluation des interventions de santé

- Principe : évaluation **d'action** ou de **programmes de santé** dans un but de prévention primaire, secondaire ou tertiaire

  Exemples pour comprendre :
  1) Quel est l'est l'impact sur la consommation de cocaïne chez les jeunes de 16 à 26 ans d'une campagne d'information au sein des boites de nuit échangistes ?

2) Quel est l'impact d'une nouvelle organisation au sein des urgences d'un hôpital pour la gestion des douleurs thoraciques sur le taux de décès par infarctus dans cet hôpital ?

› 3 critères intervenant dans le choix du type d'étude méthodologique ?

- choix de la question posée selon la nature de l'intervention : individuelle ou collective, multifactorielle ou non, organisationnelle…
- choix de la population ciblée par l'intervention : patients hospitalisés ou de soins primaires, population générale ou ciblée selon des critères pré-spécifiés tels que l'âge, le statut socio-économique…
- choix du critère d'évaluation : indicateurs de santé publique, critères cliniques, critères de qualité de vie, comportements vis-à-vis de la santé, connaissances…

7.1. Essai contrôlé randomisé

› Quel est le type d'étude de référence pour les « études d'évaluation des interventions de santé » ? → **essai contrôlé randomisé** +++ (PCZ) car permet de porter un jugement de causalité sur l'efficacité de l'intervention

› 4 inconvénients des essais contrôlés randomisés d'évaluation des interventions de santé :

- risque de diminution de la VALIDITE EXTERNE (PCZ) : l'essai randomisé ne permet pas de reproduire la situation réelle d'application de l'intervention ce qui limite l'extrapolation des résultats dans la « vraie vie »
- risque de BIAIS DE CLASSEMENT DE SUIVI (PCZ) : l'absence d'aveugle sur l'allocation de l'intervention est généralement la règle, sauf si les auteurs ont pris des précautions lors de la mesure du critère
- risque de nombreux PERDUS DE VUE : l'adhésion des sujets au protocole peut être difficile à obtenir avec le risque d'un taux élevé de refus de participation
- risque de « contamination entre les bras » : du fait de l'absence d'aveugle, le groupe témoin adopte les procédures suivies dans le groupe expérimental en raison d'informations véhiculées par le personnel de l'étude (le risque est une sous-estimation des différences entre les 2 groupes)

7.2. Essai randomisé en grappes (en cluster) (nouvelle notion de LCA très à la mode en concours blanc…)

› Principe :

- **essai randomisé pour l'étude de groupes de patients** (ex: randomisation de centres entiers par rapport à d'autres centres) et non pris les patients isolément
- exemples de clusters (unité sociale) = centres de soins (90 % des cas), cliniciens, cabinets libéraux…

› 3 situations recommandées pour réaliser un essai en grappes :

- l'intervention testée concerne un groupe et non un individu

Exemple : dans le cadre de la lutte contre l'alcool au volant, une campagne intensive d'affichage public à l'échelle municipale est mise en place par tirage au sort dans certaines villes (villes expérimentales) et pas dans d'autres (villes témoins)

- en cas de risque de contamination élevé entre les groupes : fréquent pour l'évaluation de l'impact de nouvelles modalités de prise en charge des patients, de programme éducatif ou de programme de dépistage
  Exemple : pour réduire les coups de soleil dans l'enfance, un programme éducatif dispensé par les professeurs est mis en place dans des écoles tirées au sort. Il était nécessaire de travailler au niveau d'une école entière plutôt qu'au niveau des professeurs ou des élèves
- Contexte de considérations éthiques, logistiques ou politiques
  Exemple : il est plus acceptable de proposer une supplémentation protidique chez l'ensemble des enfants de différents villages d'Afrique et de ne pas proposer cette supplémentation dans d'autres villages, plutôt que de donner une supplémentation à certains enfants et pas à d'autres au sein d'un même village

› 5 inconvénients des essais en grappe :

- risque de BIAIS DE SELECTION important (PCZ) : soit parce que l'on recrute moins de participants dans l'un des groupes (expérimental ou témoin) avec le risque éventuel qu'une grappe soit vide, soit parce que l'on ne recrute pas le même type de sujets dans les deux groupes. Ce biais de sélection est accentué par l'absence habituelle d'aveugle (décision du recruteur influencée)
- risque de BIAIS DE CLASSEMENT de SUIVI et de MESURE (PCZ) : lié à l'absence d'aveugle dans le suivi et l'évaluation du critère de jugement
- risque de MANQUE DE PUISSANCE (PCZ) : avec NSN d'un essai en cluster plus important que celui d'un essai classique
- analyse statistique complexe : avec nécessité de **méthodes adaptées tenant compte de la corrélation entre les sujets d'une même grappe** (appelée « corrélation intraclasse ») pour éviter une sous-estimation des intervalle de confiance et des degrés de signification et donc, éviter des conclusions erronées
- chronologie des essais classique non respectée : dans les essais en cluster on commence par sélectionner les clusters puis on les randomise et ensuite on inclut les individus, après recueil du consentement

› Particularités du consentement :

- nécessité de 2 niveaux de consentement :
  - celui des « **responsables de cluster** » (professionnels de santé)
  - celui des **patients** : soit par recueil de consentement, soit juste par information sur le fait qu'ils participent à une étude sans consentement
- loi JARDE 2016 sur les essais randomisés en cluster :
  - **PAS DE NÉCESSITÉ DE CONSENTEMENT SYSTÉMATIQUE pour certains essais randomisés en cluster, si justification méthodologique +++** (PCZ) *(information sans nécessité de consentement signé, dans certaines situations à large échelle, comme pour une étude sur traitement de l'eau ou l'utilisation à large échelle d'insecticides...)*

› Principe de l'évaluation de la comparabilité initiale des groupes :

- nécessité de 2 niveaux de vérification avec 2 figures type « tableau 1 » (PCZ)
  - 1er tableau = caractéristiques des **2 groupes** à l'inclusion → vérifier la comparabilité entre groupes
  - 2e tableau = caractéristiques des **individus au sein des clusters** à l'inclusion → vérifier l'homogénéité de chaque cluster

› Particularités de l'analyse statistique :

- principe = implique une **structure hiérarchique** des données : les individus sont « emboîtés » dans les clusters, ce qui entraîne une **corrélation entre les participants d'un même cluster,** évaluée par le coefficient intra-classe (CCI)
- CCI (coefficient intra-classe) = **degré de ressemblance entre les participants d'un même cluster** (CCI = 0 indique qu'il y a indépendance entre les patients d'un même cluster ; à l'inverse, plus le coefficient est élevé, plus les patients d'un cluster sont semblables, et leurs données corrélées)
- 2 moments clés de l'étude qui doivent tenir compte de la corrélation entre les participants d'un même cluster :
  - calcul du NSN (PCZ) = doit **tenir compte de cette corrélation** entre les participants d'un même cluster (car cette corrélation induit une augmentation du NSN)
  - analyse statistique = doit utiliser des méthodes statistiques dédiées qui intègrent cette corrélation sous peine d'augmenter le risque de conclure à tort à une différence qui n'existe pas entre les groupes de traitement

› Évaluation de la validité EXTERNE :

- si peu de clusters (centres) randomisés = l'effet observé peut être le fait de l'intervention ou le fait des caractéristiques des clusters randomisés dans le bras expérimental
- plus le nombre de clusters (centres) randomisés est important = plus on **augmente la VALIDITÉ EXTERNE** (PCZ) (plus on se rapproche de l'essai avec randomisation individuelle)

7.3. Études quasi-expérimentales avant-après

› Principe : consiste à **comparer les sujets avant et après la mise en place de l'intervention.** Ces études sont actuellement moins utilisées en raison du développement récent des essais en cluster

› 2 situations recommandées pour réaliser une étude quasi-expérimentale avant-après :

- s'il est **impossible de faire une randomisation individuelle ou en grappes** car l'intervention ne peut être limitée à une partie de la population
- **système d'enregistrement systématique d'informations à disposition** depuis plusieurs années

› 4 inconvénients des études avant-après :

- risque de **biais important**
- **niveau de preuve faible** (niveau 4)

- **possibilité que la différence observée entre les deux temps soit liée non pas à l'intervention mais à une évolution « spontanée », à un changement de méthodes diagnostiques, à une évolution concurrente d'autres pratiques** (il est recommandé de disposer de multiples points avant l'intervention et après l'intervention pour mieux distinguer la tendance temporelle sous-jacente sans rapport avec l'intervention)
- **difficulté de trouver un groupe témoin comparable avant l'intervention** (on peut en effet adjoindre un groupe témoin contemporain pour tenter de contrôler le risque d'évolution d'autres facteurs concurrents à l'intervention)

8. Études de pratique

› Principe : enquêtes visant à décrire **et évaluer les pratiques de soins** des professionnels de santé, qui s'inscrivent dans une **démarche d'assurance-qualité**
Exemples :
- *Est-ce que les pratiques de prise en charge de la FA ont évolué après publication des dernières recommandations ESC de 2016 ?*
- *Quelles sont les pratiques d'utilisation des différentes techniques d'imagerie cardiaque dans le diagnostic de la cardiomyopathie hypertrophique ?*

› Liste des éléments évaluables par une étude de pratique :
- **apprécier les connaissances des professionnels de santé** sur une situation clinique
- **connaître l'état des lieux des pratiques adoptées avant recommandations** dans une situation clinique (afin de guider l'élaboration de ces recommandations)
- **identifier les déterminants des pratiques** de soins
- évaluer la **diffusion de nouvelles recommandations** ou d'une nouvelle thérapeutique
- rechercher les **déterminants de l'utilisation en routine de nouvelles recommandations**
- évaluer **l'impact de nouvelles recommandations** sur les pratiques
- évaluer **l'utilisation en routine d'une nouvelle technologie médicale** (modalités de réalisation, indications, tolérance, caractéristiques des opérateurs)

› 2 critères intervenant dans le choix du type d'étude méthodologique ?
- choix de la question posée : à l'échelle individuelle du professionnel de santé ou **collective** à partir de base de données
- choix du critère d'évaluation :
- soit **enquête DECLARATIVE :** le professionnel rapporte ses connaissances sur les recommandations, la pratique qu'il pense avoir ou ses opinions (par un entretien, par téléphone, par courrier ou par internet)
- soit **enquête FACTUELLE :** s'appuyant sur des données objectives telles que le dossier médical, les examens complémentaires, des bases de données

› Quel est le type d'étude le plus fréquemment utilisé pour une étude de pratique ?
- étude transversale +++ (PCZ)

- **soit transversale répétée dans le temps de type avant-après** Question ECN*i* blanche nationale : avant et après publication de recommandations par exemple
- **soit transversale de type enquête ici-ailleurs :** menée dans différentes zones géographiques

› 2 autres types de recueil des données pour une étude de pratique :

- recueil prospectif des pratiques : avec risque majeur de **modification des pratiques liée à l'enquête**
- recueil rétrospectif des pratiques : à partir d'un **enregistrement systématique de données** au cours du temps (permet de pallier le problème d'une modification des pratiques liée à l'enquête). La qualité de l'étude dépend alors de la **qualité des données enregistrées** (exhaustivité de l'enregistrement, données manquantes...).

› Quelle technique est recommandée pour protéger la validité externe d'une étude de pratique ?

- tirage au sort à partir d'une base de sondage +++ :
  - technique **lourde** et **pas toujours possible** en l'absence de base de sondage
  - risque de **biais de sélection majeur** +++ (PCZ) car risque d'un **taux de non réponse** élevé (même si un professionnel de santé est tiré au sort, il sera souvent peu enclin à participer à une enquête de pratique)
  - utilisation des **méthodes d'analyse statistique** dédiées aux études descriptives à l'échelle individuelle

9. Recommandations STROBE des études épidémiologiques (dernières mises à jour en 2013)

Un groupe de scientifiques et d'éditeurs a développé le STROBE pour améliorer la qualité des articles des études épidémiologiques. Cela correspond à la liste des items qui doivent être présents dans l'article :

Section	N° de l'item	Description
TITRE ET RÉSUMÉ	1	(a) Indiquer le type d'étude avec des termes courants, dans le titre ou le résumé (b) Fournir un résumé informatif et équilibré de ce qui a été fait et ce qui a été trouvé
INTRODUCTION		
Contexte/rationnel	2	Expliquer le contexte scientifique et le rationnel de l'investigation rapportée
Objectifs	3	Présenter les objectifs spécifiques et les hypothèses de travail

Section	N° de l'item	Description
MÉTHODES		
Type d'étude	4	Présenter précocement les éléments-clés du type d'étude
Contexte d'étude	5	Décrire le contexte, les lieux et dates d'intérêt, notamment les périodes de recrutement, d'exposition, de suivi et de recueil de données
Participants	6	(a) *Étude de cohorte* – présenter les critères d'éligibilité et les sources et méthodes de sélection des sujets. Décrire la méthode de suivi des sujets *Étude cas-témoin* – présenter les critères d'éligibilité et les sources et méthodes de diagnostic des cas et de sélection des témoins. Expliquer le rationnel du choix des cas et des témoins *Étude transversale* – présenter les critères d'éligibilité et les sources et méthodes de sélection des sujets (b) *Étude de cohorte* – en cas d'appariement, donner les critères d'appariement et le nombre d'exposés et de non-exposés *Étude cas-témoin* – en cas d'appariement, donner les critères d'appariement et le nombre de témoins par cas
Variables	7	Définir clairement tous les critères de jugement, expositions, facteurs prédictifs, facteurs de confusion potentiels et facteurs d'interaction. Préciser les critères diagnostiques le cas échéant
Source de données/ mesure	8*	Pour chaque variable d'intérêt, préciser les sources de données et les détails sur les méthodes d'évaluation (mesure). Décrire la comparabilité des méthodes d'évaluation s'il y a plus d'un groupe
Biais	9	Décrire toutes les mesures prises pour éviter les sources de biais
Taille de l'échantillon	10	Préciser la taille de l'échantillon obtenu
Variables quantitatives	11	Expliquer comment les variables quantitatives ont été traitées dans les analyses. Le cas échéant, décrire quelles catégorisations ont été choisies et pourquoi
Méthodes statistiques	12	(a) Décrire toutes les méthodes statistiques, notamment celles utilisées pour prendre en compte la confusion (b) Décrire toute méthode utilisée pour étudier des sous-groupes et des interactions (c) Expliquer comment les données manquantes ont été prises en compte (d) *Étude de cohorte* – si approprié, expliquer comment les perdus de vue ont été pris en compte dans l'analyse *Étude cas-témoin* – si approprié, expliquer comment l'appariement des cas et des témoins a été pris en compte dans l'analyse *Étude transversale* – si approprié, décrire les méthodes d'analyse prenant en compte la stratégie d'échantillonnage (e) Décrire toute analyse de sensibilité

**Donner les informations séparément pour les cas et les témoins dans les études cas-témoin et, le cas échéant, pour les exposés et non-exposés dans les études de cohorte et les études transversales*

Section	N° de l'item	Description
RÉSULTATS		
Participants	13*	(a) Préciser le nombre de sujets à chaque étape de l'étude – par exemple, le nombre de sujets potentiellement éligibles, dont l'éligibilité a été évaluée, dont l'éligibilité a été confirmée, inclus dans l'étude, ayant eu un suivi complet, et analysés (b) Préciser les raisons de non-participation à chaque étape (c) L'utilisation d'un *flow chart* devrait être considérée
Données descriptives	14*	(a) Donner les caractéristiques des sujets (démographiques, cliniques, sociales...) et des informations sur les expositions et les facteurs de confusion potentiels (b) Pour chaque variable d'intérêt, indiquer le nombre de sujets dont la donnée est manquante (c) *Étude de cohorte* – décrire la durée de suivi (par exemple durées moyenne et totale)
Critères de jugement	15*	*Étude de cohorte* – préciser le nombre d'évènements correspondant au critère de jugement, ou un autre indicateur équivalent *Étude de cas-témoin* – préciser les effectifs de sujets dans chaque catégorie d'exposition, ou un autre indicateur de mesure d'exposition *Étude transversale* – préciser le nombre d'évènements correspondant au critère de jugement, ou un autre indicateur équivalent
Résultats principaux	16	(a) Donner les estimations non ajustées, et le cas échéant les estimations ajustées sur les facteurs de confusion, et leur précision (par exemple intervalle de confiance à 95 %). Exposer clairement quels facteurs de confusion ont été pris en compte et pourquoi (b) Préciser les limites des catégories lorsque les variables continues ont été catégorisées (c) Le cas échéant, on pourra traduire les estimations de risque relatif en risque absolu sur une période de temps pertinente
Autres analyses	17	Décrire les résultats des autres analyses effectuées – par exemple analyses en sous-groupes, recherches d'interactions, analyses de sensibilité
DISCUSSION		
Résultats-clés	18	Résumer les résultats-clés en regard des objectifs de l'étude
Limites	19	Discuter des limites de l'étude, en tenant compte des sources de biais potentiels et de l'imprécision des estimations. Discuter le sens et l'intensité de tout biais potentiel
Interprétation	20	Donner une interprétation globale des résultats, en restant prudent, en considérant les objectifs, les limites, la multiplicité des analyses, les résultats d'études similaires, et d'autres éléments pertinents
Généralisabilité	21	Discuter la généralisabilité (validité externe) des résultats de l'étude
AUTRES INFORMATIONS		
Financement	22	Préciser les sources de financement et le rôle des financeurs dans la présente étude et, le cas échéant, dans l'étude originale sur laquelle le présent article est basé

**Donner les informations séparément pour les cas et les témoins dans les études cas-témoin et, le cas échéant, pour les exposés et non-exposés dans les études de cohorte et les études transversales*

Synthèse ECNi : études épidémiologiques

Choix du type d'étude selon sa finalité	
Objectif de l'étude	**Type d'étude**
Estimer la prévalence	Étude **transversale descriptive**
Estimer l'incidence	Étude **descriptive d'incidence** à partir de système d'enregistrement Étude **descriptive de cohorte prospective**
Rechercher les facteurs de risque	Étude de **cohorte prospective** Étude **cas-témoin** Étude **cas–témoin nichée dans une cohorte**
Rechercher les facteurs pronostiques	Étude de **cohorte prospective** Étude de **cohorte rétrospective**
Évaluer l'effet d'une action de santé (intervention sur les habitudes de vie, dépistage, programme d'éducation à la santé, politique de santé...)	Essai **randomisé individuel** (préférable si possible) Essai **randomisé en cluster** (à utiliser quand la randomisation individuelle des sujets est impossible) Enquêtes **avant–après/ici-ailleurs** (à utiliser surtout quand l'intervention ne peut être appliquée que sur l'ensemble de la population)
Étudier les pratiques de soin	Étude **transversale** Étude **de cohorte** Étude **en cluster** Enquête **avant–après** Enquête **ici-ailleurs**

Études thérapeutiques

1. Les 10 commandements de l'essai thérapeutique : les 10 commandements de Bergmann

- Essai contrôlé : contrôle = placebo ou traitement de référence s'il existe
- Étude randomisée :
  - listes générées par ordinateur
  - assignation secrète respectée avec randomisation centralisée
- Étude en double (ou triple) aveugle
- Nombre de sujets nécessaires calculé *a priori*
- Population d'inclusion claire : critères d'inclusion – de non inclusion – d'exclusion précis
- Critère principal d'évaluation unique – objectif et cliniquement pertinent
- Analyse en intention de traiter
- Analyse du critère principal en fin d'étude sur l'ensemble de la population incluse : gestion des données manquantes (LOCF…)
- Différence statistiquement significative :
  - p < alpha
  - IC 95 % ne comprend pas 1 (ratio) ou 0 (différence)
  - *si essai de non-infériorité ou d'équivalence, préférer le commandement suivant : le médicament à l'étude a une efficacité et un intervalle de confiance de son efficacité qui se situent en totalité dans la borne d'équivalence par rapport au comparateur*
- Différence cliniquement signifiante :
  - taille de l'effet
  - indice de l'effet adapté

Astuce ECNi : **Deux obsessions clés d'une étude thérapeutique**

- EFFICACITÉ démontrée
- TOLÉRANCE (parfois implicite dans l'article, mais toujours penser à la traquer !)

2. Plan expérimental : groupes parallèles ou *cross-over*

2.1. Généralités

- Un essai contrôlé randomisé peut être à visée thérapeutique ou **diagnostique** !
- Le principe est le même (comparaison de deux groupes) mais pas le protocole !

2.2. Plan en groupes parallèles (cas le plus fréquent !)

- Les patients randomisés en deux groupes ou plus sont **suivis simultanément**
- **Chaque groupe reçoit l'un des traitement testés A ou B**
- Puis **comparaison en fin d'essai**

Schéma du plan en groupes parallèles

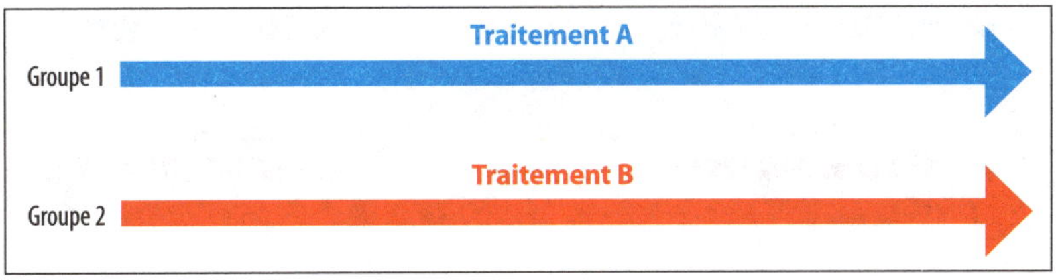

2.3. Plan en groupes croisés = *cross-over* Question ECN*i* 2018

- Principe :
  - le patient est pris comme **son propre témoin**
  - un groupe reçoit le traitement A, puis le traitement B, et l'autre groupe reçoit le traitement B, puis le traitement A
- Notion de période de lavement (*wash out*) :
  - période **sans traitement** entre les deux phases de traitement (au *cross-over*)
  - en pratique, on recommande une durée ≥ 5 × demi-vie du médicament
  - objectif = éliminer l'effet rémanent du 1er **traitement** car sinon risque d'interférence (*carry-over effect*)

- Conditions méthodologiques à la réalisation d'un *cross-over* Question ECN*i* sélective
  - maladie étudiée **chronique** et **stable** (sinon patient non comparable à lui-même)
  - le critère de jugement doit pouvoir être **mesuré à plusieurs reprises chez le même patient** (donc pas la mortalité…)
  - effet des traitements d'apparition rapide et **réversible à l'arrêt** (pas irréversible) et **pas d'effet rémanent** ou d'effet rebond
  - **peu de perdus de vue** en première période
  - la mesure répétée du critère de jugement doit être **dépourvue d'effet d'apprentissage** (sinon risque « d'effet ordre » ; les auteurs utilisent souvent des questionnaires compliqués…)

- **absence « d'effet-période »** = effet modifié si traitement reçu en 1er ou 2e
- l'effet du 1er traitement ne doit plus interagir avec le critère de jugement après la période de *wash-out*
- le patient ne doit **pas guérir** après la 1re période
- le patient ne doit **pas s'habituer** à des effets secondaires

› Deux avantages :

- **augmente la validité interne** par gain de comparabilité des groupes car élimine la **variabilité inter individuelle** (le patient est son propre témoin)
- **gain de puissance** (car chaque patient compte 2 fois donc 2 fois moins de patients à inclure !)

Schéma du plan en groupes croisés

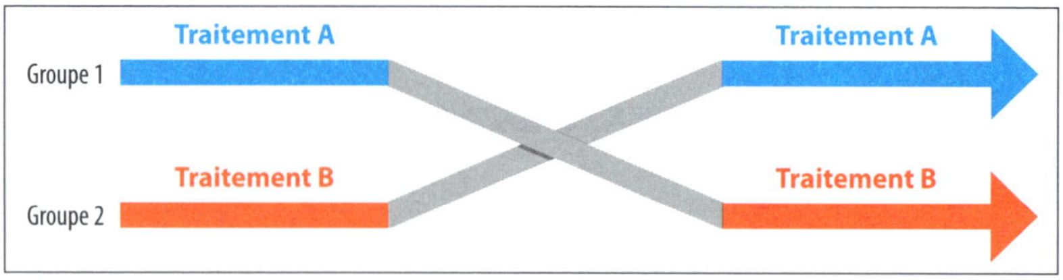

2.4. Plan factoriel 2 x 2 *

Dans ce type d'essais, quatre groupes de sujets sont constitués et deux traitements A et B testés. L'un des groupes sert de groupe témoin* et reçoit un placebo* de A et un placebo* de B. Un second groupe reçoit A et un placebo* de B. Un troisième reçoit B et un placebo* de A. Le dernier groupe reçoit à la fois le traitement A et le traitement B

L'analyse de ce type d'essais permet non seulement de tester les efficacités des traitements A et B par rapport au placebo, mais aussi de tester l'interaction entre ces deux traitements, c'est-à-dire de rechercher s'il existe une synergie ou un antagonisme entre ces deux traitements en terme d'efficacité thérapeutique

Exemple :

› *synergie entre antituberculeux*

› *antagonisme entre certains antalgiques de niveau III et les morphiniques*

2.5. Plan séquentiel Question ECN*i* 2017

› Définition : essai thérapeutique dont l'**analyse est effectuée régulièrement tous les « n » sujets** au fur et à mesure de l'inclusion et de l'évaluation du critère de jugement chez les sujets inclus

› Avantage : meilleure maîtrise des risques d'erreurs statistiques alpha et béta

2.6. Notion de période de *run-in*

- Phase de **pré-inclusion** pendant laquelle **tous les patients prennent un placebo** (ex : 1 S)
- Deux objectifs :
  - repérer les **patients « placebo-répondeurs »** (pour les exclure)
  - sélectionner les **meilleurs observants** (pour diminuer les perdus de vue)

2.7. Notion de « Dose-test »

- Principe :
  - **évaluation avant la randomisation de la bonne tolérance du nouveau médicament,** chez tous les patients, par l'administration d'une « dose-test ». Ce qui permet d'exclure les patients non tolérants avant la randomisation
  - exemple (Article ECN*i* 2017) : étude thérapeutique évaluant l'effet du Levosimendan (puissant vasodilatateur) avec administration d'une dose-test pour éliminer les patients qui présentent une chute brutale de la tension avant de les randomiser
- 1 indication : technique à proposer lorsque le **nouveau médicament est connu pour être mal toléré lors de son introduction,** par une proportion significative de patients
- 2 conditions pour utiliser cette technique :
  - **prendre en compte les différents effets secondaires** relevés lors de l'administration de la dose-test
  - **limiter les conclusions de l'étude aux patients qui ont toléré la dose-test**

3. Phases des études sur les médicaments : phases des essais thérapeutiques

Phases de l'essai clinique	Population	Nombre	Essai	Objectifs
Phase I	Volontaires sains	Faible	Ouverts Non contrôlés	Tolérance = dose maximale tolérée Toxicité Pharmacocinétique
Phase II	Malades			Efficacité = dose efficace Pharmacodynamique
Phase III (la plus tombable en LCA !)		Élevé	Randomisés Contrôlés (placebo ou traitement de référence) en double aveugle	Efficacité thérapeutique comparative Tolérance Rapport bénéfice / risque
Phase IV	Population générale après AMM		–	Pharmacovigilance Recherche de nouvelles indications

Remarque : certains auteurs distinguent au sein de la phase I, les phases IIA et IIB :

- la phase IIA ou phase préliminaire, est un *screening* ayant pour but de déterminer, sur le nombre le plus restreint possible de sujets, si une drogue peut être considérée comme inactive et donc non retenue pour les phases suivantes
- la phase IIB a pour but d'estimer le taux de réponse avec la nouvelle drogue avec une précision donnée ; cette étape est indispensable pour disposer des éléments qui permettront le calcul du nombre de sujets nécessaires à inclure dans les essais de phase III
- les essais réalisés dans cette phase peuvent prendre la forme d'essais comparatifs, le plus souvent sans aveugle.

- 1 cas particulier de contre-indication à la réalisation d'une phase I ?
  - étude d'affections malignes (cancers et hémopathies) : en effet, les chimiothérapies utilisables ont le plus souvent un risque de favoriser un cancer secondaire et de donner une infertilité. Il est donc exclu de les proposer en essai de phase I à des sujets sains !

- 2 situations où un essai de phase II est envisageable ?
  - soit étude d'une **nouvelle molécule**
  - soit étude d'une **molécule ayant déjà l'AMM** mais dont on veut évaluer **l'intérêt dans une autre indication**

- Distinguer « Essai EXPLICATIF » et « Essai PRAGMATIQUE » :
  - essai explicatif :
    - étude thérapeutique qui vise à **montrer l'effet d'un médicament sur un critère de jugement principal clinique ou physiologique dans des condition optimales**
    - la population est **homogène** car **très sélectionnée** (critères d'exclusion nombreux)
  - essai pragmatique (plus rare mais en croissance dans l'avenir) :
    - étude thérapeutique qui vise à **évaluer l'intérêt du nouveau traitement pour la pratique dans des conditions, au plus près de la vraie vie** (par une évaluation simultanée de son efficacité, ses effets indésirables, sa faisabilité, et parfois même son coût [direct et indirect] dans des conditions pragmatiques de la vraie vie)
    - la population est **plus hétérogène** car **moins sélectionnée** (moins de critères d'exclusion)

4. Types d'essai : supériorité, non-infériorité ou équivalence

4.1. Essai de supériorité

- Objectif : démontrer que l'un des traitements est supérieur à l'autre = « **traitement A meilleur que traitement B ?** »

- Type d'analyse à réaliser : analyse en intention de traiter (ITT) :
  - diminue la probabilité de mettre en évidence une différence
  - donc **renforce la supériorité du traitement si le résultat est positif** malgré cela !
- Trois hypothèses devant une étude de supériorité négative :
  - soit le **traitement testé est bien meilleur** mais manque de puissance pour le montrer
  - soit le **traitement testé est « équivalent »** au traitement contrôle
  - soit le **traitement testé est inférieur** au traitement contrôle
- Un piège classique :
  - essai de supériorité non significatif interprété comme de l'équivalence...
  - ⇒ non valable car la 3e hypothèse possible ci-dessus est l'infériorité !

4.2. Essai de non-infériorité ou d'équivalence Question ECN*i* 2012 et 2018

- Objectif : démontrer que la différence entre les deux traitements est négligeable = « **traitement A est aussi bon que traitement B ?** »
- Intérêt : n'a d'intérêt que si le traitement expérimental est avantageux autrement que par son efficacité (notion majeure à comprendre) :
  - soit **moins cher**
  - soit **mieux toléré**
  - soit **meilleur galénique**
  - soit **moins de prises par jour**
  - soit **surveillance plus simple**
  - soit **médicament générique**…
  - *exemple : AMM pour même classe thérapeutique ou médicament générique*
- Ne pas confondre « essai de non-infériorité » et « essai d'équivalence » :
  - dans **l'essai de non-infériorité le médicament peut être plus efficace**
  - mais **NSN plus bas** si étude d'équivalence (car territoire plus étroit des hypothèses explorées)

> **Réflexe ECNi**
>
> Tout essai de non-infériorité ou d'équivalence doit être **justifié *a priori*** dans le protocole de l'étude

- Spécificité méthodologique des essais de non-infériorité ou d'équivalence :
  - l'étude doit être définie *a priori* dès sa planification comme une étude de non-infériorité ou d'équivalence :
    - il n'est **pas acceptable de tirer *a posteriori*, des conclusions d'équivalence ou de non-infériorité d'une étude de supériorité négative**
    - par contre, **une étude de non-infériorité peut être complétée d'une étude de supériorité** sous certaines conditions

- le seuil Δ d'équivalence ou de non-infériorité (ou borne ou limite ou marge conservatrice…) : doit être **fixé *a priori*** (PCZ)
  - une condition pour conclure à la non-infériorité : l'ensemble de l'IC 95 % doit se trouver dans le **domaine de non-infériorité** = [- Δ ; + ∞]
  - une condition pour conclure à l'équivalence : l'ensemble de l'IC 95 % doit se trouver dans le **domaine d'équivalence** = [- Δ ; + Δ]

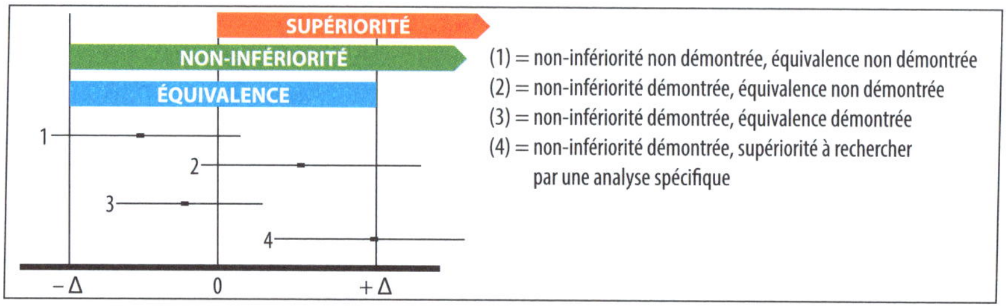

› Conduite à tenir si $IC_{95\ \%}$ situé entre [0 ; + ∞] : on peut proposer une **étude de supériorité complémentaire** par une analyse spécifique

› Hiérarchie des grandeurs du NSN pour les trois études :

- **NSN d'une étude de non-infériorité >> NSN d'une étude de supériorité > NSN d'une étude d'équivalence**
- car le calcul du NSN doit tenir compte du territoire **d'hypothèses explorées** : en regardant la **figure** ci-dessus on constate que **plus le territoire des hypothèses explorées est important** (taille de la flèche), **plus le NSN est important** pour réussir à conclure

› Traitement de référence (contrôle) doit avoir **fait la preuve de son efficacité** dans les conditions de l'étude et sur un même critère de jugement

› Contrôle des biais :

- le **nombre d'écarts au protocole, de perdus de vue** et **d'arrêts prématurés** doit être limité (car ils tendent à effacer la différence, augmentant alors la probabilité d'équivalence !)
- **observance contrôlée**

› Types d'analyse à réaliser : analyse per-protocole et en Intention de traiter (ITT) : Question ECN*i* 2018

- les deux analyses **doivent être concordantes** pour trancher
- rôle du per-protocole = augmente la probabilité de mettre en évidence la différence entre les deux groupes, et donc renforce la non-infériorité, si l'hypothèse de non infériorité est retenue (absence de différence malgré le fait d'avoir augmenté la différence entre les groupes par le per-protocole)
- rôle de l'ITT = permettre la réalisation d'une **étude de supériorité complémentaire** si besoin

Astuce ECNi

Point fort à savoir = **les tests statistiques d'une étude de non infériorité sont des tests spécifiques de ce type d'étude** (en effet, si on utilisait des tests classiques comme le Chi-2 dédié à une étude de supériorité, les résultats n'apparaîtraient pas significatifs à tort !!)

4.3. Savoir distinguer « essai de supériorité » et « essai de non-infériorité »

- Regarder l'hypothèse utilisée pour le calcul du NSN :
  - si c'est une « différence attendue » = c'est de la **supériorité**
  - si c'est une « borne d'équivalence » = c'est de la **non-infériorité**

5. Spécificités de l'analyse des résultats des essais thérapeutiques

5.1. Analyse en intention de traiter (ITT)

- Principe : Question ECN*i* 2018
  - l'analyse statistique doit **prendre en compte la totalité des patients randomisés au départ et, dans le bras où ils ont été randomisés**
  - même si interruption du traitement ou traitement non pris ou modification du rythme ou de la posologie
  - comprendre pourquoi on préfère l'ITT : l'ITT est censée représenter les erreurs de prescription – de transcription – d'administration – de problèmes de tolérance ou d'observance des médicaments au quotidien : c'est donc un **reflet plus pragmatique de la « vraie vie » !**

> - Dogme à garder en tête face à la question « Les auteurs précisent que l'analyse a été faite en ITT. Êtes-vous d'accord avec cela ? » :
>   - « ne pas toujours croire les auteurs **quand ils disent avoir fait leur étude en ITT** »
>   - mais toujours vérifier selon la définition et dire si c'est faux !!! (attention souvent déclaré en ITT à tort, dans les articles !)

- Trois avantages = mode d'analyse le plus rigoureux : Question ECN*i* 2016
  - évite le biais d'attrition = **conserve la comparabilité initiale issue de la randomisation dans l'analyse**
  - option pragmatique = se **rapproche des conditions de la vie réelle** (arrêt sur ES..)
  - hypothèse du biais maximum = renforce le niveau de preuve d'une différence :
    - prendre l'hypothèse la plus péjorative dans le groupe traitement (décès)
    - prendre l'hypothèse la meilleure dans le groupe contrôle (survie)
- Cas particuliers où l'ITT n'est pas suffisante :
  - Deux situations seulement :
    - essai de **non-infériorité** ou **d'équivalence**

- évaluation de la **tolérance**

- conduite à tenir = **faire l'analyse en ITT et en per-protocole**, car l'hypothèse du biais maximum est celle du per-protocole !

› « ITT modifiée » :

- **type d'analyse particulière définie par les auteurs de l'article** en détaillant les critères définissant cette analyse, autrement dit : quels patients seront finalement analysés (attention il ne s'agit donc pas toujours d'une analyse proche de la vraie ITT : c'est une appellation souvent utilisée de manière abusive par les auteurs, pour vous faire croire que c'est de l'ITT…)
- *exemple : une ITT qui n'inclut en réalité que les patients ayant pris au moins 1 dose du traitement*

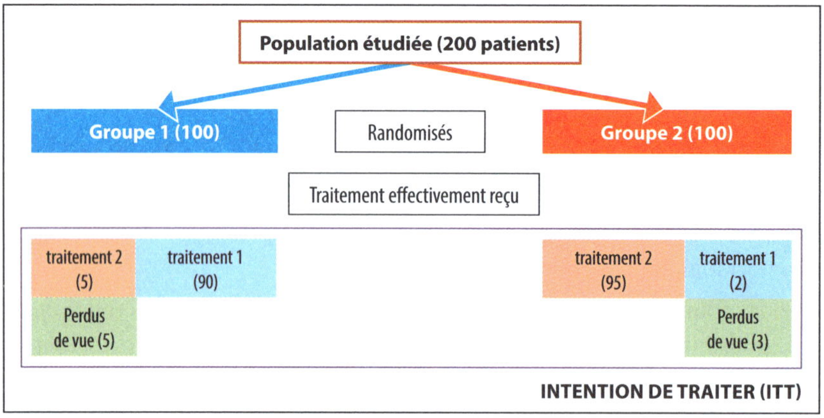

5.2. Analyse per-protocole

› Principe : **Question ECN*i* 2016 et 2018**

- ne prend en compte **que les patients ayant effectivement suivi tous les points du protocole** (à la lettre, minutieusement)
- seuls les patients ayant reçu le **traitement attribué lors de la randomisation sont analysés**

› Intérêt : **meilleure estimation de l'effet propre du traitement** mais biais de sélection avec perte de la comparabilité

› Deux situations où l'on réalise per-protocole + ITT en pratique :

- essais de non-infériorité ou d'équivalence = renforce la non-infériorité si absence de différence
- évaluation de la tolérance = permet de mieux mettre en évidence des effets secondaires

› Trois risques de l'analyse per-protocole :

- **perte de la comparabilité** des groupes dans l'analyse
- **faussement des résultats sur le critère de jugement principal** avec baisse de la validité interne par **biais d'attrition**
- **baisse de la puissance** si le nombre de patients exclus de l'analyse est important

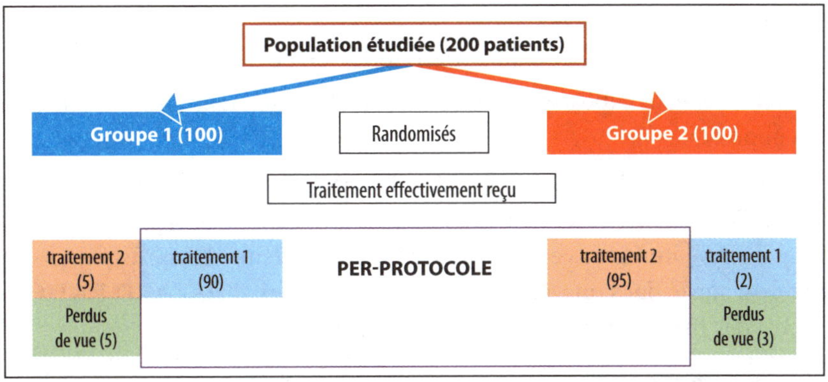

5.3. Analyse en traitement reçu Question ECN*i* 2018

- Principe : on analyse les patients qui ont eu le bon protocole thérapeutique quel que soit le groupe de randomisation

Astuce ECNi

Pour résumer = « **On analyse tout le monde, sauf les perdus de vue !** »

- Objectif : **augmente l'effectif des patients** analysés
- Inconvénient : risque majeur de **biais de sélection** car le bénéfice de la randomisation n'est pas conservé

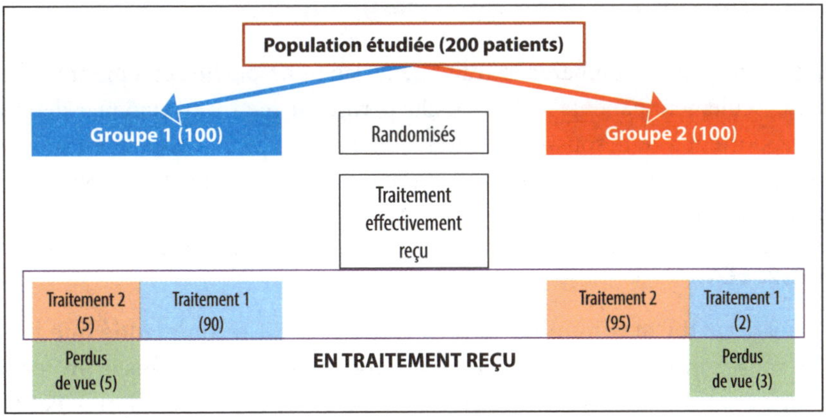

5.4. Analyse de survie Question ECN*i* 2018

- Principe :
  - analyse temporelle du délai de survenue d'un critère principal binaire (décès, récidive..)
  - en supposant que **le risque de décès est constant** tout au long de l'étude
- Trois techniques :
  - courbe de Kaplan-Meier :
    - analyse descriptive = méthode d'analyse de survie pour probabilités conditionnelles

   - ⇒ peut être « inversée » = 1 – S(t)
   - à t 0, on doit retrouver la population en intention de traiter
   - à savoir = l'effectif exposé doit rester comparable et assez grand – sinon extrapolation impossible
- test du Log-Rank : **analyse univariée** = comparaison des surfaces sous les courbes
- modèle de Cox (synonyme de modèle à risques proportionnels = *proportional hazards model*) = **analyse multivariée** = ajustement sur les facteurs de confusion (à savoir : le risque relatif ajusté dans un modèle de Cox porte le nom d'**HAZARD RATIO** comme un rapport des risques instantanés après ajustement)

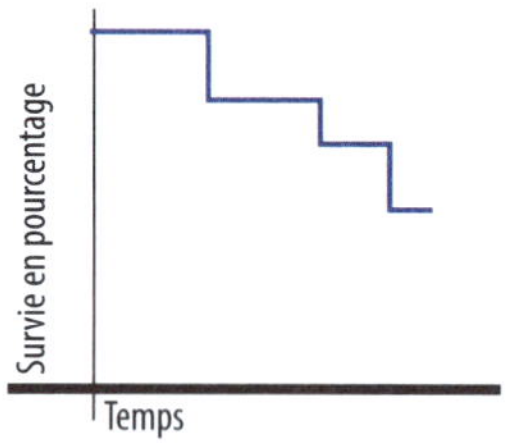

COURBE DE SURVIE DE KAPLAN-MEIER :
Aspect de courbe en marches d'escaliers (avec des lignes verticales) irréguliers (à intervalles de temps irréguliers) et qui prend en compte la survenue d'un ou plusieurs évènements au cours du temps

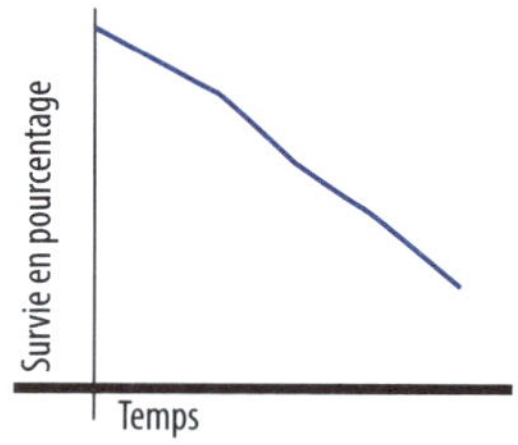

COURBE ACTUARIELLE :
Aspect de courbe classique sans marches d'escaliers qui consiste à faire le bilan de survenue des évènements à intervalles réguliers au cours du temps

2 méthodes de représentations graphiques du TAUX DE SURVIE à connaître pour l'ECN*i*

5.5. Analyse stratifiée en sous-groupes

› Principe : consiste à comparer le traitement dans une **partie seulement de l'effectif total** (ex : seulement patients > 65 ans). Elle permet de mettre en évidence des résultats qui se rapportent à cette sous-population d'intérêt clinique. Le résultat en sous-groupe peut être intéressant dans la mesure où il pourra être confirmé ultérieurement par des études consacrées à cet effet

Réflexe ECNi

Pour bénéficier du maximun de validité interne, il est recommandé que les analyses en sous-groupes soient justifiées et programmées *a priori* dans le protocole de l'étude grâce à une randomisation stratifiée, afin d'éviter la présentation sélective des seuls sous-groupes pour lesquels les résultats sont significatifs

› Quatre limites de l'analyse en sous-groupes :
- défaut de puissance en raison du faible effectif du sous-groupe et des IC 95 % très larges :
   - le NSN a été calculé pour **obtenir une puissance satisfaisante sur le critère de jugement principal** avec **l'ensemble de l'effectif**
   - le risque de l'analyse en sous-groupe est donc de **ne pas mettre en évidence une différence existante**

- problèmes des comparaisons multiples :
  - la multiplication des tests conduirait à une « inflation du risque alpha » **avec** des tests significatifs à tort (du seul fait du hasard avec un test sur 20 faussement significatif si alpha = 5 %)
  - un moyen de limiter le biais des comparaisons multiples est l'**ajustement du risque** alpha (pondération du risque), par une méthode type Bonferroni ou O'Brien et Flemming
  - principe de la méthode de Bonferroni (la plus simple) :
    - consiste à **diviser le seuil de signification** (en général fixé à alpha = 0,05) **par le nombre de tests**
    - *exemple : si 10 comparaisons multiples sont faites, on retiendra comme significatives celles dont le seuil de signification est < 0,05 !*
- biais de sélection avec perte de la comparabilité uniquement en l'absence de stratification préalable
- les analyses en sous-groupes ne doivent jamais servir de base à la conclusion de l'étude :
  - elles n'ont **qu'un rôle descriptif et exploratoire pour de nouvelles hypothèses de recherche** (« il semble que... »)
  - conduite à tenir ultérieure : il faudra **refaire une étude spécifique dans le sous-groupe** considéré (se méfier de certains essais thérapeutiques qui l'utilisent à tort, pour pallier l'absence de significativité du critère de jugement principal car il est souvent aisé de trouver *a posteriori* un sous-groupe particulier où la différence est significative...) En effet, la conclusion sur un sous-groupe peut être fausse car simplement liée au hasard, si elle n'a pas été prévue a priori

› Qu'est ce qui vous permet de dire que les analyses en sous-groupes ont été planifiées à l'avance ?

- **La randomisation était stratifiée sur ces critères** afin d'augmenter la comparabilité des groupes (c'est donc mieux si stratification car répartition équilibrée avec des sous-groupes comparables mais dans tous les cas ne permet jamais de trancher de façon définitive !)

  L'essai doit montrer un résultat statistiquement significatif sur le résultat de la population étudiée totale (condition nécessaire pour assurer une bonne fiabilité de l'analyse en sous-groupe)

› Quelle est la façon la plus élégante de représenter une analyse en sous-groupe ?
Diagramme de **Forest**

› Notion de « TEST D'HOMOGÉNÉITÉ » pour les analyses en sous-groupes

- on peut utiliser un test d'homogénéité sur une analyse en sous-groupes afin de **tester l'interaction entre telle ou telle caractéristique définissant un sous-groupe** (ex : patients en FA, patients diabétiques, patients insuffisants rénaux) **et le résultat sur le critère de jugement principal de l'étude**
- vous devez retenir que si **p < alpha pour le test d'homogénéité** alors on peut évoquer que le résultat sur le critère de jugement principal est différent d'un sous-groupe à l'autre → **ce qui diminue la pertinence clinique** (PCZ)

› Figure ECN*i* clé : analyse en sous-groupes

Exemple : Analyse en sous-groupe avec diagramme de Forest et test d'homogénéité

	Placebo N	Magnesium N	Odds ratio (95 % CI)	P
Planned subgroup analyses				
Treated ≤ 6 h	440	436	0,98 (0,74-1,30)	0,80
Treated > 6 h	753	746	0,94 (0,76-1,17)	
Ischaemie	1 076	1 063	0,96 (0,81-1,15)	0,63
Non-ischaemie	122	125	0,82 (0,44-1,53)	
Cortical syndrome	710	689	1,18 (0,93-1,50)	0.011
Non-cortical syndrome	488	499	0,75 (0,58-0,97)	
Post-hoc exploratory analyses				
Supratentorial PICH	81	87	0,84 (0,41-1,74)	0,90
Other CT	1 117	1 101	0,95 (0,80-1,14)	
LACS	382	383	0,70 (0,53-0,92)	0,0046
Non-LACS	816	805	1,17 (0,94-1,46)	
Treated ≤ 3 h	42	37	0,66 (0,25-1,70)	0,46
Treated > 3 h	1 151	1 145	0.96 (0,81-1,15)	
Treated ≤ 4 h	137	133	0,92 (0,55-1,55)	0,89
Treated > 4 h	1 056	1 049	0,96 (0,80-1,15)	
No diabetes	1 008	965	0,93 (0,77-1,12)	0,48
Diabetes	190	223	0,13 (0,74-1,72)	
No previous stroke	1 001	971	0,93 (0,77-1,13)	0,58
Previous stroke	197	217	1,06 (0,70-1,61)	
No atrial fibrillation	984	942	0.92 (0,76 -1,10)	0,37
Atrial fibrillation	214	246	1,22 (0,79-1,88)	
Mean arterial presaure ≤ median	597	596	1,17 (0,92-1,49)	0,019
Mean arterial presaure > median	601	592	0.78 (0,61-0,99)	

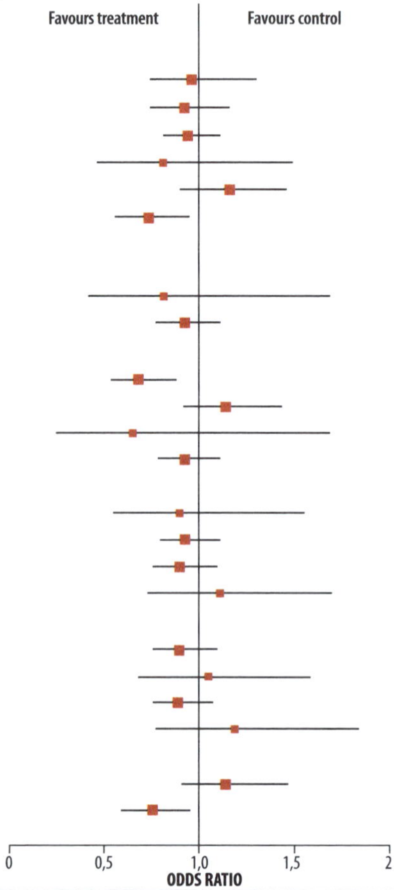

(source : essai Intravenous Magnesium Efficacy in Stroke trial – diagramme de Peto équivalent au Forest pour l'ECNi)

- Analyse détaillée de ce type de figure :
  - sur l'axe des abscisses : on note **l'effet du traitement** (rapport de cotes pour le décès ou l'invalidité)
  - sur l'axe des ordonnées : on place les **sous-groupes** selon une échelle arbitraire
  - sur chaque ligne = l'effet du traitement observé dans un sous-groupe est représenté par un **symbole** (rond ou carré) entouré d'un **trait horizontal** qui représente l'intervalle de confiance associé *(à savoir : comme pour une méta-analyse, on peut modifier la taille du symbole proportionnellement à la contribution du sous-groupe par rapport à la population globale)*
  - en regard de chaque sous-groupe :
    - on fait figurer les **statistiques résumées** avec le nombre d'événements et effectifs pour chacun des deux groupes de traitement *(à gauche de la figure)*, ainsi que l'effet du traitement (OR) avec son intervalle de confiance *(à droite de la figure)*
    - on rapporte la **valeur de p** associée à chaque **test d'homogénéité** réalisé *(tout à droite de la figure)*

- à savoir = idéalement on ajoute un **trait vertical représentant l'estimation de l'effet du traitement dans la population globale**, ce qui permet d'apprécier l'hétérogénéité de l'effet du traitement dans les sous-groupes et de déterminer le sous-groupe avec le plus grand intérêt clinique

5.6. Analyses intermédiaires

› Principe :
- **analyse en cours d'étude sur des données partielles pour éventuellement interrompre l'étude** si besoin
- avec pour effet, d'**augmenter le nombre de sujets nécessaires**

› Quels sont les six objectifs et intérêts des analyses intermédiaires ? Question ECN*i* 2010
- arrêt pour efficacité : détecter au plus tôt le bénéfice du traitement afin d'éviter de traiter des patients par un placebo ou une thérapeutique donnée alors que les données intermédiaires sont suffisantes pour conclure à l'efficacité du traitement étudié
- arrêt pour toxicité : détecter au plus tôt un éventuel effet délétère du traitement afin de limiter le nombre de patients exposés au risque
- arrêt pour futilité : arrêter une étude dont on peut prédire avec une certitude raisonnable qu'elle ne pourra pas aboutir
- vérifier le taux d'écart par rapport au protocole = l'essai est-il de qualité ?
- vérifier le taux d'inclusion = est-ce que l'essai pourra être réalisé dans un délai acceptable ?
- vérifier les caractéristiques des patients :
  - le risque de base des patients effectivement inclus correspond-il à celui initialement prévu et utilisé dans le calcul du nombre de sujets nécessaires ?
  - les patients recrutés correspondent-ils à la population cible de l'essai ?

› Deux conditions pour réaliser des analyses intermédiaires valables et éthiques :
- l'analyse intermédiaire et les règles d'arrêt doivent être **prévues *a priori*** dans le protocole
- **ajustement du risque** alpha avec diminution de la valeur seuil habituelle (inférieure à 5 %)

6. Notion d'évaluation dans les essais thérapeutiques

6.1. Groupe contrôle

› Systématique pour essais cliniques de **phase III** (≠ phase II)

› Deux types de contrôles possibles = **traitement de référence** (ou Gold Standard si essai diagnostique) ou **placebo** (si aucun traitement connu)

› Trois paramètres pris en compte grâce à l'existence d'un groupe contrôle (ces paramètres toucheront indifféremment les deux groupes et donc le traitement sera la seule différence qui restera entre les deux !) :

- s'affranchit de **l'évolution (amélioration) spontanée de la maladie**
- s'affranchit de « l'effet prise en charge » ou **effet placebo**
- s'affranchit des **phénomènes de régression vers la moyenne**

› « Le phénomène de régression vers la moyenne » :

- fait que si on mesure plusieurs fois de suite une valeur, elle va avoir tendance à se rapprocher d'une moyenne, donc souvent moins élevée qu'à l'inclusion de l'étude
- *ex : la valeur mesure de pression artérielle va avoir tendance à diminuer si elle est prise 5 fois de suite*

6.2. Aveugle (insu)

› Essai ouvert = médecin et sujet connaissent la nature du traitement

› Simple aveugle (ou simple insu) = le sujet ne connaît pas la nature du traitement mais le médecin la connaît

› Double aveugle (ou double insu) = ni le patient ni le médecin ne connaissent la nature du traitement = pour **éviter** les biais de classement

› Cinq situations où le double aveugle est difficile :

- intervention **invasive** = chirurgie – radiologie interventionnelle…
- traitement par **appareillage** = radiothérapie – prothèses…
- **effet d'un traitement non dissimulable** = physiothérapie – aide à domicile – kinésithérapie…
- stratégies thérapeutiques ayant un **impact organisationnel** = domicile *versus* hospitalisation…
- **problèmes** éthiques

→ **nécessité d'une analyse du critère de jugement en aveugle si possible**

› 4 avantages d'une étude thérapeutique en ouvert ? Question ECN*i* blanche nationale

- **Plus simple**
- **Moins coûteux**
- **Mieux accepté par les patients** en général
- **Indispensable pour les actes invasifs,** sinon pas éthique (chirurgie)

› Quelle technique proposez-vous pour limiter le biais de classement de mesure pour étude en ouvert ? Question ECN*i* blanche inter-régionale

Procédure de type PROBE : technique dédiée aux études en ouvert qui consiste à faire classer les événements permettant la **mesure du critère de jugement principal par un panel d'experts, en aveugle du traitement reçu**

Schéma explicatif : Visualiser simplement les différents types d'aveugle en LCA

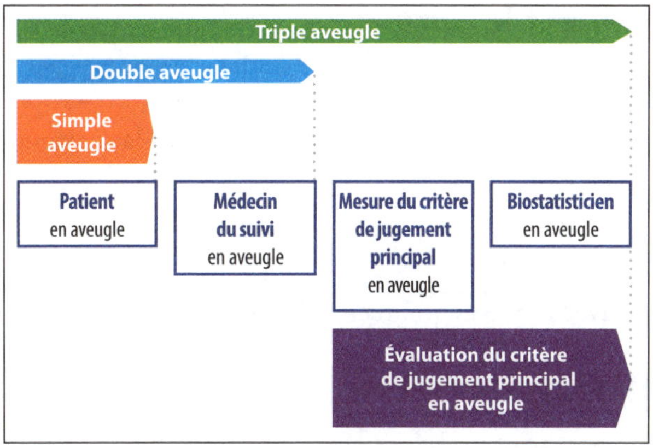

6.3. Étude thérapeutique de doses

› Principe

- Étude thérapeutique qui **vise à comparer des doses différentes du même médicament** à un test de référence ou placebo, puis à les comparer entre elles

› 2 étapes-clés de l'analyse des résultats Question ECN*i* blanche inter-régionale

1) Analyse de la tendance = on évalue si **globalement le nouveau traitement semble plus efficace** que le contrôle référence ou placebo pour des doses croissantes (on utilisera un test statistique d'analyse de variance type ANOVA)
2) Analyse de la chaque dose = on peut ensuite comparer chaque dose du même médicament entre elles mais **à condition que l'analyse de tendance soit bien positive et statistiquement significative** +++ (PCZ)

7. Notion de résultat dans les essais thérapeutiques

7.1. RAR : réduction absolue du risque (RAR)

› A = survenue (%) du critère principal pour le placebo (ou traitement de référence)

› B = survenue (%) du critère principal pour le traitement expérimental

› RAR = A − B (PCZ) (aucun test de significativité associé au RAR)

› Différence entre RAR et RRR : la diminution absolue du risque (RAR) est moins impressionnante que la réduction relative du risque (RRR) avec :

- RRR = plutôt exprimée pour une **diminution d'un risque ou d'un événement défavorable** ou de **l'augmentation d'un événement favorable** (car chiffre plus élevé et donc plus impressionnant sur une étude)
- RAR = plutôt utilisée pour **minimiser une augmentation d'un événement défavorable** (car chiffre moins élevé)

7.2. Quel est le nombre de patients à traiter (NNT) et comment le calculer ?

- NNT (*number needed to treat*) = NST :
  - définition : c'est le **nombre de sujets à traiter pour éviter la survenue d'un événement**
  - formule à connaître :

NST = 1 / RAR = 1 / (A – B)

avec A et B en pourcentage et non pas en effectif

  - *exemple :*
    - *décès (A) = 20 % et décès (B) = 10 %*
    - *→ NST = 1/10 % = 10 patients*
    - *traduction clinique = « Il faut traiter 10 patients pendant 1an pour éviter 1 décès »*
- Précision à connaître :
  - le NNT se calcule **sur une durée donnée** et **pour un événement donné** (critère d'évaluation) → il faut prendre la RAR correspondant à ce critère d'évaluation pour ce délai
  - *exemple = NNT par an sur la mortalité, il faut prendre le résultat mortalité totale à 1 an ! (et pas à 6 mois !)*
- Piège : à ne pas confondre avec **Réduction relative du risque (RRR) :** avec RRR = (A – B) / A (aucun test de significativité associé au RRR non plus)

7.3. Interprétation

- Si pas de différence significative sur le critère principal, cela signifie :
  - soit que le **traitement est réellement moins efficace** que le placebo ou traitement de référence
  - soit **manque de puissance** avec une différence qui n'a pas pu être mise en évidence
  - soit la **validité interne de l'étude est défectueuse** par présence de biais
- Cela ne signifie PAS que les deux traitements sont équivalents : pour cela il faut faire un **essai de non-infériorité !**
- 4 FORMULES incontournables à retenir :
  Soit la fréquence de l'événement sous traitement de référence et B sous le traitement à évaluer :
  - RR = B / A
  - RRR = (A – B) / A
  - RAR = A – B
  - NST = 1 / RAR

8. Score de propension (*propensity score*)

Question ECN*i* blanche nationale 2018

8.1. Définition

- La méthode du score de propension est une technique statistique assez récente ayant pour objectif d'évaluer la comparabilité des groupes, afin d'**estimer au mieux les effets causaux d'une intervention.** Cette technique est le plus souvent utilisée dans les **études expérimentales non randomisées**, mais cela reste possible en théorie au sein des études randomisées
- Sur le plan statistique, le score de propension estime, pour chaque individu, la probabilité conditionnelle P de recevoir le traitement étudié, étant donné ses caractéristiques initiales
- Le score de propension est une probabilité donc **sa valeur est comprise entre 0 et 1**

8.2. Intérêts du score de propension

Le score de propension est un **outil de détection et de correction du biais de sélection**

- Dans une étude expérimentale non randomisée +++ (le plus classique) :
  - il sert à **évaluer la comparabilité des groupes afin de pallier l'absence de randomisation**
  - en effet, les essais cliniques randomisés ne sont pas toujours possibles à mettre en place (coût élevé, attribution du traitement par tirage au sort posant un problème d'éthique…). Lors d'études de ce type, les investigateurs n'ont pas le contrôle sur l'attribution du traitement laquelle est souvent influencée par les caractéristiques des patients à l'état initial. Cela implique donc potentiellement, des groupes de patients déséquilibrés sur les variables observées et non observées. Les groupes sont alors « non comparables », et cela induit un biais dans l'estimation de l'effet traitement (biais de sélection). La méthode du score de propension peut alors être utilisée pour pallier ce problème
- Dans une étude expérimentale randomisée :
  - il sert à **juger l'efficacité de la randomisation** en évaluant la comparabilité des groupes (*Dans les études randomisées, les individus ont en moyenne une chance sur deux de faire partie du groupe témoin. La randomisation doit permettre, du moins en théorie, d'obtenir deux groupes identiques en moyenne, c'est-à-dire que les caractéristiques initiales des individus du groupe traité et du groupe témoin sont semblables, tant du point de vue des caractéristiques observables qu'inobservables*)
  - exemple pour comprendre :

Prenons l'exemple d'une étude randomisée évaluant l'impact d'un programme destiné aux enseignants visant à accroître les performances scolaires de leurs élèves. Un évaluateur consciencieux peut tirer au sort des enseignants et les affecter à un groupe traité ou témoin. Cependant, il est possible que seuls les enseignants les plus motivés et les plus expérimentés acceptent de participer au programme expérimental, les autres se trouvant de facto dans le groupe témoin. Or, les élèves fréquentant la classe d'enseignants expérimentés sont susceptibles de présenter des performances scolaires supérieures aux élèves du groupe témoin, ce qui peut amener à surestimer les effets du programme. Les réalités du terrain et les décisions individuelles peuvent réduire l'efficacité des efforts initiaux de randomisation, si bien que, selon ses caractéristiques, chaque individu n'aura plus nécessairement une chance sur deux d'être traité. **La distribution du score de propension fournit alors un critère de jugement de l'efficacité de la randomisation et de la nécessité de traiter le biais de sélection** : lorsque la randomisation a permis de rendre les individus des groupes traités et témoin comparables sur un ensemble de caractéristiques, alors la répartition du score de propension de chacun des deux groupes doit être similaire. À l'inverse, des valeurs de score de propension élevées pour les individus du groupe exposé et des valeurs faibles pour les individus du groupe témoin indiquent la présence d'un biais de recrutement qui doit être traité

› En résumé :

- la distribution du score de propension offre un **critère de comparabilité des groupes**. La comparaison de la distribution des scores dans chacun des groupes, permet de s'assurer que les individus traités et témoins sont suffisamment semblables pour que la comparaison ait du sens. **C'est seulement dans ce cas, que le score de propension peut être utilisé pour ensuite corriger le biais de sélection**
- ainsi, le score de propension permet d'abord de détecter l'existence de différences préexistantes à la mise en œuvre de l'intervention. En cas de différences, il permet ensuite de corriger le biais de sélection et de déterminer les effets nets d'un traitement
- retenez que plus le nombre de variables introduites pour estimer ce score de propension est élevé, meilleure sera la description de la probabilité des effets nets du traitement…

8.3. Évaluation de la qualité du score de propension

Une fois le score de propension estimé, il est nécessaire d'évaluer sa qualité. Un bon score de propension est un **outil d'équilibrage** : il doit permettre d'équilibrer la distribution des variables choisies dans les deux groupes. Pour chacune des variables intégrées dans la construction du score, il faut **comparer leur « distribution par strate de scores de propension »**

Des tests classiques de comparaison de 2 distributions sont utilisés pour évaluer la significativité des différences :

› si des différences sont détectées, il faut d'abord examiner le nombre de variables et les strates pour lesquelles celles-ci persistent :

- si seul un petit nombre de variables est concerné (et que, pour celles-ci, seules quelques strates sont touchées) = la stratégie consiste à **retenir une sous-classification de la strate** et à vérifier si la différence persiste
- si elle persiste ou si le nombre de variables concernées par des différences est important = il est **nécessaire de refaire une estimation du score de propension** (en ajoutant une ou plusieurs variables, en retirant des variables dont la significativité disparaît, en créant des termes d'interaction ou en créant des termes d'ordre supérieur pour les variables)

› **ces étapes sont répétées jusqu'à l'obtention d'un score de propension équilibré** ou, à défaut, qui minimise le déséquilibre avec les données disponibles

8.4. Conditions statistiques pour pouvoir appliquer un score de propension

Il s'appuie sur 2 hypothèses fondamentales :

› **1) l'hypothèse d'indépendance conditionnelle à des caractéristiques observables** (*conditional independance assumption*) :

Cette hypothèse signifie que le biais de sélection peut être contrôlé s'il existe un ensemble de variables observables pour lesquelles une indépendance d'affectation au traitement peut être vérifiée. Cette hypothèse est à la base des différentes méthodes d'appariement. Or, ces méthodes ne présentent d'intérêt que si l'on dispose de suffisamment de variables de conditionnement pour rendre compte de l'hétérogénéité des individus. Cependant, conditionner sur un ensemble étendu de covariables pose un problème de dimensionnalité, car il est difficile de trouver deux individus (traité et non traité) comparables, dès lors que le nombre de variables de conditionnement est élevé. Afin de résoudre ce problème, on propose de ramener le nombre de variables de conditionnement à une seule et unique variable, qui serait un résumé univarié de l'ensemble des covariables. Cette variable est précisément le **score de propension**

› **2) l'hypothèse de la condition de support commun** (*overlap*) :

Cette hypothèse se rapporte au support de la distribution du score de propension. Cette hypothèse permet de s'assurer que les individus avec un même ensemble de covariables peuvent être à la fois traités ou non traités, ou, autrement dit, que les individus de chaque groupe d'analyse se ressemblent suffisamment pour que la comparaison ait un sens. L'absence de support commun entraînerait ce qu'on appelle un facteur de confusion structurelle (*structural confounding*) et interdirait toute conclusion quant à l'effet causal d'un traitement.

Pour prévenir ce problème, le score de propension ne doit être utilisé que dans la zone de support commun, c'est-à-dire la zone commune de la distribution des scores de propension des groupes traité et témoin

8.5. Trois techniques possibles pour utiliser un score de propension

Une fois le score de propension estimé pour chaque patient, il existe plusieurs méthodes d'utilisation du score de propension :

Utilisation du score de propension

Techniques d'ajustement	Avantages	Limites
Appariement	Une seule variable d'ajustement	Patients non appariés exclus
Stratification	• 5 strates suppriment 90 % du biais • Estimation du RR	Effectif par strates suffisant
Régression logistique	• Convient aux effectifs réduits • Plus robuste qu'un modèle classique quand le nombre de facteurs de confusion est important	Estimation de l'OR (et non du RR)

8.6. Principe de l'analyse de sensibilité du score de propension

Définition générale : analyse de sensibilité

Une analyse de sensibilité est un processus par lequel on **évalue la robustesse d'un modèle statistique** en examinant comment les résultats de l'analyse varient lorsque la valeur des variables clés varie dans un intervalle déterminé

Analyse de sensibilité évaluant un score de propension :

- Il est possible que l'équilibre des covariables les plus importantes ne soit pas atteint après l'application d'un score de propension :
  - si c'est le cas, le score de propension peut être ré-estimé en introduisant des interactions sur les variables dans le modèle comme déjà cité plus haut. Cette méthode itérative peut être répétée à plusieurs reprises tant que l'équilibre n'est pas atteint
  - si en dépit de toutes ces étapes l'équilibre n'est toujours pas obtenu, il est possible de conclure que les groupes ne sont tout simplement pas comparable
- Avant de valider ce type de calculs sur un score de propension, la mise en place d'une **analyse de sensibilité est recommandée pour vérifier qu'il ne manque pas de facteur confondant +++**
- En résumé = **l'analyse de sensibilité permet de s'assurer de la robustesse des résultats du score de propension +++** (PCZ)

9. Recommandations du CONSORT (dernières mises à jour en 2010)

- Principe :

Un groupe de scientifiques et d'éditeurs a développé le CONSORT (*Consolidated Standards of Reporting Trials*) pour améliorer la qualité des articles rapportant des essais thérapeutiques. Cela correspond à la liste des items qui doivent être présents dans l'article

Si le CONSORT est complet, vous avez théoriquement toutes les informations nécessaires pour juger de la **validité interne** de l'essai. Ce n'est cependant pas suffisant pour affirmer la validité interne des résultats présentés

Tableau du CONSORT de 2010 :
Liste des items à inclure dans le compte rendu d'un essai randomisé

Section de l'article Et thème	N° de l'item	Description
TITRE ET RÉSUMÉ	1a	Identifier dans le titre qu'il s'agit d'un essai randomisé
	1b	Résumé structuré comportant le schéma d'étude, les méthodes, les résultats et les conclusions

Tableau du CONSORT de 2010 : Liste des items à inclure dans le compte rendu d'un essai randomisé		
Section de l'article Et thème	**N° de l'item**	**Description**
INTRODUCTION		
Contexte et objectifs	2a	Contexte scientifique et explication du rationnel
	2b	Objectifs spécifiques et hypothèses
MÉTHODES		
Schéma d'étude	3a	Description du schéma d'étude : groupes parallèles, plan factoriel, incluant le rapport d'allocation
	3b	Changements importants dans les méthodes après le début de l'étude (comme par exemple, les critères d'éligibilité) et les raisons de ces modifications
Participants	4a	Critères d'éligibilité des participants
	4b	Structures et lieux de recueil des données
Interventions	5	Détails précis des interventions proposées pour chaque groupe, comment et quand elles ont été véritablement conduites
Critères de jugement	6a	Description précise des mesures prédéfinies des critères de jugement principal et secondaire, incluant quand et comment elles ont été réalisées
	6b	Tout changement après le début de l'essai concernant les critères de jugement et les raisons de ces modifications
Taille de l'échantillon	7a	Comment la taille de l'échantillon a-t-elle été déterminée ?
	7b	Si applicable, explication des analyses intermédiaires et des règles d'arrêt
Randomisation		
Production de la séquence	8a	Méthode utilisée pour générer la séquence d'allocation par tirage au sort
	8b	Type de randomisation ; détails relatifs à une méthode de restriction (par blocs, par stratification...)
Assignation secrète	9	Méthode utilisée pour mettre en œuvre la séquence d'allocation randomisée (ex : enveloppes numérotées ou allocation téléphonique centralisée) en précisant les mesures prises pour cacher la séquence jusqu'à l'allocation des interventions
Mise en œuvre	10	Qui a généré la séquence d'allocation, qui a enrôlé les participants et qui a assigné les participants à leur groupe
Aveugle	11a	Savoir si les participants, ceux qui administrent les traitements et ceux qui évaluent le résultat étaient en aveugle du groupe d'assignation des interventions
	11b	Le cas échéant, description de la similarité des interventions
Méthodes statistiques	12a	Méthodes statistiques utilisées pour comparer les groupes sur les critères de jugement, principal et secondaire
	12b	Méthodes utilisées pour des analyses supplémentaires, telles des analyses de sous-groupe ou des analyses ajustées

Tableau du CONSORT de 2010 : Liste des items à inclure dans le compte rendu d'un essai randomisé		
Section de l'article Et thème	**N° de l'item**	**Description**
RESULTATS		
Flux des participants (diagramme fortement recommandé)	13a	Pour chaque groupe, le nombre de participants randomisés, ayant reçu le traitement alloué, et analysés sur le critère de jugement principal
	13b	Pour chaque groupe, les perdus de vue et les exclusions après randomisation, avec les motifs
Recrutement	14a	Dates définissant les périodes de recrutement et de suivi
	14b	Pourquoi l'essai s'est terminé ou a été arrêté
Données à l'inclusion	15	Tableau rapportant les caractéristiques démographiques et cliniques de chaque groupe à l'inclusion
Effectifs analysés	16	Nombre de participants (dénominateur) par groupe inclus dans chaque analyse et préciser si l'analyse était en « intention de traiter »
Critères et estimations	17a	Pour chaque critère de jugement, principal et secondaire, donner des résultats pour chaque groupe et la taille estimée de l'effet et sa précision (intervalle de confiance à 95%)
	17b	Pour les résultats binaires, la présentation des effets (taille d'effet) absolus et relatifs est recommandée
Analyses accessoires	18	Aborder la multiplicité des analyses en décrivant toute analyse supplémentaire réalisée, comprenant les analyses en sous-groupes et les analyses ajustées en précisant les analyses spécifiées a priori et les analyses exploratoires
Effets secondaires	19	Tout événement indésirable ou effet secondaire important dans chaque groupe d'intervention
DISCUSSION		
Limitations	20	Limitations de l'essai : source des biais potentiels, imprécision et, le cas échéant, multiplicité des analyses
« Généralisabilité »	21	Généralisabilité (validité externe, applicabilité) des résultats de l'essai
Interprétation	22	Interprétation cohérente avec les résultats, en rapport avec les avantages et les inconvénients du traitement (le rapport bénéfice/risque), et compte tenu d'autres éléments de preuve pertinents
AUTRE INFORMATION		
Enregistrement	23	Numéro d'enregistrement et le nom du registre des essais
Protocole	24	Si disponible, où le protocole complet de l'essai peut-il être consulté ?
Financement	25	Sources de financement et de soutien (tels que l'approvisionnement des médicaments), le rôle des financeurs

Études diagnostiques

1. Généralités

1.1. Définition

- L'objectif d'une étude diagnostique est d'évaluer l'apport d'un signe clinique, d'un élément biologique ou d'un examen morphologique pour le diagnostic d'une maladie : c'est la performance diagnostique du test à l'étude

⚠ Ne pas confondre avec l'**évaluation d'impact d'une démarche diagnostique/dépistage** qui correspond à :
- soit un **essai contrôlé randomisé** avec ou sans la mise en place du nouveau test
- soit une **étude observationnelle** (équivalent d'étude épidémiologique analytique dans la forme, où l'on étudie le facteur d'exposition « exposition au test diagnostique »)

- Piège de traduction à connaître = « précision diagnostique » = « performance diagnostique », étant les deux traductions possibles de « *Accurancy* » !

- 1re obsession ECN*i* devant une étude diagnostique : identifier dans quelle forme d'étude diagnostique on se trouve : Question ECN*i* 2018
  - soit une étude avec comme critère de jugement principal, les **performances diagnostiques du test**
  - soit une étude avec comme critère de jugement principal, **l'impact pratique du test déjà mis en place** en terme de survie ou d'apparition de complications

Ainsi, il faut comprendre que pour bien savoir à quel type d'étude diagnostique on a affaire, il faut regarder en priorité le critère de jugement principal !

⚠ Le **type de l'étude observationnelle** ou **interventionnelle** est à évaluer en parallèle du critère de jugement principal, et n'est pas toujours fixé selon ce critère de jugement !

- 2e obsession ECN*i* devant une étude diagnostique :
  - toujours évaluer la capacité d'utiliser les résultats de l'étude en pratique quotidienne auprès d'une population réelle : c'est **la validité externe** de l'étude
  - pour ce faire, il faut **analyser chacune des modalités pratiques** de l'étude vraiment très scrupuleusement ! *(le lieu de réalisation du test, l'heure de réalisation avec une meilleure valeur si test réalisé 24/24h pour des urgences)*

Astuce ECNi

Devant une étude diagnostique : toujours tenter de **reconstituer le tableau de contingence** de l'article pour bien voir toutes les performances diagnostiques des tests

1.2. Type d'étude diagnostique/dépistage Question ECNi 2018

Étude diagnostique/dépistage de performance

- Un type d'étude privilégié : étude transversale (pour avoir au même moment les données de la réalisation du test étudié (I) et du Gold standard (C) !)
- Deux autres types d'étude possibles :
  - étude de cohorte prospective = **lorsqu'il s'agit de suivre les patients pour compléter le Gold Standard** *(exemple : pour le test diagnostique des D-Dimères dans le diagnostic d'EP, le test de référence était soit l'Angioscanner si la probabilité d'EP était élevée, soit le simple suivi clinique prospectif avec recherche d'EP dans le cas d'une probabilité d'EP faible, car il n'était pas acceptable que des patients avec une probabilité faible d'EP subissent un test de référence invasif comme l'Angioscanner !)*
  - étude cas-témoins = **utile dans le cas d'une maladie rare** ou **au stade de développement initial d'un nouveau test !** (« phase II like ») *(exemple : on prend des cas confirmés avec une maladie et on les apparie à un ou plusieurs témoins, puis on réalise à tout le monde le test étudié et voit s'il arrive à discriminer cas et témoins – mais attention biais très importants avec des performances du test surestimées !)*

> - Piège fort = « étude PROSPECTIVE » désigne souvent un **recrutement prospectif des patients :**
>   ex très fort : *Étude transversale avec pratique contemporaine du test étudié (Tropo) et du test de référence (Coro), mais tous les patients qui se présentent aux urgences de l'hôpital avec une douleur thoracique sont recrutés de manière consécutive (prospective) avec une utilisation possible dans « Matériels et Méthodes » du terme de « COHORTE » par les auteurs, c'est un abus de langage fréquent !! mais on parlera bien, au final, d'une étude TRANSVERSALE qui est donc adaptée pour répondre à la question posée ! et pas d'***étude de cohorte !**

- Il n'est pas toujours possible d'avoir un test de référence : en effet, dans certaines situations, seul un faisceau d'arguments, l'opinion d'un expert, voire l'évolution clinique d'un patient, fournit une procédure de référence. Ceci encourage à ce que les critères diagnostiques permettant de définir la référence soient parfaitement décrits

Étude diagnostique/dépistage d'impact

- Rationnel à bien comprendre :
  - nous venons de voir le principe des études diagnostiques/dépistages de performance qui vise à **évaluer les capacités du nouveau test à bien diagnostiquer/dépister la maladie**. Le critère de jugement principal sera alors l'ensemble des performances diagnostiques du test (sensibilité, spécificité, VPP, VPN, RVP, RVN et courbe ROC éventuelle)
  - mais une fois que l'on a montré que le nouveau test était performant pour bien diagnostiquer/dépister la maladie, la question qui se pose est celle de l'**impact clinique réel de la mise en place de test en pratique quotidienne** pour les patients
  - la réponse apportée par ces études diagnostiques/dépistages d'impact auront comme critère de jugement principal un événement cliniquement pertinent

› 2 types d'études possibles :

- soit un **essai CONTROLÉ RANDOMISÉ** (à préférer) +++ = **comparaison d'une population avec ou sans la mise en place du nouveau test** sur la survenue d'un **événement cliniquement pertinent** lié à la maladie étudiée *(exemple : on évalue l'impact de la mise en place de la troponine de façon systématique aux urgences versus pas de troponine systématique en terme de mortalité à 1 mois)*

Astuce ECNi

Dans ce type d'essai il est également **recommandé de réaliser une analyse en intention de traiter** *(car étude interventionnelle de supériorité)*, mais certains auteurs parleront plutôt d'**analyse « en intention de diagnostiquer »** ou « **en intention de dépister** » *(le principe restant strictement le même).*

Schéma explicatif : Étude diagnostique/dépistage d'impact contrôlée randomisée

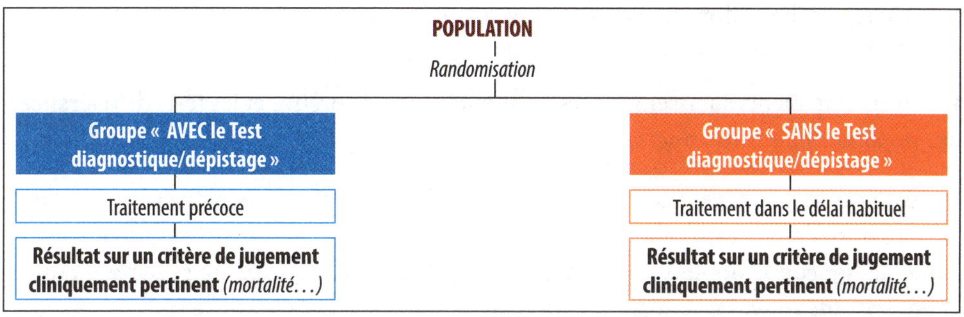

- soit une **étude OBSERVATIONNELLE** = **équivalent d'étude épidémiologique analytique** en terme de méthodologie, où l'on étudie comme facteur d'exposition l'« exposition au test diagnostique ». Ce type d'étude est proposé pour un test diagnostique/dépistage déjà en place avant le début de l'étude

1.3. Objectif

› Ne pas oublier de traquer trois informations à la lecture de l'article :

- par rapport à **quel test de référence** (« culture »)
- dans **quelle maladie** (« angines à SGA »)
- dans **quel contexte** (aux urgences)

1.4. Population étudiée

› Une obsession ECN*i* à toujours traquer précisément : le mode de recrutement des patients à qui on réalise les tests diagnostiques :

- recrutement systématique et consécutif dans un service = **échantillon représentatif avec un spectre de gravité homogène !**

→ augmente la **validité interne** (« **l'idéal méthodologique en diagnostique !** »)

- patients adressés à un centre de diagnostic pour exploration

→ toujours se poser la question « **sur quels critères ont-ils été adressés à ce centre ?** »

1.5. Critère principal d'évaluation

- Critère de jugement principal commun : **performance diagnostique du test** par les **paramètres opérationnels = Se-Sp – VPP-VPN – RVP-RVN**
- Plus précisément si test quantitatif :
  - critère principal = les **paramètres opérationnels** pour un seuil prédéfini
  - critères secondaires = le **seuil optimal (ROC)** – le **Pearson** – le **Bland-Altman**

1.6. Méthodologie = 5 étapes clés !

- Principe :
  - on **compare les résultats avec le test à l'épreuve contre le test de référence**
  - ⇒ n'a d'intérêt que si le nouveau test est **moins cher** – **plus facile** – **plus rapide**...
- 1. Un seul échantillon de patients avec suspicion de la maladie (M) :

ex : patients avec douleur thoracique pour test de la troponine

- 2. Tous les patients subissent successivement le test à l'épreuve et les tests de référence :

ex : troponine puis coronarographie

⚠ Si un pourcentage excessif de patients initialement inclus ne bénéficie pas de l'un et/ou l'autre de ces tests, cela peut invalider les résultats de l'étude. Ainsi l'article doit **toujours fournir le nombre (pourcentage) de patients exclus de l'analyse parce qu'ils n'ont reçu qu'un seul test**

- 3. Évaluation en aveugle de chacun des tests :

⇒ classification en M+/M- selon le Gold Standard = on considère que c'est la vérité et classification en T+/T- selon le test à l'épreuve

- 4. Calcul des paramètres du test diagnostique à l'épreuve :
  - **tableau de contingence** pour calcul **Se / Sp – RVP / RVN – courbe ROC** si quantitatif
  - RV = gain diagnostique = probabilité pre/post-test (avec RV = LR Likelihood Ratios)
- 5. Conclusion :
  - **avantage** ou **non du test** par rapport à ceux existants
  - **discussion de la validité externe du test** (toujours y penser)
  - une conséquence = la **Se augmente artificiellement** et **donc la RV+** avec

1.7. Paramètres évaluables en fonction de l'« écart au protocole »

- Si le test de référence n'est pas réalisé lorsque le test étudié est positif (ce qui implique une dépendance entre les 2 tests) : un unique paramètre évaluable = **VPN**
- Si le test de référence n'est réalisé que lorsque le test étudié est positif : un unique paramètre évaluable = **VPP**

- Si le test étudié n'est réalisé que lorsque le test de référence est positif (donc chez les malades) : un unique paramètre évaluable = Se

1.8. Cinq paramètres à toujours préciser pour qualifier le test de référence

- Description précise de la méthode utilisée
- Performances – reproductibilité – fiabilité – validité
- Standardisation
- Valeurs « normales » et « seuil de positivité » – les unités
- Contrôle qualité

1.9. Résultats dans un essai diagnostique quantitatif

Donner :

- Paramètres opérationnels = Se-Sp ; VPP-VPN ; RVP-RVN pour le seuil de définition
- Courbe ROC = valeur seuil optimal / aire sous la courbe
- Coefficient de corrélation de Pearson (r et p)
- Bland-Altman = biais systématique

1.10. Diagramme de flux spécial pour étude diagnostique

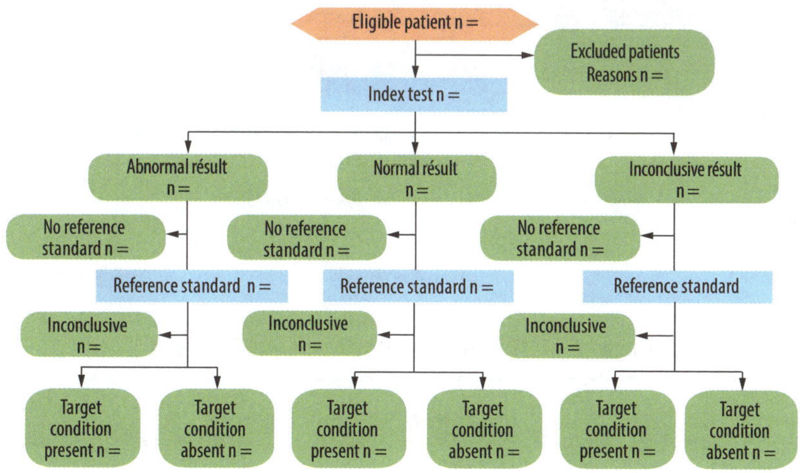

« **Index test** » = **test étudié** de l'étude
« **Reference standard** » = **test de référence réalisé**
« **No Reference standard** » = **test de référence non réalisé**
« **Target condition present** » = **malade** par le test de référence
« **Target condition absent** » = **non malade** par le test de référence
« **Inconslusive result** » = **résultat non concluant** (ni normal ni pathologique) peut être proposé par les auteurs mais de manière inconstante !

1.11. Exemples pour visualiser

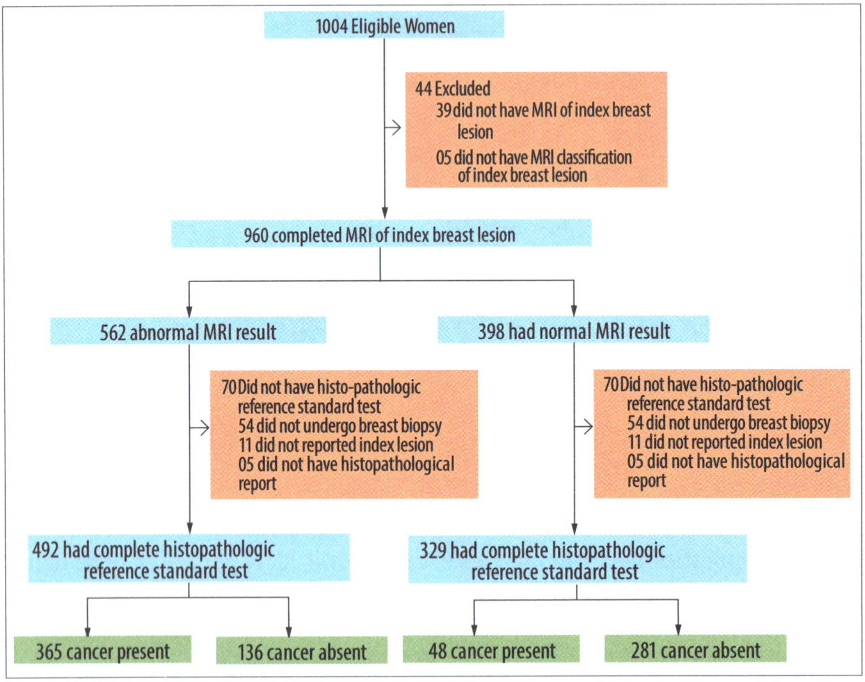

Figure 1 : patient flowchart for breast MRI (MRI = Magnetic resonance imaging)

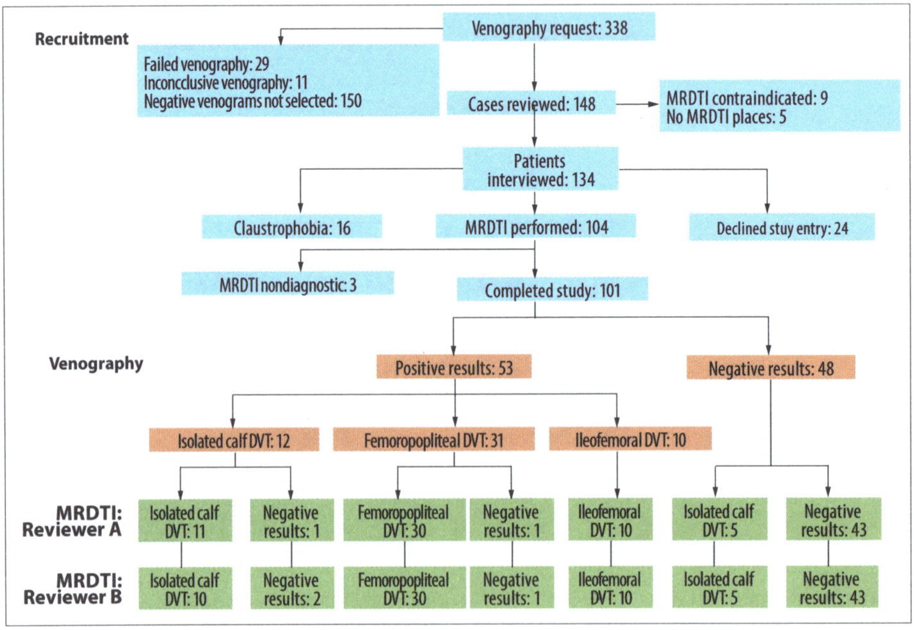

Figure 2 : Flowchart

1.12. Tableau 1 sous différentes formes pour étude diagnostique Question ECN*i* 2018

- Tableau 1 comparant les patients éligibles *vs* les patients inclus

Table 1: Patient demographics*

	Eligible Patients (n = 1004)	Enrolled patients (n = 821)
Age, mean (SD), y	53.0 (11.6)	53.2 (11.6)
Race		
White	764 (76.1)	624 (76.0)
Hispanic or Latino	24 (2.4)	23 (2.8)
Black	168 (16.7)	136 (16.6)
Pacific Islander	2 (0.2)	2 (0.2)
Asian	24 (2.4)	20 (2.4)
Other	6 (0.6)	4 (0.5)
Unknown	16 (1.6)	12 (1.5)
Menopausal status		
Prenenopause	359 (35.8)	297 (36.2)
Surgical meno-pause	195 (19.4)	161 (19.6)
Postmenopause	383 (38.1)	313 (38.1)
Perimenopause	61 (6.1)	49 (6.0)
Unknown	1 (0.1)	1 (0.1)
Missing	5 (0.5)	0
Family history of breast cancer		
No	589 (58.7)	496 (60.4)
Yes	397 (39.5)	315 (38.4)
First-degree relative	214 (21.3)	170 (20.7)
Other relative	183 (18.2)	145 (17.7)
Unknown	11 (1.1)	9 (1.1)
Missing	7 (0.7)	1 (0.1)
Prior hormone use		
No	226 (22.5)	184 (22.4)
Yes	768 (76.5)	632 (77.0)
Missing	10 (1.0)	5 (0.6)
Prior benign breast biopsy		
No	792 (78.9)	649 (79.0)
Yes	200 (19.9)	167 (20.3)
Missing	12 (1.2)	5 (0.6)

- Tableau 2 comparant les patients malades *vs* les patients non malades parmi les patients inclus (1re et 2e colonnes)et présentation de la population étudiée pour la comparer à la population cible en terme de validité externe (3e colonne)

Table 2: Basline characteristics of and clinical presentation for 297 patients with suspected meningitis

Characteristic	Patients without meningitis	Patients with meningitis	All patients
At baseline			
Age, median years (range)	41 (18-93)	37 (22-92)	40 (18-93)
No. (%) of patients > 60 years old	37/217 (17)	9/80 (11)	46/297 (15)
Sex, n/N (%)			
Male	97/217 (45)	37/80 (46)	134/297 (45)
Female	120/217 (55)	43/80 (54)	163/297 (55)
Ethicity, n/N (%)			
White	104/217 (48)	51/80 (54)	163/287 (45)
Black	68/217 (31)	21/80 (26)	89/297 (30)
Hispanic	40/217 (18)	7/80 (9)	47/297 (16)
Other	5/217 (2)	1/80 (1)	6/297 (2)
Immunocompetence, n/N (%)			
Unimpaired	162/217 (75)	63/80 (79)	225/297 (76)
Immunocompromised			
HIV positive	38/217 (18)	12/80 (15)	50/297 (17)
Immuno-suppressed	17/217 (8)	5/80 (6)	22/297 (7)

* Values are expressed as number (percentage) unless otherwise indicated.

1.13. Notion de « nombre de sujets nécessaires » (NSN) pour étude diagnostique

- NSN calculé pour obtenir une précision suffisante dans l'estimation des indices de performance diagnostique :
  - hypothèse sur la **prévalence de la maladie**
  - hypothèse sur la **Se ou Sp du test**
  - hypothèse sur la **largeur de l'intervalle de confiance**

1.14. Détecter les principaux biais dans les résultats pour étude diagnostique

- Les sources de biais dans l'analyse :
  - le nombre de résultats indéterminés ou non interprétables ou aberrants n'est pas mentionné
  - le nombre de résultats indéterminés est important
  - < 90 % des données des patients inclus sont disponibles pour l'analyse
  - les analyses en sous-groupes ne sont pas appropriées ou ne sont pas interprétables
  - conclure sur l'étude à partir des VPP et VPN (dépendent de la prévalence !!!) et non Se ou Sp
  - …

1.15. La réalisation du test va-t-elle modifier la prise en charge du patient ? (3 paramètres clés) Question ECN*i* sélective

- Selon le rapport de vraisemblance = qui va entraîner une modification de la prise en charge si ce rapport est suffisamment élevé (rapport de vraisemblance positif) ou bas (rapport de vraisemblance négatif)
- Selon le seuil DIAGNOSTIQUE au-delà duquel une prise en charge sera proposée = ce seuil « thérapeutique » conditionne le besoin et l'importance d'un test
- Selon le seuil d'INVESTIGATION au dessous duquel la pratique d'un test diagnostique n'apportera plus d'élément complémentaire permettant ainsi d'arrêter les investigations

2. Types de tests diagnostiques

2.1. Tests qualitatifs et quantitatifs

- Test qualitatif :
  - résultat :
    - binaire (dichotomique) = **positif** ou **négatif** (*ex : crachats BK*)

- nominal = **échelle sans hiérarchie** (*ex : groupes sg : A/B/AB/O*)
- ordinal = **échelle hiérarchique** (*ex : ABG : S/I/R*)

- → évaluation de la reproductibilité par coefficient kappa (k)

› Test quantitatif :

- résultat :
  - toujours une **valeur numérique continue** (*ex : glycémie*)
  - un problème = valeur seuil normal / pathologique
- → détermination de la valeur seuil par courbe ROC (± Pearson ou Bland-Altman)

2.2. Tableau majeur = différences entre tests de dépistage et tests de confirmation

	Test diagnostique de dépistage	Test diagnostique de confirmation
Objectif	Dépistage d'une maladie latente pour diminution de la mortalité	Diagnostic de certitude pour décision thérapeutique
Contexte	Problème de santé publique Prévention secondaire Histoire naturelle connue	À la suite d'un test de dépistage si doute diagnostique
Sujets	Sur une population Dépistage de masse	Sur un individu Confirmation ciblée
Sensibilité (Se) Spécificité (Sp)	Se élevée +++ (et Sp la moins pire possible) VPN maximale	Sp élevée +++ (et Se la moins pire possible) VPP maximale
Avantages	Coût faible – Rapide Bonne faisabilité Bonne acceptabilité Réconfort des sujets négatifs	Validité élevée Bonne reproductibilité Peu de biais
Inconvénients	Faible validité = biais souvent nombreux Risque de faux négatifs (faux réconfort) Risque de faux positifs (inquiétude et examens de confirmation inutiles voire dangereux) Risques iatrogéniques des tests diagnostiques et des traitements après dépistage Allongement de la période de maladie (marquage)	Coût plus élevé Plus lourd – souvent invasif

2.3. Critères justifiant la mise en place d'un dépistage de masse (OMS)

› Critères liés à la maladie dépistée :

- **fréquente**
- **grave**
- **problème de santé publique**
- **histoire naturelle** connue
- **évolution lente** avec signes fonctionnels tardifs
- **un traitement existe**
- **pronostic amélioré** par un traitement précoce

Moyen mnémotechnique

- Critères liés au test de dépistage = « VRAC » :
  - **Validité interne** du test élevée = test sensible et assez spécifique avec bonne VPN surtout
  - **Reproductible**
  - **Acceptable par > 60 % population** – peu invasif – simple
  - **Coût** supportable

- Critères liés à la population dépistée :
  - **population cible** identifiée et sensibilisée (*ex : femmes entre 50 et 75 ans*)
  - population ayant **accès aux moyens diagnostiques** et **thérapeutiques** (dépistage ressenti comme un besoin…)
- Évaluation de l'efficacité d'un test de dépistage :
  - lorsque l'on évalue un test de dépistage il faut distinguer 3 situations :
    - évolution spontanée = absence de test de dépistage
    - test de dépistage inefficace = permet une **avance au diagnostic** mais sans bénéfice clinique
    - test de dépistage efficace = permet une **avance au diagnostic** associé à un **bénéfice clinique**

Schéma explicatif : Évaluer l'efficacité d'un test de dépistage

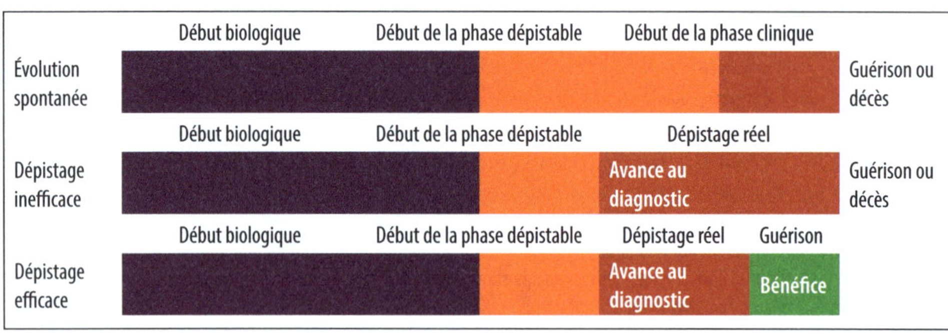

3. Paramètres opérationnels d'un test diagnostique

3.1. Quel que soit le paramètre évalué (Question ECN*i* 2018)

- Tableau de contingence :

	M+	M-	Prévalence = (a + c) / (a + b + c + d)	
Test évalué +	a = VP	b = FP	VPP = a / (a + b)	RV + = Se / (1 – Sp)
Test évalué –	c = FN	d = VN	VPN = d / (c + d)	RV - = (1 – Se) / Sp
	Se = a / (a + c)	Sp = d / (b + d)	Efficacité diagnostique E = (a + d) / (a + b + c + d)	

- Vérifier deux éléments pour que l'article soit valable :
  - la présence d'une définition précise et valable pour FP – FN – VP – VN
  - la représentativité de l'échantillon = critères de sélection – prévalence

3.2. Paramètres intrinsèques = sensibilité (Se) / spécificité (Sp) ou capacités informatives ou qualités informationnelles intrinsèques Question ECNi 2018

- Paramètres intrinsèques :
  - définition : **ne dépendent pas de la prévalence +++** (PCZ) mais **dépendent du seuil** si quantitatif (voir courbe ROC)
  - intérêt : déterminent la **validité intrinsèque** du test (avec RV)
- Sensibilité (Se) :
  - Se = probabilité d'avoir un test positif si patient malade → **aptitude du test à détecter la maladie**
  - Se = p(T+/M+) = p(T+ ∩ M+) / p(M+) = VP / (VP + FN)
- Spécificité (Sp) :
  - Sp = probabilité d'avoir un test négatif si patient sain ® **aptitude du test à ne détecter que la maladie**
  - Sp = p(T-/M-) = p(T- ∩ M-) / p(M-) = VN / (VN + FP)
- Indice de Youden (permet un aperçu global simultané de la Se et Sp)

Y = SE + SP − 1

3.3. Paramètres extrinsèques = valeur prédictive positive (VPP) / négative (VPN) ou qualités informationnelles extrinsèques

- Paramètres extrinsèques :
  - définition : **dépendent de la prévalence +++** (PCZ)
  - intérêt : déterminent la **validité extrinsèque** du test
  - conséquence de la dépendance à la prévalence : les valeurs de VPP et VPN **évaluées sur l'échantillon sont donc sujettes à caution si la prévalence de la maladie dans l'échantillon diffère de celle de la population générale !** *Ex fort : pour une Se = 99 % et Sp = 98 %, une prévalence de maladie qui passe de 2 à 10 % fait varier la VPP de 50 à 84 % !!!!*
- 4 formules incontournables pour l'ECNi +++

VPP = k × PRÉVALENCE × RVP (avec k un coefficient fixe)

1 – VPN = PRÉVALENCE x RVN

VPP = sensibilité × (prévalence avec le test de référence/ prévalence avec le test étudié)

VPN = spécificité x (1 – prévalence avec le test de référence/ 1 – prévalence avec le test étudié)

- Valeur prédictive positive (VPP) :
  - VPP = probabilité d'être malade si le test est positif
  - VPP = p(M+/T+) = p(M+ ∩ T+) / p(T+) = VP / (VP + FP)
- Valeur prédictive négative :
  - VPN = probabilité d'être sain si le test est négatif
  - VPN = p(M-/T-) = p(M- ∩ T-) / p(T-) = VN / (VN + FN)

3.4. Paramètres intrinsèques = rapport de vraisemblance positif (RVP) / négatif (RVN) ou capacités informatives ou qualités informationnelles intrinsèques

- Paramètres intrinsèques :
  - définition : **ne dépendent pas de la prévalence +++** (PCZ)
  - intérêt : déterminent la **validité intrinsèque** du test (avec Se – Sp)
- RVP (RV d'un test positif) :
  - définition : « Le patient a RVP fois plus de risques d'avoir un test positif s'il est malade que s'il ne l'est pas »
  - intervalle des valeurs possibles : varient **entre 1 et l'infini**
  - interprétation : changement entre la probabilité pré-test et post-test d'avoir la maladie :

- important (bon) = si RVP ≥ 10 mais d'autant **meilleur que tend vers l'infini !**   - modéré (moyen) = si RVP = 5 – 10   - FAIBLE (mauvais) = si RVP = 1 – 5   - AUCUN = si RVP = 1

  - RVP = p(T+/M+) / p(T+/M-) = (VP/M+) / (FP/M-) = Se / (1 – Sp)
  - Exemple : RVP = 5 → le patient a 5 × plus de chance d'être malade si T+
- RVN (RV d'un test négatif) :
  - définition : « Le patient a RVN fois plus de risques d'avoir un test négatif s'il n'est pas malade que s'il l'est »
  - intervalle des valeurs possibles = varient **entre 0 et 1**
  - interprétation = changement entre la probabilité pré-test et post-test d'avoir la maladie :

- important (bon) = si RVN ≤ 0,1 mais d'autant **meilleur que tend vers 0 !**   - modéré (moyen) = si RVN = 0,1 – 0,2   - FAIBLE (mauvais) = si RVN = 0,2 – 1   - AUCUN = si RVN = 1

  - RVN = p(T-/M+) / p(T-/M-) = (FN/M+) / (VN/M-) = (1 – Se) / Sp
  - *exemple = RVN = 0,2 → le patient a 1/0,2 (= 5 ×) plus de chance d'être sain si T-*

› Théorème de Bayes sur nomogramme de Fagan :

- p (post-test) = p (pré-test) × RV → on a VPP = k × prévalence × RVP (avec k un facteur fixe)
- plus le RVP est > 1 = plus il augmente la **probabilité post-test d'être M+**
- plus le RVN est < 1 = plus il augmente la **probabilité post-test d'être M-**

  → **Nomogramme de Fagan** (iconographie à interpréter sortable !) associe p(post-test) à chaque p(pré-test) et RV
  - la probabilité pré-test est de 30 %
  - le RVP est de 20 donc la VPP est de 90 %
  - le RVN est de 0,2 donc 1 – VPN est de 7,5 % soit une VPN de 92,5 %

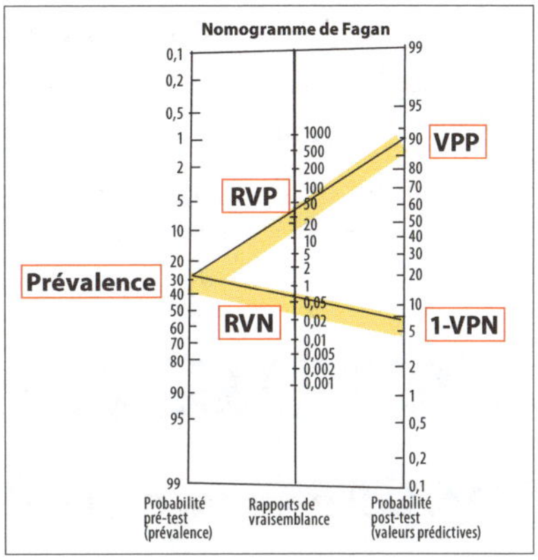

› Remarque :

- si on veut une VPN ↗ il faut une p (pré-test) assez basse :
  exemple = test diagnostique de confirmation → D-dimères inutile si la probabilité clinique d'EP élevée
- si on veut une VPP ↗ il faut une p (pré-test) assez élevée
  exemple = test diagnostique de dépistage → pas de dépistage du cancer de l'ovaire par échographie

› Intérêts du rapport de vraisemblance :

- **indépendant de la prévalence** (intrinsèque) = ne dépend pas du groupe de patient
- intérêt individuel en fonction de la probabilité pré-test d'un patient donné
- valeur différente selon le niveau quantitatif du test

Synthèse : paramètres faisant varier les indicateurs de performance

› Paramètres pour les caractéristiques intrinsèques (Se-Sp) :

- seuil de détection du test :
  - si seuil bas = **Se ↗ – Sp ↘ / VPP ↘ – VPN ↗ / RVP ↘ – RVN ↗**
  - si seuil élevé = tout est inversé !
- stade de la maladie ou quantité de l'inoculum : si maladie est avancée ou inoculum important = **Se ↗ – Sp ↘ / VPP ↘ – VPN ↗ / RVP ↘ – RVN ↗**

› Deux paramètres pour les caractéristiques extrinsèques (VPP-VPN) :

- prévalence de la maladie **Question ECN*i* sélective** :
  - si prévalence (p) ↗ = alors VPP ↗ et VPN ↘ (astuce mémoire = « si p ↗ alors VPP ↗ car les p vont au p »)

- si prévalence (p) ↘ = alors VPP ↘ et VPN ↗
  → VPP et VPN ne peuvent donc pas être correctement estimées si la prévalence de la maladie dans l'échantillon d'étude est différente de la prévalence réelle en population générale !
- représentativité de l'échantillon : conséquence directe de ce qui précède

4. Analyse d'un test diagnostique qualitatif (binaire)

4.1. Paramètres opérationnels du test (qualités métrologiques)

- Détermination Se-Sp / VPP-VPN / RVP-RVN pour tout test qualitatif
- Pas de calcul de significativité (p) mais valeurs de l'IC 95 % indispensables

4.2. Fiabilité/faisabilité ou reproductibilité (notion très importante !)

- Principe :
- indication limitée = pour évaluation des **tests diagnostiques qualitatifs uniquement** (positif ou négatif)
- reproductible à travers le temps et à travers les expérimentateurs
- pour mesure de la **concordance** = conformité de plusieurs jugements se rapportant au même objet
- → critère **faisant varier la validité externe** mais **pas la validité interne !**
- **Les qualités d'un test sont avant tout sa fiabilité** (mesurer bien ce qu'il doit mesurer), **sa précision et sa reproductibilité intra-essai** (ex : dans la même série de dosage), **inter-essai** (ex : même échantillon dosé 2 jours différents ou dans 2 laboratoires différents), et **biologique** (ex : prélèvements faits sur la même personne 2 jours différents, à des heures différentes)

4.3. Reproductibilité intra-observateur et inter-observateur

- Généralités :
- la reproductibilité du test concerne tout particulièrement les tests biologiques
- pour les tests morphologiques (imagerie), la variabilité de l'opérateur vis-à-vis de lui-même (intra-observateur) et par rapport aux autres (inter-observateurs) devra être mesurée
- Reproductibilité INTRA-OBSERVATEUR :
- 2 explications à la variabilité de mesure d'un test chez un même observateur :
  - variabilité analytique = variabilité **liée à la technique de mesure** (exemple : variabilité du dosage de la troponine dans un échantillon de sang d'une mesure à l'autre)

- variabilité d'interprétation = variabilité **liée à la lecture du test** (exemple : la relecture d'un coroscanner par le même cardiologue quelques semaines plus tard, pourra conduire à une interprétation différente)

- 3 techniques pour mesurer la reproductibilité intra-observateur :
  Question ECN*i* blanche inter-régionale
  - **mesure du CV (coefficient de variation) intra-observateur :** on parle alors de CV **analytique** lorsque l'on mesure uniquement la variabilité analytique
  - si étude d'une variable qualitative = **mesure du coefficient de CONCORDANCE KAPPA k** (aussi appelé *Cohen's Kappa*) qui mesure la concordance intra-observateur en excès par rapport à la concordance attendue par le hasard, avec reproductibilité :
    * excellente si k = 0,81 – 1
    * bonne si k = 0,61 – 0,80
    * moyenne si k = 0,41 – 0,60
    * faible si k = 0,40 – 0,21
    * mauvaise si k = 0 – 0,20

    → Retenir que **la reproductibilité est d'autant meilleure que k tend vers 1** (PCZ)
  - si étude d'une variable quantitative = **mesure du coefficient de CORRELATION INTRACLASSE ICC** (*intraclas correlation coefficient*) compris entre 0 (concordance liée uniquement au hasard) et 1 (concordance parfaite)

› Reproductibilité INTER-OBSERVATEUR :

- la reproductibilité inter-observateur peut être mesurée en **comparant des mesures réalisées par des évaluateurs différents**
- à savoir = « **Le coefficient de variation (CV) inter-observateur est toujours plus élevé que le coefficient de variation (CV) intra-observateur +++** » (PCZ)
- 2 techniques pour mesurer la reproductibilité inter-observateur :
  - mesure du CV (coefficient de variation) inter-observateur
  - mesure du coefficient de concordance kappa k (aussi appelé *Cohen's Kappa*) qui mesure la concordance inter-observateur en excès par rapport à la concordance attendue par le hasard

5. Analyse d'un test diagnostique quantitatif

5.1. Courbe ROC (*Receiver Operating Characteristic*)

Question ECN*i* 2018

› Principe :

- ROC = **Se (ordonnées)** en fonction de **1 – Sp (en abscisse)**
- indication limitée = évaluation des **tests diagnostiques quantitatifs uniquement** (biologiques souvent)

- si ROC médiane ayant 0 pour origine = test sans intérêt !

› Identification de la valeur seuil optimal à utiliser pour un test grâce à la courbe ROC :

- **point d'inflexion de la courbe** = choisir le point le plus près de l'angle supérieur gauche, et donc le plus éloigné de la diagonale [allant du point Se = 1 au point 1 – Sp = 1]
- valeur seuil pour laquelle **sensibilité** et **spécificité sont optimales**
- seuil optimal selon le type de test :
  - dépistage = on veut **Se ~ 100 %** avec la **meilleure Sp** possible
  - confirmation = on veut **Sp ~ 100 %** avec la **meilleure Se** possible
- *exemple important :*
  - *courbe ROC : valeur diagnostique du dosage des CPK à la 12e heure d'une douleur thoracique pour le diagnostic de syndrome coronarien aigu (SCA)*
  - *courbe obtenue en reportant la sensibilité et la spécificité pour le diagnostic de SCA de diverses valeurs seuils de CPK (indiquées entre parenthèses)*
  - *plus le seuil choisi est bas, et plus le test sera sensible au détriment de la spécificité et vice-versa*

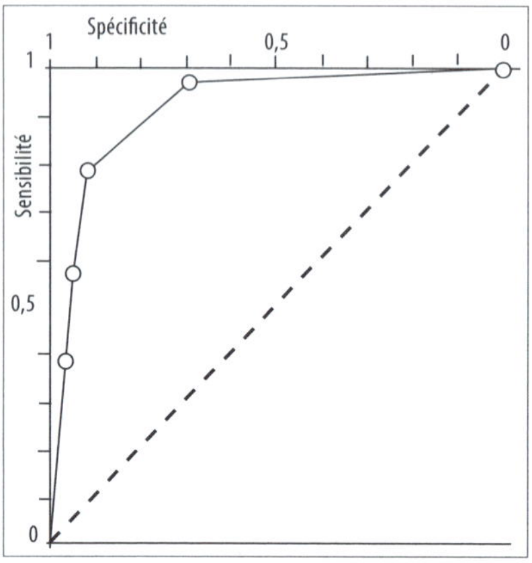

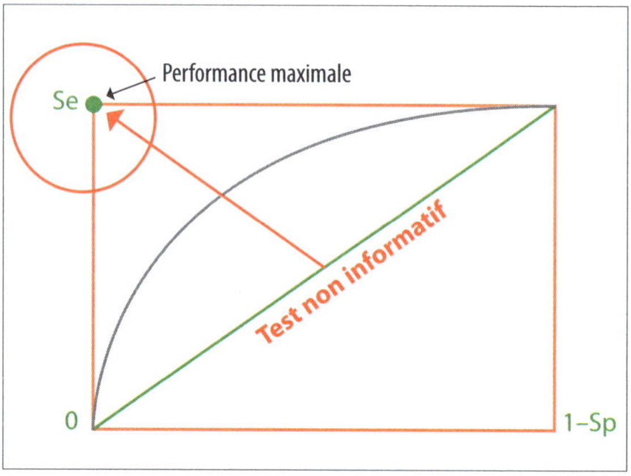

› Évaluation de la capacité discriminante globale du test ou comparaison de deux tests :

- **calcul de l'aire sous la courbe** (± comparaison statistique avec un autre test)
- à savoir en pratique : la valeur de l'aire sous la courbe doit être **AUC ≥ 70 – 75 % pour être valable**
- interprétation d'une courbe ROC :
  - les courbes ROC permettent de **comparer les tests entre eux**
  - le plus performant est celui dont la courbe ROC s'écarte le plus de la diagonale et dont l'aire sous la courbe (AUC = *Area Under Curve*) est la plus grande ou la plus proche de 1 (100 %)
- principe : les courbes ROC permettent d'étudier les variations de la spécificité et de la sensibilité d'un test xxx pour les différentes valeurs du seuil de discrimination entre tests positifs et tests négatifs (patients **présents** malades ou patients présents non malades).

La courbe ROC se construit de façon empirique en calculant la sensibilité puis la spécificité d'un test, pour les différents niveaux d'un seuil de discrimination (« 1 - spécificité » pour l'axe des abscisses, « sensibilité » pour l'axe des ordonnées).
Une courbe ROC correspond finalement à « une courbe de caractéristiques d'efficacité » d'un test diagnostique

⚠ Une courbe superposable à la diagonale à une AUC de 0,5 avec un test qui ne fait pas mieux que le hasard !!!

• interprétation des valeurs d'AUC :

Valeur de l'aire sous la courbe	Performance diagnostique
0,90 – 1	Excellente
0,80 – 0,90	Bonne
0,70 – 0,80	Moyenne
0,50 – 0,70	Médiocre

Comprendre l'implication du seuil en 3 images

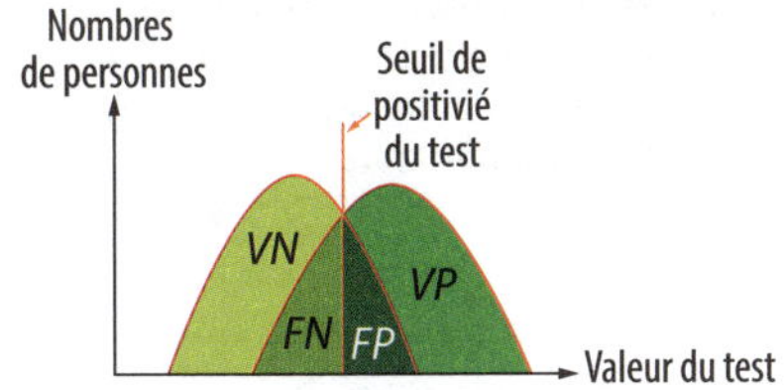

Seuil en valeur intermédiaire

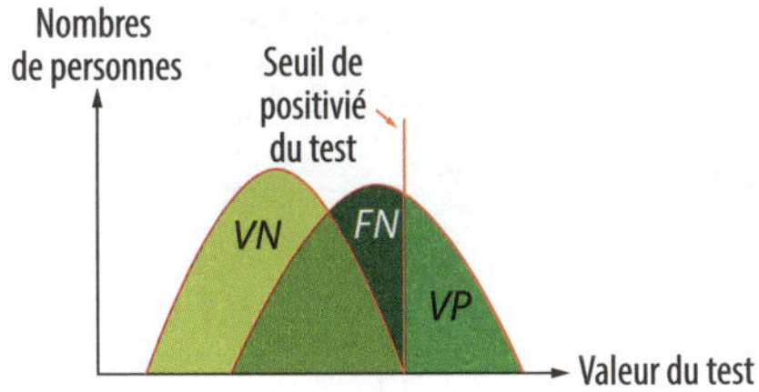

Seuil élevé
sensibilité faible, spécificité élevée

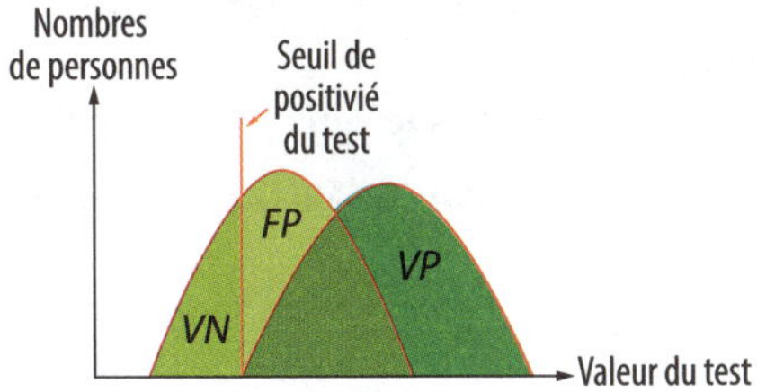

Seuil faible
sensibilité élevé, spécificité faible

› Question ECN*i* sortable sur comment assurer la « validation ultérieure du seuil » ?
La validation de l'utilité du test avec la valeur seuil optimal déterminée en ROC devra se faire au cours d'un **autre essai avec ce seuil uniquement !**

5.2. Corrélation de Pearson

› Objectif :

- évaluer la **corrélation des résultats entre les deux tests** → « **est-ce que le test à l'étude est aussi bon que le test de référence ?** »
- dogme fort à garder en tête = **l'étude ne pourra jamais conclure que le test étudié est meilleur que le test de référence +++** (PCZ) (puisqu'on part du principe que le test de référence « énonce la vérité » quant au statut M+ /M-)

› Principe :

- pour chaque patient, on analyse la **mesure avec chacun des deux tests en abscisse / ordonnée**
- puis on trace (en fait en **régression linéaire**) la **droite passant en moyenne entre les points**

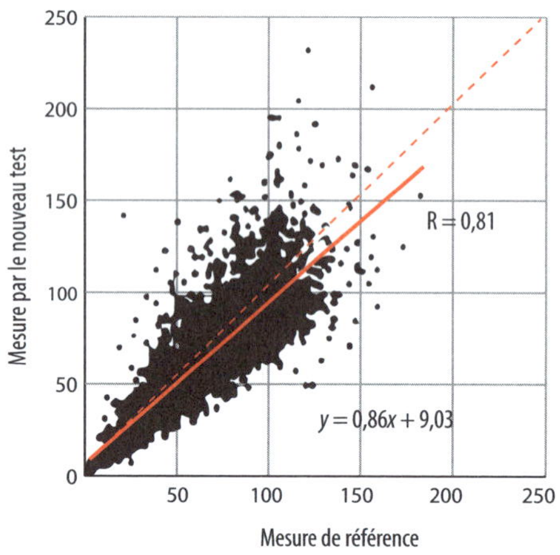

Coefficient d'une droite de régression construite grâce à un ajustement et passant par le nuage de points qui associent deux variables.
Les valeurs obtenues avec le nouveau test sont fortement corrélées à celles obtenues avec le test de référence. A noter que la pente est de 0,86, l'ordonnée à l'origine à 9,03 et le coefficient de corrélation r est à 0,81.

Corrélation linéaire de Pearson entre 2 tests diagnostiques

→ calcul du coefficient de corrélation (r)

- si R = 1 → **corrélation parfaite** entre les deux tests **dans le sens positif** de l'association
- si R = – 1 → **corrélation parfaite** entre les deux tests **dans le sens contraire** de l'association
- en pratique, on met au carré (R^2) pour éliminer les signes
- critère d'interprétation :
  - si R > 0,6 = **bon** (les performances du test étudié se rapprochent bien de celles du test de référence)
  - si R > 0,8 = **excellent** (les performances du test étudié sont très proches de celles du test de référence)
  - si R = 1 = **identique** (théorique : les performances du test étudié sont identiques à celles du test de référence)

→ calcul de la significativité de la corrélation (p) : obtention d'un p : significatif si p < alpha

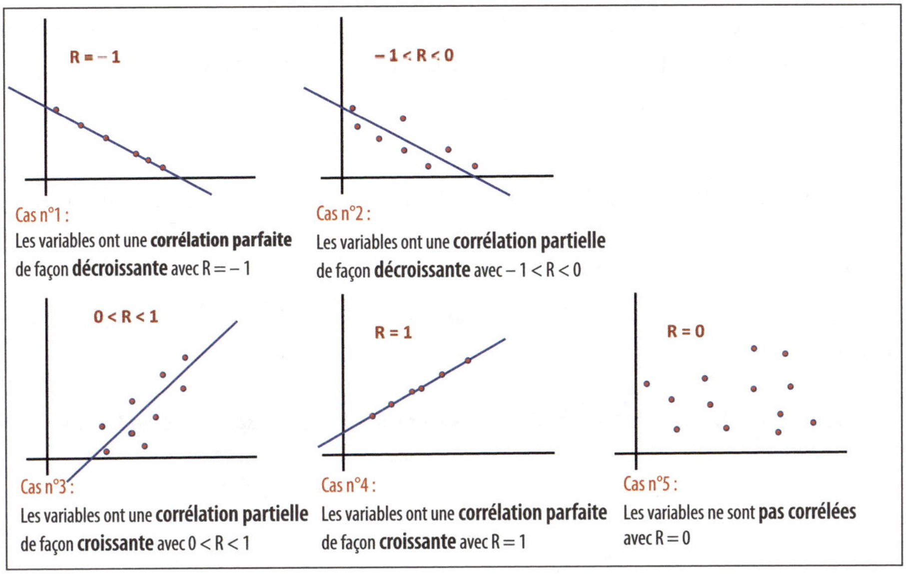

5 cas à retenir pour l'ECN*i* de Corrélation linéaire de Pearson

5.3. Diagramme de Bland-Altman

- Principe :
  - **différence entre les deux mesures de chacun des tests pour chaque patient** (en ordonnée)**en fonction de la valeur moyenne de la variable mesurée par les deux méthodes de mesure** (en abscisse)
  - on rajoute bornes de l'IC95 + le biais (0 = concordance parfaite)
- Trois intérêts :
  - donne la **dispersion des variables** pour l'ensemble du spectre des moyennes
  - donne le **biais moyen** comme différence moyenne entre les mesures par les deux tests
  - permet de **repérer si le test est plus performant pour une valeur particulière** (PCZ)

Pour comprendre : exemple

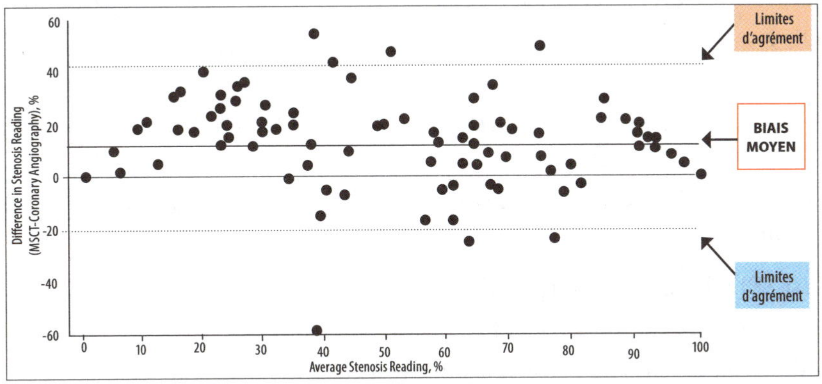

› Diagramme de BLAND ET ALTMAN : mesure de la sténose coronarienne par scanner multicoupe (MSCT) contre coronarographie invasive (JAMA 2005)
- abscisse : moyenne des deux méthodes de mesure
- ordonnée : différence entre les deux méthodes de mesure

› Ligne continue en gras : indique le **biais moyen** (dans cette étude, le scanner multicoupe donne des pourcentages de sténose plus élevés, de 12 % en moyenne, que ceux donnés par la coronographie invasive)

› Lignes en pointillés : **limites d'agrément** (dispersion : deux écarts types autour du biais moyen [- 19 % ; 43 %])

Schéma synthèse : Distinguer 3 types de résultats typiques sur Diagramme de Bland-Altman

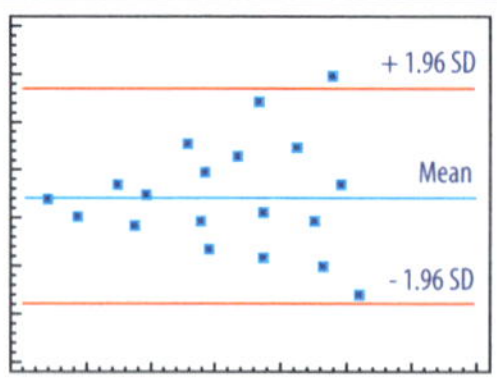

Cas où la différence dépend fortement de la taille des mesures, sans relation de proportionnalité

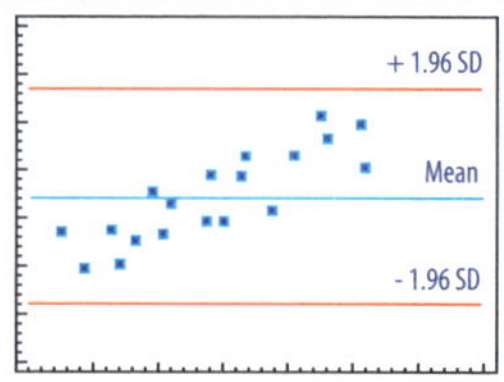

Cas d'une différence proportionnelle (plus importante pour les valeurs hautes)

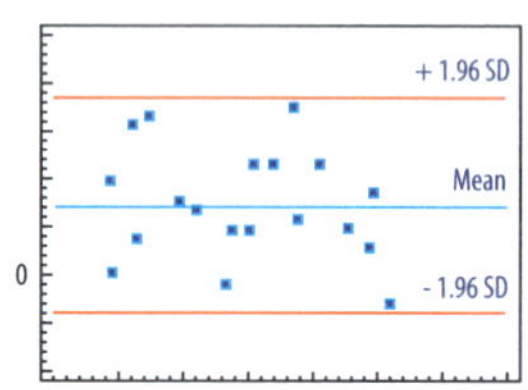

Cas d'une différence systématique absolue (observée quelles que soient les valeurs de mesures

5.4. Les 4 postulats de Galen et Gambino, pour le choix pratique des tests diagnostiques

› 1 – Test SENSIBLE à préférer si :
- maladie grave
- maladie traitable
- des résultats faussement positifs n'entraînent pas de **traumatisme** psychologique ou économique chez les sujets examinés
- *exemple : phéochromocytome fatal si diagnostic ignoré, or contrôlable à 100 % lorsque diagnostiqué*

› 2 – Test SPÉCIFIQUE à préférer si :
- maladie sérieuse mais difficilement guérissable / incurable
- le fait de savoir que l'on n'a pas la maladie présente une importance sanitaire et psychologique

- les résultats faussement positifs peuvent être psychologiquement et économiquement traumatisants pour les sujets examinés
- *exemple : sclérose en plaques, cancer au stade infraclinique*

› 3 - Test à VPP élevée à préférer si le traitement des sujets faussement positifs peut avoir des conséquences graves :
exemple : radiothérapie ou lobectomie chirurgicale inutiles chez des sujets faussement suspects d'un cancer du poumon

› 4 – Test à valeur GLOBALE élevée à préférer si :
- maladie sérieuse mais possiblement traitable efficacement
- les résultats faussement positifs et faussement négatifs sont tous deux traumatisants et entraînent des conséquences graves
- *exemple : infarctus du myocarde possiblement fatal si non traité mais également traumatisant en cas de résultat faussement positif*

6. Validité d'un essai diagnostique

6.1. Dix critères indispensables à la validité interne de l'essai diagnostique (*stard checklist consensus*)

› **Inclusion prospective** – étude multicentrique – **calcul du NSN *a priori***

› **Sélection** et **représentativité de l'échantillon** (selon les paramètres extrinsèques)

› **Examen de référence** (Gold standard) = le test doit être **validé** avec Se-Sp fournies

› **Définition de la maladie par le gold standard avec description précise du test**

› **Tous les sujets ont eu** à la fois **le test à l'étude et le test de référence**

› **Réalisation et interprétation des deux tests en aveugle** par un comité d'adjudication

› **Reproductibilité** du test / étude de la variabilité inter et intra-observateurs

› Ensemble des paramètres opérationnels fournis (3x2) avec **IC 95 % pour chacun**

› **Choix du seuil argumenté = courbe ROC fournie**

› **Validité externe** = applicabilité / risque / coût-bénéfice

6.2. Intérêt pour tout test diagnostique

L'intérêt dépendra des critères suivants :

- test = reproductif – simple – fiable – acceptable
- impact diagnostique = paramètres de performance
- impact thérapeutique = modifie la prise en charge
- impact de santé publique = coût – résistances…

7. Classification des essais diagnostiques

Question ECN*i* 2018

Essai	Principe
Essai de phase I	On pratique le test à l'essai sur une **population saine** et une **population malade** On recherche une **différence significative entre les deux populations** *Ex : faire un BNP à des patients sains et des patients en décompensation cardiaque*
Essai de phase II	On pratique le test à l'essai sur une **population indifférenciée de sains et malades** On **regarde si le test permet de bien classer les patients en sains / malades** *Ex : comparer les résultats d'un BNP avec ceux de l'ETT → étude rétrospective*
Essai de phase III	On pratique le test à l'essai sur **une population de patients suspects d'être malades** On regarde si le **test permet de différencier les patients sains et malades** *Ex : voir si le BNP est prédictif du résultat de l'ETT → étude prospective*
Essai de phase IV	On **pose une hypothèse avec un critère de jugement principal** puis on **randomise** On **compare les résultats sur le critère d'évaluation** avec et sans le test à l'essai *Ex : voir si le dosage du BNP aux urgences améliore la survie à 6 mois*

8. Recommandations STARD des études diagnostiques de performance (dernières mises à jour en 2003)

Un groupe de scientifiques et d'éditeurs a développé le STARD afin d'améliorer la qualité des articles des études diagnostiques de performance. Cela correspond à la liste des items qui doivent être présents dans l'article :

Section de l'article et thème	N° de l'item	Description
TITRE, RÉSUMÉ ET MOTS-CLÉS	1	Identifier l'article comme une étude sur la justesse d'une méthode diagnostique (recommander les mots-clés MeSH « sensitivity et specificity »)
INTRODUCTION	2	Qualifier les questions posées ou les buts de l'étude, telles que l'estimation de la justesse d'un test diagnostique ou la comparaison de la justesse diagnostique de deux (ou plusieurs) tests ou de plusieurs groupes de sujets
MÉTHODES		Décrire :
Participants	3	la population étudiée : les critères d'inclusion et de non-inclusion, la mise en œuvre, l'endroit où les données ont été collectées
	4	le recrutement des participants : était-il fondé sur des symptômes, des résultats de tests antérieurs ou sur le fait que le nouveau test ou le test de référence a été réalisé chez les participants ?
	5	l'échantillonnage des participants : s'agissait-il d'une série de cas consécutifs définie par des critères de sélection issus des items 3 et 4 ? Si non, spécifier la façon dont les patients ont été sélectionnés
	6	la collecte des données : le recueil des données a-t-il été planifié avant que le nouveau test et le test de référence aient été réalisés (étude prospective) ou après (étude rétrospective) ?

Section de l'article et thème	N° de l'item	Description
Méthodes des tests	7	Le test de référence et son rationnel
	8	les spécifications techniques du matériel et des méthodes concernées, y compris comment et quand les mesures ont été réalisées et/ou citer les références utilisés pour le nouveau test et pour le test de référence
	9	la définition et le rationnel pour les unités, les seuils et/ou les catégories utilisés pour exprimer les résultats du nouveau test index et du test de référence
	10	le nombre, le degré d'entraînement et d'expertise des personnes (a) exécutant et (b) lisant les résultats du nouveau test et du test de référence
	11	oui ou non : les évaluateurs du nouveau test, respectivement du test de référence, ont-ils réalisé en aveugle (masqués) la lecture de l'un et l'autre test ; ont-ils décrit toute autre information clinique dont ils disposaient
Méthodes statistiques	12	Les méthodes de calcul ou de comparaisons des mesures de justesse diagnostique et les méthodes statistiques utilisées pour quantifier l'incertitude (par exemple, l'intervalle de confiance à 95 %)
	13	Les méthodes de calcul de la reproductibilité du test, le cas échéant
RÉSULTATS		Notifier :
Participants	14	quand l'étude a été réalisée, incluant les dates de début et de fin de recrutement
	15	les caractéristiques cliniques et démographiques (par exemple, l'âge, le sexe, le type de symptômes, la comorbidité, le(s) traitement(s) actuel(s), le(s) centre(s) de recrutement)
	16	combien de participants satisfaisant les critères d'inclusion ont ou n'ont pas eu le nouveau test et/ou le test de référence ; décrire pourquoi les participants n'ont pas eu l'un ou l'autre test (un diagramme de flux est fortement recommandé)
Résultats du test	17	l'intervalle de temps entre la réalisation du nouveau test et celle du test de référence et l'administration éventuelle d'un traitement entre temps
	18	la distribution de la sévérité de la maladie (définir les critères) chez ceux qui présentent l'affection étudiée ; décrire les autres diagnostics pour les participants ne présentant pas l'affection étudiée
	19	un tableau croisé des résultats du nouveau test (incluant les données manquantes ou indéterminées) selon les résultats du test de référence ; pour les résultats de variables continues, décrire la distribution des résultats du nouveau test selon les résultats du test de référence
	20	les effets indésirables du nouveau test et du test de référence
Estimations	21	les estimations de la précision diagnostique et des mesures d'incertitude statistiques (par exemple, l'intervalle de confiance à 95 %)
	22	comment ont été pris en compte les résultats imprécis, les réponses manquantes, et les « *outliers* » du nouveau test
	23	les estimations de la variabilité de la précision diagnostique entre sous-groupes de participants, évaluateurs ou centres, le cas échéant
	24	les estimations de la reproductibilité, le cas échéant
DISCUSSION	25	Discuter de l'applicabilité clinique des résultats de l'étude

GRILLE DE LECTURE D'UN ARTICLE DIAGNOSTIQUE

Titre et auteur de l'article:____________________________________

Rev/Année/Vol/Pages____________________________________

Thème de l'article :

	OUI	NON	?
1. Les objectifs sont clairement définis	❑	❑	❑
2. Méthodologie	❑	❑	❑
• Le test étudié est comparé à un test de référence fiable et valide, déterminé *a priori*	❑	❑	❑
• La méthode de sélection des patients est décrite	❑	❑	❑
• La fréquence de la maladie dans l'échantillon étudié correspond aux données épidémiologiques connues	❑	❑	❑
• Le terme « normal » est défini	❑	❑	❑
3. Analyse des résultats			
• Les résultats sont analysés en aveugle quand c'est possible	❑	❑	❑
• Les caractéristiques diagnostiques du test sont calculées ou calculables (sensibilité, spécificité)	❑	❑	❑
4. L'utilité clinique du test est recherchée	❑	❑	❑

Commentaires :

Études pronostiques

1. Principes généraux

1.1. Modalités

- Population étudiée = sujets **malades** (tous les patients de l'étude seront forcément malades +++)
- Recherche de facteurs pronostiques associés à l'évolution d'une maladie

> - Focus = « ne pas confondre facteurs pronostiques et facteurs de risque » :
> - facteurs de risque = associés à la survenue d'une maladie et non à son évolution
>   Ex fort : *le tabac est un FDR de cancer du poumon en augmentant sa survenue, mais lorsque le cancer est apparu ce n'est pas un facteur modifiant le devenir du patient aussi important que le stade tumoral ou l'âge du patient*
> - facteurs pronostiques = facteurs sont suffisamment associés (statistiquement) pour prédire l'évolution mais **pas nécessairement de lien de causalité**
>   Ex fort : *l'âge élevé est un Facteur de mauvais pronostic dans le cancer du poumon, mais ce n'est pas parce que l'on est âgé que l'on a plus de chance d'avoir un cancer du poumon (tout du moins pas de manière significativement forte)*

1.2. Quatre objectifs d'une étude pronostique

- **Adapter la décision thérapeutique** – la **surveillance** – l'**information**
- Définir des **groupes homogènes de pronostic** pour les scores ou stadifications (utilisés dans les études ultérieures)
- Améliorer la **planification des futures études cliniques** (dans le protocole prévoir une stratification pour les facteurs pronostiques connus – ajustement – interprétation…)
- Compréhension de l'**histoire naturelle** et de la **physiopathologie**

1.3. Deux types de plan de l'étude possibles

- Étude pronostique observationnelle = **cohortes pronostiques prospectives** (ou plus rarement rétrospectives)
- Étude pronostique interventionnelle = **essais contrôlés randomisés**
  → le design idéal est l'étude de cohorte pronostique car il est habituellement impossible ou non éthique de randomiser des patients selon différents facteurs pronostiques

- Étude cas témoins (beaucoup plus rare) : avec des cas correspondant à des patients atteints de la maladie ayant développé une complication, et les témoins seront les patients atteints de la même maladie mais sans complications

2. Points-clés méthodologiques des cohortes pronostiques

> ⚠ Les points-clés méthodologiques des études de cohortes pronostiques sont, hormis quelques spécificités, ceux des études épidémiologiques analytiques de cohortes

2.1. Discuter l'inclusion et le recrutement des patients dans une cohorte pronostique

- L'échantillon des patients étudiés doit être représentatif de la population cible (même pronostic) :
- modalités :
  - importance des **critères d'inclusion** et **d'exclusion** – **spécifiés** et **adéquats**
  - importance des **critères diagnostiques**
  - importance du **mode de recrutement** (ex : risque d'effet centre si CHU spécialisé…)
  - description de la population de l'étude
- deux biais à risque :
  - biais lié à la surestimation ou sous-estimation du risque
  - biais de sélection lors du recrutement = population hospitalière (généralement de moins bon pronostic) : la sélection des patients hospitalisés par rapport à des patients vus en consultation entraînera une augmentation de la proportion de cas plus sévères et donc une augmentation du risque de survenue d'évènements indésirables ou de décès
- un moyen de limiter le biais de sélection lors du recrutement : privilégier un **recrutement non spécialisé hors CHU**

- Les patients doivent être suffisamment homogènes au regard du pronostic :
- modalités qui assurent l'homogénéité pronostique des groupes :
  - tous les patients doivent être **inclus au même stade d'évolution** de la maladie
  - on parle alors **de cohorte incidente** (« incipient cohort »)
  - **définition cohérente** et **précise des stades** de la maladie
- exemple fort pour comprendre :
  - *nouveaux cas incidents (au début de la maladie) par opposition aux cas prévalents (c'est-à-dire à un moment donné de l'évolution)*
  - *les cas prévalents diffèrent des cas incidents en raison des décès plus précoces ou guérisons ou sorties de la population initialement définie, changement de stade, complications plus fréquentes…*

- dogme ECN*i* : la cohorte ne doit pas être définie rétrospectivement à partir du suivi d'une autre cohorte utilisée pour une autre étude car risque de **biais de sélection majeur !**

2.2. Discuter le suivi d'une cohorte pronostique

› Quatre caractéristiques d'un suivi de qualité (éléments très spécifiques de l'étude pronostique) :

- suivi **suffisamment long** (PCZ) pour tenir compte de l'évolution naturelle (temps de latence) de la maladie et ainsi détecter les événements
- **complet**
- **correct**
- **homogène** pour tous les patients

› Un risque de biais : BIAIS des PERDUS DE VUE (PCZ) (biais encore plus important que pour les cohortes épidémiologiques classiques !) :

- si nombre de **perdus de vue > 10 – 15 %**
- car les perdus de vue ont un **pronostic différent** (meilleur ou moins bon)

- savoir analyser un taux de perdus de vue Question ECN*i* sélective
  - **l'influence de la proportion de perdus de vue sur la validité de l'étude dépend de la fréquence de survenue de l'événement étudié**
  - *ex fort : une proportion de 5 % de perdus de vue n'aura que peu de conséquence si l'événement survient chez 60 % des patients, à l'inverse un taux de 5 % de perdus de vue sera très préjudiciable à l'étude, si l'événement ne survient que chez 10 % des patients !!!*

2.3. Discuter le(s) critère(s) de jugement d'une cohorte pronostique

› Caractéristiques du (des) critère(s) de jugement de qualité :

- pertinents – valides – objectifs – non biaisés
- définis *a priori*
- mesurés de la même manière dans tous les groupes par des évaluateurs formés
- évaluation en aveugle des caractéristiques initiales des patients
- ± recours à un comité d'adjudication en aveugle, si critère subjectif

2.4. Discuter l'analyse des données d'une cohorte pronostique

› Moyens de lutter contre les facteurs de confusions potentiels : **ajustement par analyse multivariée** sur les facteurs pronostiques déjà connus

- Tests statistiques utilisables :
  - si variables qualitatives : mesures d'associations = **RR** ou **OR**…
  - si variables censurées (délai d'apparition d'un événement binaire comme survie ou décès) : ANALYSE DE SURVIE :
    - pour décrire la survie = **courbe de Kaplan Meier**
    - pour comparer deux courbes de survie = **test du Log-Rank**
    - pour une analyse multivariée = **modèle de Cox**

⇒ tous les résultats doivent, comme toute estimation, être donnés avec leur intervalle de confiance et/ou degré de significativité p

2.5. Discuter le choix des facteurs pronostiques étudiés

On privilégie idéalement :

- les facteurs pronostiques les plus pertinents, car seul un nombre limité de facteurs pourra être testé (la règle des 10 % est souvent retenue en pratique en LCA avec, par exemple, pour étude avec 100 décès une limite d'étude de 10 facteurs pronostiques maximum)
- les facteurs pronostiques déjà connus et validés dans la littérature (permet d'éviter des facteurs de confusion potentiels)
- les facteurs pronostiques facilement mesurables en routine possédant un « sens clinique » pour pouvoir appliquer les résultats de l'étude à la pratique courante

2.6. Notion de « SCORE PRONOSTIQUE »

Un score pronostique ne pourra être validé (validation interne) que si ses performances dans le classement des patients ont été vérifiées sur un autre échantillon : on peut ainsi décider a priori que la moitié de l'échantillon (définie par tirage au sort) sera l'échantillon-test (training set) qui sert à construire le score et que l'autre moitié sera l'échantillon de validation (validation set)

2.7. Notion de « Cohorte de VALIDATION »

- La cohorte pronostique est utilisée pour **valider la fiabilité d'un score pronostique déjà décrit** dans une première cohorte pronostique (une cohorte de validation est donc toujours une seconde cohorte)
- Étapes de la validation :
  - **vérifier la force d'association** (OR, HR, etc.)
  - **mesurer la discrimination** = capacité du modèle à distinguer les malades qui feront ou ne feront pas l'événement (par exemple via l'aire sous la courbe ROC si le devenir est en « oui/non »)

- **mesurer la calibration** = capacité du modèle à prédire correctement les probabilités d'événement (elle s'effectue via la confrontation des probabilités observées aux probabilités prédites)

› Si la validation du score pronostique se fait sur un échantillon complètement indépendant du premier (autre cohorte, par exemple), alors cela **augmente la validité externe** (PCZ)

2.8. Modèles d'analyse multivariée utilisés en fonction de l'événement étudié en étude pronostique

Selon que l'événement évolutif est précoce (ex : mortalité à 1 mois) ou tardif (ex : survie à 5 ans), les modèles d'analyse multivariée utilisés pour prendre en compte les facteurs de confusion seront différents

› Si l'événement attendu est PRÉCOCE :

- prise en compte du facteur temps = **NON** (souvent inutile de prendre en compte le délai de survenue de l'événement)
- test statistique pour analyse multivariée = **modèle de régression logistique** où la variable expliquée (aussi appelée variable dépendante) est la survenue de l'événement considérée comme une variable dichotomique (décès à 1 mois) et les variables explicatives (aussi appelées variables indépendantes) sont le(s) facteur(s) d'intérêt et les facteurs pronostiques connus pouvant jouer un rôle de confusion

› Si l'événement attendu est TARDIF :

- prise en compte du facteur temps = **OUI** (prise en compte du temps indispensable car il existe une nécessité d'un suivi de longue durée mais avec un recul souvent variable d'un patient à l'autre)
- test statistique pour analyse multivariée = **modèle de Cox** qui prend en compte le temps d'observation de chaque patient
- le rôle du facteur pronostique d'intérêt, indépendamment des facteurs de confusion, sera évalué par le **hazard ratio ajusté** sur les facteurs de confusion, qui s'interprète comme un risque relatif

GRILLE DE LECTURE D'UN ARTICLE DE PRONOSTIC (ANALYSE DE COHORTE)

Titre et auteur de l'article:______________________________________

Rev/Année/Vol/Pages____

Thème de l'article :

	OUI	NON	?
1. Les objectifs de l'étude sont clairement définis	❑	❑	❑
2. Méthodologie	❑	❑	❑
• Les modalités de constitution de la cohorte sont précisées	❑	❑	❑
• Tous les patients de la cohorte ont été identifiés au même stade de la maladie	❑	❑	❑
• Les critères d'inclusion et d'exclusion sont spécifiés et adéquats	❑	❑	❑
• Les biais possibles sont exposés et les méthodes pour les prendre en compte sont décrites	❑	❑	❑
• Le suivi est complet et correctement réalisé	❑	❑	❑
• Les critères de jugement sont pertinents, fiables et tous utilisés	❑	❑	❑
3. Les résultats			
• L'interprétation de ces critères est objective	❑	❑	❑
• Les résultats sont ajustés pour les autres facteurs pronostiques	❑	❑	❑

Commentaires :

Revue systématique et Méta-analyse

1. Généralités

› Définition : REVUE SYSTÉMATIQUE

La revue systématique avec ou sans méta-analyse est une **forme d'étude qui apporte des données exhaustives et synthétisées des informations disponibles** pour une question donnée.

Jusque là, la grande majorité des revues systématiques faisait la synthèse d'essais contrôlés randomisés, mais actuellement, les revues systématiques d'études observationnelles et d'études diagnostiques se développent.

› Définition : MÉTA-ANALYSE

Cette synthèse issue de la revue systématique des données pourra s'accompagner d'une méta-analyse consistant en une **agrégation des données numériques des études incluses dans la revue systématique.**

Les revues systématiques, particulièrement lorsqu'elles contiennent une méta-analyse, sont considérées comme le type d'étude apportant **le plus haut niveau de preuve** (niveau de preuve 1)

› Critères méthodologiques d'une revue systématique :

- **méthodologie rigoureuse** (comme un essai contrôlé randomisé), contrairement à une revue générale dite narrative (pas de rigueur particulière)
- rédaction d'un **protocole a priori**

› 4 avantages d'une méta-analyse :

- augmentation de **PUISSANCE STATISTIQUE** (en augmentant le nombre de sujets)
- augmentation de **VALIDITÉ EXTERNE** (par un échantillon de patients plus représentatif)
- facilite la **réalisation d'études en sous-groupes** (par l'augmentation du nombre de patients et d'événements étudiés)
- **résultat plus précis**

2. Quelles sont les étapes nécessaires à la réalisation d'une revue systématique ?

Une grille d'extraction est réalisée afin d'extraire de manière systématique et homogène toutes les informations nécessaires pour chacune des études

› Quel est le nom de la grille décrivant les items devant être rapportés lors de la rédaction d'une revue systématique ?

Grille PRISMA

› 5 étapes de la réalisation d'une revue systématique :

- recherche sur les bases de données et autres sources
- sélection sur titre puis sur résumé et enfin sur texte intégral
- extraction des données pour chaque étude
- évaluation des biais
- synthèse sous forme de méta-analyse si possible ou à défaut descriptive

› Informations à récupérer dans chaque partie de chaque étude lors d'une revue systématique :

Introduction	Contexte Question posée par l'étude (PICOS)
Matériel et méthode *(protocole de l'étude à récupérer)*	Critères d'éligibilité des études Sources utilisées pour retrouver les études et la date de la dernière consultation Stratégies de recherche Procédure de sélection des études, d'extraction des données et d'évaluation du risque de biais Méthodes statistiques utilisées Choix de la forme sous laquelle les données seront synthétisées
Résultats	Diagramme de flux avec les raisons d'exclusions Caractéristiques des études Évaluation du risque de biais Résultats pour chaque étude et des méta-analyses
Discussion	Résumé des principaux résultats Limites sur la réalisation de la revue Niveau de preuve des résultats de chaque étude Implications pour les futures recherches.

› Diagramme de flux spécifique des Méta-analyses :

Le diagramme de flux (figure ci-après) doit préciser le nombre de références retrouvées initialement sur les différentes bases de données et décrire pour chaque étape de sélection les raisons d'exclusions

L'extraction des données est réalisée sur une grille identique pour chacune des études.

La grille la plus utilisée et reconnue aujourd'hui pour évaluer le risque de biais dans les études contrôlées randomisées est la ***Risk of Bias Tool* de la collaboration Cochrane** qui consiste à évaluer pour différents aspects méthodologiques si le risque de biais est haut, bas ou non clair. Les différents points évalués sont la randomisation, l'aveugle, les critères de jugement rapportés et la gestion des données manquantes et de l'intention de traiter

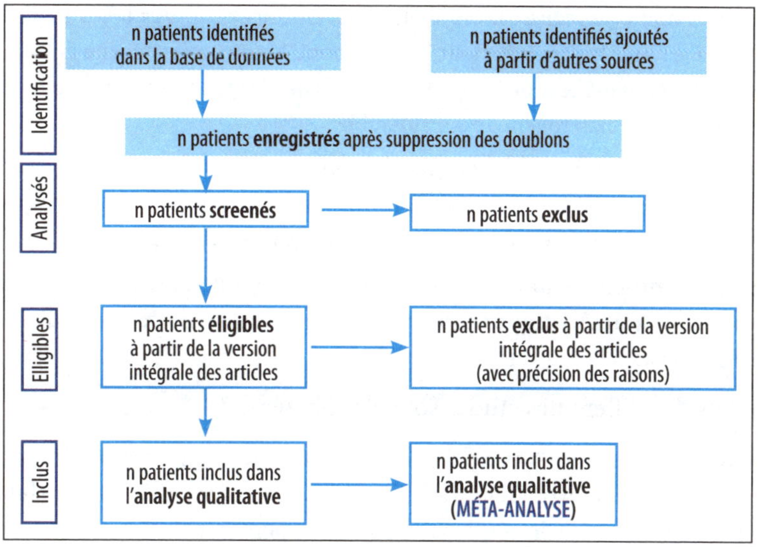

Diagramme de flux (flow chart) des méta-analyses
selon grille recommandée PRISMA

› FOREST PLOT spécifique des Méta-analyses :

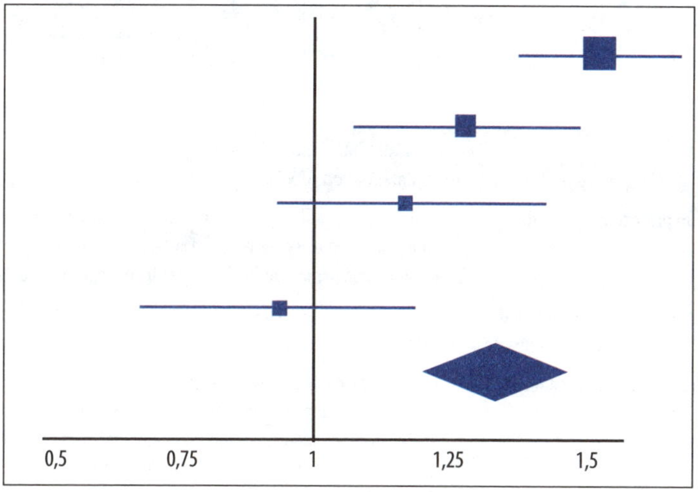

Forest Plot de Méta-analyse

- les résultats d'une méta-analyse sont présentés sous la forme d'un FOREST PLOT (figure ci-dessus) :
  - les **carrés** = représentent l'**indice d'effet** pour chaque étude
  - la **ligne horizontale** = représente l'**intervalle de confiance** (si cette ligne coupe la ligne verticale centrale cela signifie que la différence est non significative avec OR = 1)
  - la **taille des carrés** = représente le **poids de l'étude** dans l'effet commun (la taille du carré est d'autant plus élevée que l'étude correspondante a été réalisée sur un nombre de patients inclus important et que son résultat est précis)
  - le **losange** = représente l'**effet commun de l'ensemble des études** obtenu en combinant par un calcul statistique les résultats de chaque étude, pondéré en fonction du nombre de patients inclus. Un test statistique visant à apprécier l'hétérogénéité des résultats

synthétisés doit être réalisé. Il est le plus souvent rapporté sous la forme I2 suivi d'un pourcentage : un I2 entre 0 % et 40 % correspond à une hétérogénéité faible, entre 30 et 60 % une hétérogénéité modérée, 50 à 90 % une hétérogénéité substantielle et 75 à 90 % correspond à une hétérogénéité considérable

- conduite à tenir devant une hétérogénéité détectée entre les résultats des différents essais d'une méta-analyse :
  - effectuer des **études de sensibilité** afin de comprendre les raisons
  - **regarder comment se modifie l'effet commun si on ne garde que les études ayant telle ou telle caractéristique** (dose utilisée, degré de sévérité de la maladie, haut ou bas risque de biais…)

Les résultats des différentes études sont-ils cohérents ?

La confiance dans les résultats de la méta-analyse sera moins forte si les résultats des différentes études incluses vont dans des directions différentes, si la taille de l'effet est très variable ou si les intervalles de confiance ne se recoupent pas

3. Grille d'analyse d'une Méta-analyse : Grille AMSTAR

GRILLE AMSTAR (recommandation HAS 2014)	
1. A-t-on fourni un protocole a priori du travail ?	La question à l'étude et les critères d'inclusion doivent être établis avant l'exécution de l'examen systématique. Existe-t-il un protocole publié de l'étude, l'approbation par un comité d'éthique ou des objectifs prédéterminés ?
2. La sélection des études et l'extraction des données ont-elles été faites en double ?	Il doit y avoir au moins deux extracteurs de données indépendants et un mécanisme pour arriver à un consensus dans les cas de divergences.
3. A-t-on effectué une recherche complète dans la littérature ?	La recherche doit porter sur au moins deux sources électroniques. Le rapport doit inclure les années et les bases de données utilisées (ex. : Central, EMBASE et Medline). Les auteurs doivent fournir les mots-clés et/ou les termes utilisés pour la recherche et au mieux la stratégie de recherche. Toutes les recherches doivent être complétées par une consultation de revues, de manuels, de registres spécialisés ou de spécialistes du domaine et par une revue des références contenues dans les études.
4. Est-ce que la nature d'une publication (ex. : littérature grise) a servi de critère d'inclusion ?	Les auteurs doivent déclarer avoir recherché des rapports d'études sans égard par rapport au type de publication. Ils doivent aussi dire s'ils ont exclu des rapports à cause de la nature de la publication, de sa langue, etc. Il doit y avoir une recherche explicite de la littérature « grise », comme par exemple la base SIGLE.
5. Les auteurs ont-ils fourni la liste des études incluses et des études exclues ?	Les auteurs doivent fournir la liste des études incluses et des études exclues. Un lien électronique vers ces listes est acceptable.

6.Les auteurs ont-ils fourni une description des caractéristiques des études incluses ?	Présentées sous une forme condensée comme un tableau, les données de l'étude originale doivent inclure les participants, les interventions et les résultats. L'étude doit rendre compte des différentes caractéristiques de toutes les études analysées (ex. : âge, sexe, données socio-économiques pertinentes, état de la maladie, durée, sévérité ou autres maladies).
7. La qualité scientifique des études incluses a-t-elle été analysée et documentée?	Les critères de choix *a priori* du type d'études incluses doivent être fournis (par exemple les essais contrôlés randomisés, les essais en double insu, les essais comparatifs avec placebo, d'autres types d'études...). La qualité de chaque étude a-t-elle été analysée : score de Jadad, risque de biais...
8. La qualité des études incluses a-t-elle été prise en compte de façon appropriée dans la formulation des conclusions ?	Les résultats concernant la qualité scientifique des études incluses doivent être pris en compte dans l'analyse et les conclusions de la revue, et doivent être mentionnés explicitement dans la formulation des recommandations. Par exemple : « les résultats doivent être pris avec réserve en raison de la faible qualité des études prises en compte »
9. Les méthodes d'analyse des résultats étaient-elles appropriées ?	Lorsqu'on regroupe des résultats, on doit d'abord vérifier si les études sont combinables en appliquant un test d'homogénéité (par ex., le test I2 qui détermine l'homogénéité des données). S'il existe de l'hétérogénéité, on devrait utiliser un modèle d'analyse des effets aléatoires et/ou considérer la pertinence de regrouper les résultats des études (est-il approprié de les regrouper ?). Les auteurs doivent expliquer la raison de leur mode de présentation des résultats.
10. A-t-on analysé la possibilité d'un biais de publication ?	L'analyse d'un biais de publication doit comprendre une représentation graphique (par ex., graphique en entonnoir ou autres tests disponibles) et/ou des analyses statistiques (par ex. : le test de régression de Egger).
11. A-t-on déclaré les conflits d'intérêt ?	Les sources potentielles de soutien doivent être clairement présentées, pour les auteurs de la revue systématique et pour chacune des études incluses dans la revue.

Notes personnelles

Partie 4

Plan de lecture en LCA

Plan type de la 1re lecture de l'article en LCA

De nombreux étudiants me demandent régulièrement en conférence « comment bien débuter une épreuve de LCA ? » ou plus précisément « en quoi consiste le début de l'épreuve de LCA en version ECNi sur tablette ? »

La première étape de l'épreuve consistera toujours à **lire une première fois l'article médical** proposé. Tout le problème est que le but n'est pas seulement de parcourir rapidement et de manière superficielle l'article, mais bien d'avoir une première lecture « intelligente » et **déjà très orientée** pour rapidement saisir les enjeux de l'article, de manière à avoir un coup d'avance sur les QCM qui suivent...

C'est de là que m'est venue l'idée de ce « plan type de la 1re lecture d'article médical », que vous devez absolument avoir en tête, car il vous donne, étape par étape, **tous les éléments importants à repérer** dans l'article. Ces éléments seront le **support de la grande majorité des QCM posés** dans l'article !

Par ailleurs, cette méthodologie vous poussera à avoir une **vue d'ensemble de l'article**, une « vue par couche », qui vous permettra de répondre plus facilement aux QCM difficiles de synthèse fréquemment posés en fin de dossier...

1. Introduction

Moyen mnémotechnique

- **Justification de la réalisation de l'étude** (« EDIE »)
  - **Eléments de contexte** du problème étudié
  - **Description fondamentale de l'intervention** = physiopathologie / mécanisme d'action du médicament
  - **Intérêt de l'étude** = hypothèse d'efficacité / de meilleure tolérance / de moindre coût...
  - **Ethique**

Moyen mnémotechnique

- **Objectif principal de l'étude** (à rechercher dans la dernière phrase de l'introduction) (« PICO »)
  - **Population étudiée**
  - **Intervention/ facteur étudié**
  - **Contrôle**
  - **Outcome = critère de jugement principal**

2. Matériels et méthodes

2.1. Type d'étude

- **Interventionnelle** ou **observationnelle**
- **Essai thérapeutique** ou **cas-témoin** ou **cohorte** ou **étude transversale** ou **étude de registre**
- **Prospective** ou **rétrospective** ou **transversale**
- **Randomisée** (avec la **méthode** spécifique = centralisée ou non ? restrictions ? par bloc ? par stratification ?...) ou **non randomisée**
- **Contrôlée** ou **non contrôlée**
- **Simple / double / triple aveugle** ou **en ouvert**
- **De supériorité** ou **non-infériorité** ou **d'équivalence**
- **En parallèle** ou ***cross-over*** ou **séquentiel**
- **Phase I** ou **phase II** ou **phase III** (le plus fréquent) ou **phase IV**

2.2. Lieu de l'étude

- **Monocentrique** ou **multicentrique avec nombre de centres** (toujours dire au moins cela !)
- **Pays** (US / France…) – Système de santé
- **Type de structure** = hôpital universitaire, public – privé, ambulatoire, centre de référence…

2.3. Temps de l'étude

- **Date de début** de l'étude (année sans jour ou mois)
- **Date de fin** de l'étude (année sans jour ou mois)
- ± **Durée de suivi de l'étude** si prospectif

2.4. Patients

- Nombre de **patients randomisés au total**
- **Critères d'inclusion** principaux
- **Critères d'exclusion** particuliers et leurs nombres (trop de critères d'exclusion ?)
- **Mode de recrutement** (volontaires, patients consécutifs…)

2.5. Intervention

- **Modalités du protocole** avec **dénomination et description brève et précise de l'intervention de chaque groupe** avec **dose et voie d'administration si traitement !!**
- **Nombre de patients dans chaque bras** (n = …)
- **Durée du suivi** ou **nombre de décès attendus** si survie

2.6. Critère de jugement principal

- Si essai diagnostique : c'est la « performance diagnostique » du test
- Si étude épidémiologique : c'est la relation entre exposition / maladie
- Si critère composite : analyser les différents critères qui le constituent (nature ? gravité ?)

2.7. Critères de jugement secondaires

- Identifier le ou les critères secondaires et/ou sous-groupes les plus intéressants

2.8. Analyse

- En cas d'ITT : « **les résultats ont été analysés en intention de traiter.** »
- En cas d'analyse ajustée (étude épidémiologique) : **citer les facteurs d'ajustement**

3. Résultats

- Résultats sur la population :
  - analyser le diagramme de flux = nombre de patients éligibles / exclus / **randomisés / analysés / perdus de vue (n = …)**
  - **effectifs dans chaque groupe**
  - **durée moyenne de suivi** si étude prospective
- Résultats sur le critère de jugement principal :
  - mesure dans chaque groupe :
    - si analyse descriptive
      - identifier les **effectifs** et **pourcentage** pour chaque groupe
      - ± **médiane de survie**
    - si analyse univariée = 3 éléments à toujours identifier (même si résultats non significatifs) :
      - **taille de l'effet** avec l'**indice d'effet** adapté = **RR** ou **OR** ou **NST** ou **Se/Sp** ou **VPP/VPN** ou **RVP/RVN**

    - **IC 95 %** pour chaque résultat
    - **degré de significativité p** pour chaque résultat
  - astuce si étude épidémiologique : **identifier et comparer les résultats bruts** (analyse univariée) et **ajustés** (analyse multivariée)
- si α choisi est différent de 0,05 = **absolument noter le α de l'étude** (pour éviter de l'oublier plus loin sur un QCM…)

› Résultats sur critères secondaires ou sous-groupes : identifier le ou les critères secondaires et/ou sous-groupes les plus intéressants

› Résultats sur d'éventuelles analyses intermédiaires : raison d'arrêt prématuré éventuel de l'étude ?

› Résultats sur la tolérance :
- **complications** et **effets indésirables** lors de l'essai thérapeutique
- avec **nombre** et **nature** dans chaque groupe

› Si essai diagnostique quantitatif :
- paramètres opérationnels = **Se/Sp** et **VPP/VPN** pour le seuil de définition
- analyser précisément la courbe ROC = **valeur seuil optimale** + aire sous la courbe (AUC)
- analyser précisément le coefficient de corrélation de Pearson (r et p)
- analyser précisément le diagramme de Bland-Altman

4. Conclusion

› Conclusion : **résultat principal** correspondant à la **1re phrase de la discussion** (réponse à la question posée par « l'objectif »)

› Discussion :
- soit une ouverture vers une **étude future**
- soit une ouverture vers les **applications cliniques ultérieures**
- soit une **référence à des études passées**

Notes personnelles

Partie 5

Méthodologie et vocabulaire pour l'épreuve de LCA en ANGLAIS

Introduction

L'épreuve de LCA aux ECN*i* est désormais constituée de **2 articles médicaux entiérement en anglais**. En revanche, les questions posées sous forme de QCM, ainsi que les propositions de ces QCM sont bien évidemment en français. L'enjeu de maîtriser cette « lecture d'article en anglais » est donc au premier plan de votre préparation au concours !

Vous êtes nombreux à être (assez) moyens en anglais… (merci aux bons cours d'anglais prodigués dans nos grands lycées français… « where is Brian ?... Go in the kitchen !! »…), et donc, vous êtes nombreux à paniquer à l'idée que cette épreuve de LCA soit entièrement en anglais…

Cette partie du livre est justement pensée pour vous, étudiants, afin de vous donner toutes les astuces et clés facilitant la lecture d'un article en LCA.

Pour ce faire, cette partie s'articule autour de 3 axes :

- **1.** Astuces techniques pour lire un article en anglais ;
- **2.** Mots de vocabulaire importants dans la structure d'une phrase en anglais ;
- **3.** Lexique des mots techniques de LCA organisés par partie, dans l'article ;

Cette partie est dédiée à Mme SANCHEZ, ma prof d'anglais au lycée… et parce que la fierté ne brillait pas souvent dans ses yeux à mon égard…

Astuces pour la lecture en LCA

1. Partie 1-A : Introduction

Cette première partie attire l'attention sur les difficultés lexicales, morphologiques et syntaxiques communément rencontrées par les lecteurs francophones ainsi que la façon de les résoudre.

Premier élément pour vous rassurer : les termes scientifiques ou techniques en anglais sont formés de racines latines ou grecques qui ne présentent en général, pas de difficulté pour un francophone, et le vocabulaire des articles de recherche (en particulier les verbes) est constitué en grande partie de mots d'origine latine qui sont donc très souvent « transparents ».

Néanmoins, vous pouvez bien sûr rencontrer certaines difficultés lexicales devant des mots plus compliqués.

Ainsi, pour les mots que vous pensez ne pas connaître :

- demandez-vous si le mot vous rappelle un mot que vous connaissez dans votre propre langue (ou une autre langue). Souvenez-vous que la plupart des mots sont de « vrais amis » comme vous pourrez le constater tout au long de cet ouvrage, et reprenez confiance dans la langue ! Les « faux-amis » sont rares, ne vous focalisez pas sur eux ;
- identifiez la nature du mot d'après sa place dans la phrase. Certains mots ont en effet la même forme, qu'ils soient nom ou verbe, ce qui peut constituer une difficulté à la première lecture.

2. Partie 1-B : La STRUCTURE de la phrase en anglais

2.1. Cas général

L'anglais suit l'ordre « **Sujet-Verbe-Objet** », comme le français. La seule difficulté réside dans le fait qu'il y a souvent des mots composés, parfois très longs, qui peuvent obscurcir la clarté de la structure de phrase.

Le mieux est d'essayer de repérer le **verbe**. Tout ce qui le précède sera le sujet et tout ce qui le suit, l'objet (complément d'objet direct ou indirect).

L'ordre des mots est donc un élément important pour vous faciliter la vie à la lecture d'un article en anglais.

L'ordre utilisé est toujours le suivant : le déterminant (par exemple un adjectif) est toujours placé **avant** le déterminé (mot-clé). L'élément principal, celui sur lequel on doit se focaliser, se situe donc **à la fin** (c'est l'ordre inverse du français)

Pour comprendre

Exemple :

Anglais : Ecological efficient-energy house buildind program elaborate

1 2 3 4 5 6

Français :

Élaboration d'un programme de construction de maison avec énergie efficace, écologique

1 2 3 4 5 6

2.2. Cas particulier : difficulté de compréhension devant une chaîne nominale (suite de noms les uns derrière les autres en anglais)

Vous trouverez quelquefois des chaînes de noms qui vous laisseront perplexe, en particulier dans les articles de recherche, et notamment dans la partie dédiée à l'objectif de l'étude ou au type d'étude. Pas de panique, c'est facile : pour bien raisonner il faut aller chercher le **dernier mot de la série** qui est le nom d'intérêt, et en réalité tous les autres fonctionnent comme des adjectifs !

Pour comprendre

Exemple :

A scientific article mentioned a **phase II, multicenter, double blind placebo controlled crossover trial** of varenicline to moderate Alzheimer's disease

Ainsi, le nom d'intérêt est le dernier mot de la série : « **trial** » (essai).

Voici la traduction : « Un article scientifique mentionnait un **essai** de phase II multicentrique, croisé, contrôlé en double insu contre placebo… »

Mots de vocabulaire importants dans la structure d'une phrase souvent utilisés en anglais

1. Les comparatifs et les superlatifs en anglais

La comparaison est à la base de la majorité des études cliniques au travers des études de supériorité, de non-infériorité ou d'équivalence. Il est donc essentiel de bien comprendre comment elle fonctionne en anglais.

1.1. Égalité

Lorsqu'il y a égalité, l'anglais place l'adjectif entre deux « as ».

(exemple : « as *low as* » = *plus bas que.)*

1.2. Supériorité

- Pour former un adjectif COMPARATIF de supériorité (exemple : « plus bas »), il existe 3 cas de figure :
  - si l'adjectif est **court** (moins de deux syllabes) = l'anglais utilise le suffixe « **er** » *(exemple : low**er** ou short**er**)* ;
  - si l'adjectif est **long** (trois syllabes ou plus) = l'anglais utilise « **more** » *(exemple :* ***more** difficult)* ;
  - si l'adjectif fait **deux syllabes** = l'une ou l'autre forme peut être choisie *(exemple : friendl**ier** ou **more** friendly).*
- Pour former un adjectif SUPERLATIF de supériorité (exemple : « le plus bas ») il existe 3 cas de figure :
  - si l'adjectif est **court** (moins de deux syllabes) = l'anglais utilise le suffixe « **est** » *(exemple :* short**est***)* ;
  - si l'adjectif est **long** (trois syllabes ou plus) = l'anglais utilise « **most** » *(exemple :* the **most** difficult*)* ;
  - si l'adjectif fait **deux syllabes** = l'une ou l'autre forme peut être choisie. *(exemple* : friendl**iest** ou the **most** friendly.*)*

1.3. Comparaison

Le point de comparaison est introduit par « **than** ».
(exemple : « french more difficult than english language » = le français est une langue plus difficile que l'anglais).

1.4. Infériorité

- Pour former un adjectif COMPARATIF d'infériorité (exemple : « moins difficile que ») : il convient de placer « **less** » devant l'adjectif puis « **than** ».
*(exemple : « french **less** difficult **than** English language » = le français est une langue moins difficile que l'anglais.)*
- Pour former un adjectif SUPERLATIF d'infériorité (exemple : « le moins difficile ») : il convient de placer « ***the least*** » devant l'adjectif.
*(exemple : « **the least** difficult » = le moins difficile.)*

SYNTHÈSE à retenir

- Supériorité, adjectifs courts (une ou deux syllabes)

Comparatif : adj + er + than	Superlatif : the + adj + est
taller than	the oldest

- Supériorité, adjectifs longs (plus de deux syllabes)

Comparatif : more + adj + than	Superlatif : the + most + adj
more difficult than	the most difficult

- Comparaison de quantités

more + nom sing ou pl + than
less + nom sing + than
fewer + nom pluriel + than
verbe + more/less + than

- Egalité, inégalité, infériorité (adjectifs courts, longs, irréguliers)

Comparatif d'égalité	as + adj + as …
Comparatif d'inégalité	not as + adj + as …
Comparatif d'infériorité	Less + dj + than …
Superlatif d'infériorité	The least + adj …

⚠ Piège fréquent en article de LCA : faire la différence entre « as » et « like »

– « He acts as a judge » : il se comporte comme un juge, c'est son métier.

– « He acts like a judge » : il se comporte comme s'il était un juge (avec autant de sagesse).

2. Les quantificateurs en anglais

La majorité des études de LCA sont comparatives avec la nécessité de quantifier la mesure du critère de jugement de l'étude. Le vocabulaire dédié à la quantification est donc un point clé pour bien comprendre les résultats de l'étude en anglais.

Anglais	Français
« much »	signifie « **beaucoup** » devant les noms **indénombrables** *(exemple : « much people »)*
« many »	signifie également « **beaucoup** » mais devant les noms **dénombrables** *(exemple : « many persons »)*
« a lot of »	peut être utilisé pour exprimer « **beaucoup** » avec les deux types de noms *(exemple : « a lot of people » ou « a lot of persons »)*
« little »	signifie « **peu** » devant les noms indénombrables *(exemple : « little time »)*
« few »	signifie également « **peu** » mais devant les noms dénombrables *(exemple : « few hours »)*
« both »	signifie « **les deux / tous les deux** » *(exemple : « both cases are difficult »)* Le nom peut disparaître : « both are difficult ».
« either »	signifie « **l'un ou l'autre** » *(exemple : « In either case, the answer is the same »)*

3. Les mots de liaison

Ces mots de liaisons sont des éléments incontournables pour la **bonne compréhension d'une phrase en anglais**, car ils permettent de relier les idées entre elles en les opposant, les additionnant, les comparant… Ces petits mots peuvent tout changer à votre lecture de l'article en anglais, et donc je vous recommande vivement de vous les approprier rapidement !

3.1. Contraste

Anglais	Français
However / still	Cependant
Nevertheless /nonetheless	Néanmoins
Yet	En revanche
Whereas /while	Alors que / tandis que
Contrary to	Contrairement à
Unlike	Au contraire de

Anglais	Français
On the one hand	D'une part
On the other hand	D'autre part
Conversely	Inversement
Rather than	Plutôt que

3.2. Condition

Anglais	Français
Provided	Pourvu que
On condition that	A condition que
Regardless of	Indépendamment de
Unless	A moins que
In the case of	Au cas où

3.3. Conséquence

Anglais	Français
That is why	C'est pourquoi
Since	Puisque
Thereby	De cette façon
Thus	Ainsi
Hence	D'où
As a result	En conséquence
Therefore / Consequently	Par conséquent
So that	Si bien que / de manière à
So	Alors

3.4. Similaire

Anglais	Français
Likewise	De même
Similary	De la même façon

3.5. Concession

Anglais	Français
Albeit / Although	Bien que
Though	Cependant / Quoique
Despite / In spite of	En dépit de

3.6. Cause

Anglais	Français
Because	Parce que
As	Comme
Given that	Etant donné que
Owing to	Suite à
On the grounds of	Pour raison de
Due to	A cause de
On account of	En raison de
Inasmuch as	Dans la mesure où

3.7. Insistance

Anglais	Français
Above all	Avant tout
All the more so	D'autant plus que
Especially	Particulièrement
In specie	En particulier
First and foremost	Surtout

3.8. Attibution

Anglais	Français
According to	Selon / d'après
As regards	En ce qui concerne
Regarding to /with reference to	Concernant
As to	S'agissant de
As for	Pour ce qui est de
Thanks to	Grâce à
With respect to	Par rapport à

3.9. Addition

Anglais	Français
Together with	Avec
In addition	En plus
Besides	En outre
Moreover / furthermore	De plus, de surcroît
As well / also / too	Aussi / Egalement

3.10. Exemple

Anglais	Français
Namely	A savoir
That is to say	C'est-à-dire
For instance	Par exemple
Such as	Tel que

3.11. Temps

Anglais	Français
So far	Jusqu'à présent
Up to now	Jusqu'à maintenant
For the time being	Pour l'instant
Préviously	Précédemment
Prior to	Avant
Formerly	Autrefois
In the meantime	Dans l'intervalle
Afterwards	Après
Since	Depuis
For	Depuis / pendant

⚠ Piège fréquent en article de LCA : Since ou For pour indiquer « depuis » ?

- « for » = indique « depuis » pour une expression qui exprime la **durée**
- « since » = indique « depuis » pour une expression qui exprime un **point de départ** (date)

4. Les adverbes de degré

Les adverbes de degré qui marquent les relations à l'intérieur de paragraphe ou de la phrase

Anglais	Français
Almost	Presque, environ
Barely/hardly/scarcely	A peine
Hardly (any gaps)	Presque pas (d'écarts)
Marginally	Légèrement
Quite different from…	Assez/très différent de …

5. Les expressions modales

Les modaux sont des **entités verbales utilisées fréquemment en anglais** afin de nuancer la notion de capacité, de permission ou d'obligation (*un sentiment de reviviscence de vos cours d'anglais du lycée ??!?)* :

- can, could ;
- may, might ;
- must ;
- should ;
- will, would.

Anglais	Français
« CAN »	exprime la **capacité/aptitude** matérielle ou morale *(exemple : « The patient can get up and walk »)*
« MUST »	exprime l'**obligation** ou le devoir *(exemple : « Doctors must take difficult decisions »)*
« MAY »	exprime la **permission** ou la **probabilité** *(exemple : « May I smoke now »)*
« SHOULD »	exprime le **conseil** *(exemple : « you should get some exercise to keep healthy »)*

Lexique des mots techniques de LCA organisés par partie dans l'article

Cette partie fournit la liste, des **mots les plus fréquemment utilisés dans chacune des parties de l'article de LCA**, assortis de leur traduction.
L'article de recherche se présente sous la forme IMRAD (Introduction, Matériel et Méthode, Résultats And Discussion), et ses différentes sections sont très codifiées. Si vous savez de quelle manière les informations sont structurées à l'intérieur de chacune d'elles, vous disposerez alors d'un outil précieux pour gagner du temps et de l'efficacité dans votre lecture le jour de l'épreuve.
Ainsi, une attention toute particulière a été portée à ces différentes sections pour vous proposer « la découpe la plus maligne possible », et vous permettre ainsi d'apprendre au mieux ce vocabulaire incontournable en LCA !
Le temps qui est utilisé vous apporte des indications chronologiques précieuses pour suivre le déroulement de l'article.

1. Partie 3-A : Titre

1.1. Vocabulaire de la section « Titre »

Anglais	Français
Case report	Étude de cas
Case series	Série de cas
Case control study	Étude cas-témoins
Cohort study	Étude de cohorte
Controlled clinical trial	Essai clinique contrôlé
Cross-over study	Étude croisée
Cross-sectional study	Étude transversale
Intervention study	Étude d'intervention
Longitudinal study	Étude longitudinale
Meta-analysis	Méta-analyse
Observational study	Étude observationnelle
Retrospective study	Étude rétrospective
Prospective study	Étude prospective

Anglais	Français
Randomized controlled trial	Essai randomisé contrôlé
Systematic review	Revue systématique
Therapeutic trial	Essai thérapeutique

1.2. Les temps de la section « Titre »

Les titres des articles de nombreuses revues médicales ou biomédicales ne comportent pas de phrase et n'ont donc pas besoin de comporter un verbe.
Lorsque le titre comporte une phrase, le verbe est au **présent** et indique alors la conclusion à laquelle l'étude est arrivée.

2. Partie 3-B : Résumé (abstract) : vocabulaire

Anglais	Français
Design	Plan/schéma expérimental de l'étude
Setting	Lieu de l'étude
Main exposure measures	Principales mesures d'exposition
Data sources and study selection	Source et procédures de sélection
Eligibility criteria for selecting studies	Critères d'éligibilité pour la sélection des études
Review methods	Méthodes de recherche
Main outcome measures	Principaux paramètres d'évaluation
Conclusions and relevance	Conclusions et pertinence clinique

3. Partie 3-C : Introduction

3.1. Vocabulaire de la section « Introduction »

Anglais	Français
Aim to	Viser (à)
Address	Aborder
Ask whether	Se demander si
Assess	Evaluer
Carry out	Réaliser
Conduct	Conduire
Expect	S'attendre à
Occur	Se produire

Anglais	Français
Perform	Effectuer
Relate to	Concerner
Report	Rapporter
Resolve	Résoudre
Review	Examiner
Study	Étudier
Test the hypothesis that	Tester l'hypothèse que
Recent papers have explored / addressed	Des documents récents ont exploré / abordé
Further studies have shown / demonstrated	Des études complémentaires ont montré / démontré

3.2. Les temps de la section « Introduction »

Les temps employés dans les différentes parties de l'introduction correspondent aux différentes fonctions de celle-ci :

- Les définitions : les verbes sont au **présent simple** car ils expriment des faits établis.
- La « revue de la littérature » : les verbes sont au ***present perfect***, en effet, il s'agit d'une vision rétrospective avant d'établir un bilan présent de l'état des connaissances.
- Le reste de la justification de l'étude : où les auteurs montrent ce qui n'avait pas été exploré jusque-là : les verbes sont le plus souvent au **présent**.

4. Partie 3-D : Matériel et Méthode

4.1. Vocabulaire de la section « Matériel et Méthode »

Vocabulaire sur le « Recrutement/sélection des participants »

Anglais	Français
Achieved remission	Ont obtenu une rémission
Completed	Ont terminé
Declined to participate	Ont refusé de participer
Did not give consent	N'ont pas donné leur consentement
Did not meet inclusion criteria	N'ont pas satisfait aux critères d'inclusion
Dropped out	Sont sortis de l'étude
Were unwilling to	N'ont pas accepté de
Were assessed for eligibility	Ont été évalués pour vérifier leur admissibilité
Were allocated to	Ont été assignés
Were assigned to	Ont été répartis
Were enrolled	Ont été recrutés

<table>
<tr><th colspan="2">Anglais</th><th>Français</th></tr>
<tr><td colspan="2">Were excluded / included</td><td>Ont été exclus / inclus</td></tr>
<tr><td colspan="2">Were lost to follow-up</td><td>Ont été perdus de vue</td></tr>
<tr><td colspan="2">Participant sampling</td><td>Échantillonnage des sujets</td></tr>
<tr><td colspan="2">Paired (matched) comparison</td><td>Comparaison par paires</td></tr>
<tr><td colspan="2">Within subject</td><td>Au sein d'un même individu</td></tr>
<tr><td colspan="2">Research centre</td><td>Centre de recherches</td></tr>
<tr><td colspan="2">Teaching hospital</td><td>Centre Universitaire Hospitalier (CHU)</td></tr>
<tr><td colspan="2">Nursing home</td><td>Maison de retraite médicalisée</td></tr>
<tr><td colspan="2">Occupational health</td><td>Médecine du travail</td></tr>
<tr><td colspan="2">National population register</td><td>Registre national de population</td></tr>
<tr><td colspan="2">Hospital register</td><td>Registre hospitalier</td></tr>
<tr><td colspan="2">Met conditions</td><td>Remplir les conditions (pour participants)</td></tr>
<tr><td colspan="2">Paired (matched) comparison</td><td>Comparaison par paires</td></tr>
<tr><td rowspan="2">Patients were asked :…</td><td>to keep a record of their daily activities in a diary</td><td>Il est demandé aux patients : de consigner leur quotidien sur un journal de bord</td></tr>
<tr><td>to attend visits weekly or monthly</td><td>Il est demandé aux patients : de se rendre à une visite hebdomadaire ou mensuelle</td></tr>
</table>

Vocabulaire sur la « Population et effets indésirables »

Anglais	Français
Adverse event	Événement indésirable
Community patients	Patients de la collectivité générale
Control population	Population témoin
Hospital control	Témoin hospitalier
Onset delay/time to onset	Délai d'apparition des effets
Mandatory reporting	Déclaration obligatoire
Outpatient care/ambulatory care	Traitement en ambulatoire
Private practice	Cabinet privé / secteur privé
Target population	Population-cible
Patient consent	Consentement des patients
Participant sampling	Échantillonnage des sujets
Sample size	Taille de l'échantillon
Setting	Lieu, milieu
Source population	Population source
Eligible patients	Sujets éligibles
Synergy	Synergie
Systematic sélection of all patients	Sélection systématique de tous les patients
Stage of the disease	Stade de la maladie
Recruitment of healthy volunteers	Recrutement des volontaires sains
Recruitment with openness	Recrutement par publicité

Anglais	Français
Control group	Groupe contrôle ou groupe témoin
Parallel/crossover group	Groupe parallèle/croisé

Vocabulaire sur les « Interventions »

Anglais		Français
Assess		Évaluer
Collect		Recueillir
Contain		Contenir, comprendre, inclure
Digest		Assimiler
Extract		Extraire
Inform		Informer
Initiate		Instaurer
Isolate		Isoler
Obtain		Obtenir
Provide		Fournir
Stain		Marquer
Treatment	was administred per os	Administré par voie orale
	was applied on the skin	Appliqué sur la peau
	was chewed	Mâché/croqué
	was swallowed	Avalé
	was sucked	Aspiré / sucé
Follow up		Suivre / Poursuivre
Slow down		Ralentir
Speed up		Accélérer
Trigger off		Déclencher

Vocabulaire sur le « Critère de jugement »

Anglais	Français
Primary endpoint / variable/ outcome	Critère de jugement principal
Secondary endpoint /variable/outcome	Critère de jugement secondaire
Surrogate endpoint	Critère de jugement de substitution / intermédiaire
Progression-free survival	Survie sans progression (de la maladie)
Improvement on a pain scale	Amélioration sur une échelle de la douleur
Improvement of quality of life	Amélioration de la qualité de vie
Improvement on a standardised scale	Amélioration sur une échelle standardisée
Composite criteria	Critère composite
Criteria directly related to the objective	Critère directement lié à l'objectif

Anglais	Français
Interim criteria	Critère intermédiaire
Objective criteria	Critère objectif
Subjective criteria	Critère subjectif
Outcome = primary endpoint	Critère de jugement principal
Secondary outcome	Critère de jugement secondaire
Non-inclusion criteria	Critère de non inclusion
Surrogate endpoint	Critère de substitution
Exclusion criteria	Critère d'exclusion
Inclusion criteria	Critère d'inclusion
Point date	Date de point de survie
Commencement date	Date d'origine

Vocabulaire du « Type d'étude »

Anglais	Français
Protocol to article	Protocole de l'article
Power	Puissance
Prospective/rétrospective/transversal	Prospective/rétrospective/transversale
Single centre study	Étude monocentrique
Multicentre study	Étude muliticentrique
Factorial design	Plan factoriel
Open-label lead in (OL LI) phase of testing placebo	Phase de pré-inclusion pour tester les répondeurs par placebo
Phase 1 clinical trial	Essai de phase I
Prevention trial	Essai de prévention
Effectiveness trial	Essai d'efficacité
Double blind clinical trial	Essai en double aveugle
Single blind clinical trial	Essai en simple aveugle
Open label trial	Essai en ouvert
Sequential trial	Essai en séquentiel
Estimate	Estimation
Cost-benefit analysis	Étude coût-bénéfice
Cost-effectiveness analysis	Étude coût-efficacité
Cost-utility analysis	Étude coût-utilité
Diagnostic study	Étude diagnostique
Epidemiologic study	Étude épidémiologique prospective
Cost-minimization study	Étude de minimisation du coût
Transversal study here : moreover cross-sectional study	Étude transversale ici/ailleurs

Vocabulaire de « Randomisation »

Anglais	Français
Centralized randomization	Randomisation centralisée
Randomization in blocks	Randomisation par blocs
Randomization by laminating	Randomisation par stratification
Randomization on cluster	Randomisation en cluster
Standardization	Standardisation
Direct standardization	Standardisation directe
Stratification	Stratification
Randomization list	Liste de randomisation
Software	Logiciel
Prospective recording	Enregistrement prospectif
Sealed and opaque envelope numbered sequentially way	Enveloppe scellée et opaque numérotée de façon séquentielle
Standardized questionnaire	Questionnaire standardisé

Vocabulaire de « Biostatistique »

Anglais	Français
Adjust for age, gender	Ajuster selon l'âge, le sexe
Arm	Bras de l'essai
Average	Moyenne
Confidence interval	Intervalle de confiance
Data	Données
Effect size	Taille d'effet
Estimate – crude/adjusted	Estimation–brute/corrigée
Incidence rate	Taux d'incidence
Interquartile range	Ecart interquartile
Logistic regression model	Modèle de régression logistique
Linear mixed model	Modèle linéaire mixte
p-value	Valeur petit p
Reference range	Norme de référence
Standard deviation	Écart-type
Statistical power	Puissance statistique
Statistical significance	Significativité statistique
Survival analysis	Analyse de survie
Threshold	Seuil
Aera Under the curv	Aire sous la courbe
Adjustement	Ajustement
Random	Aléatoire
Bivariate analysis	Analyse bivariée

Analysis of covariance	Analyse de covariance
Subgroup analysis	Analyse en sous-groupe
Analysis in received treatment	Analyse en traitement reçu
Multivariable analysis	Analyse multivariée ou multifactorielle
Unvariate analysis	Analyse univariée
Variance analysis	Analyse de variance
Stop for efficiency /for toxicity/for futility	Arrêt pour efficacité/pour toxicité/pour futilité
Allocation concealment	Assignation secrète
Association of variables	Association de variables
Odds ratio	Rapport des cotes
Standard incidence ratio (SIR)	Ratio d'incidence standardisé
Standard mortality ratio (SMR)	Ratio de mortalité standardisé
Absolute réduction risk	Réduction absolue du risque (RAR)
Relative risk reduction	Réduction relative du risque (RRR)
Linear regression	Régression linéaire
Regression towards the mean	Régression vers la moyenne
Signifiance level	Degré de signification
Incidence density	Densité d'incidence
Effect/prévalence	Incidence/prévalence
Independence	Indépendance
Health indicator	Indicateur de santé
Position index / dispersion index	Indice de position / Indice de dispersion

Vocabulaire sur la « Conduite éthique »

Anglais	Français
Ethics committee approval	Approbation du comité d'éthique
Review panel approval	Approbation d'un comité d'examen/groupe expert
Privacy	Confidentialité
The protocol was endorsed	Le protocole a été approuvé

Vocabulaire de « Recherche clinique »

Anglais	Français
Adherence/Compliance	Observance
Benefit-risk ratio	Rapport bénéfice-risque
Benchmark	Référence
Causal pathway	Chaine causale
Double-blind method	Méthode double-aveugle
Ethical research committee	Comité de Protection des Personnes (CPP) (équivalent)
Follow-up	Suivi
Gold standard	Examen de référence

Anglais	Français
Intention-to-treat analysis	Analyse en intention de traiter
Interim analysis	Analyse intermédiaire
Level of evidence	Niveau de preuve
Lost to follow-up	Perdus de vue
Matching	Appariement
Missing outcome data	Valeurs manquantes
Number needed to treat (NNT)	Nombre de sujets à traiter (NST)
Number needed to harm (NNH)	Nombre de sujets à traiter pour avoir un événement indésirable
Per protocol analysis	Analyse per-protocole
Premature discontinuation	Arrêt prématuré
Reliability	Fiabilité
Strenght of evidence	Force / solidité de la preuve
Surrogate outcome	Critère intermédiaire
One-sided/ two sided test	Test unilatéral / bilatéral
Contingency table	Tableau de contingence
Double-dummy technique	Technique du double placebo
Chi-square test of independence	Test Chi carré-square test of independence
Logrank test	Test du logrank
Statiscal test	Test statistique
Randow draw	Tirage aléatoire au sort
Sequential draw	Tirage séquentiel
Drawing from the register	Tirage à partir du registre
Reference treatment or standard traitement	Traitement de référence
Study type	Type d'étude
Unit of observation	Unité statistique
External validity	Validité externe
Internal validity	Validité interne
Intra-observer variability	Variabilité intra-observateur
Inter-observer variability	Variabilité extra-observateur
Variable	Variable
Non inferiority/équivalence lines	Bornes de non infériorité/d'équivalence
Prevalent case/incident case	Cas prévalent / cas incident
Causality/cause-effect relationship	Causalité
Censor	Censure
Principle of equipoise	Clause d'ambivalence
Ignorance of the treatment assignement	Clause d'ignorance
Correlation coefficient	Coefficient de corrélation
Kappa corrélation	Coefficient de Kappa
Ethics adjudication committee	Comité éthique d'adjudication

Anglais	Français
Comparability of comparison groups	Comparabilité des groupes
Comparison of survival distributions	Comparaison de deux courbes de survie
Data privaty	Confidentialité des données

Vocabulaire du « Médicament »

Anglais	Français
Drug interactions	Interactions médicamenteuses
Shelf-life	Durée de conservation
Storage	Conservation
Over-the-counter medications (OTC)	Médicaments en vente libre
Prescription-only medications	Médicaments sur ordonnance
Efficacity of a treatment	Efficacité d'un traitement

Vocabulaire de « l'Epidémiologie »

Anglais	Français
Epidemy	Épidémie
Epidemiology	Épidémiologie
Analytical epidemiology	Épidémiologie analytique (ou étiologique)
Descriptive epidemiology	Épidémiologie descriptive
Clinical epidemiology	Épidémiologie clinique
Death from any cause	Décès toute cause
Specific death	Décès spécifique
Primary prevention	Prévention primaire
Secondary prevention	Prévention secondaire
Tertiary prevention	Prévention tertiaire
Common disease	Maladie fréquente
Rare disease	Maladie rare
Frequent exposure	Exposition fréquente
Rare exposure	Exposition rare
Factors of mortality	Facteurs de mortalité
Pronostic factor	Facteur pronostique
Protective factor	Facteur protecteur
Exposition factor	Facteur d'exposition
Risk factor	Facteur de risque
Attribuable risk fraction	Fraction étiologique du risque (chez les exposés)
Population attribuable risk percentage	Fraction étiologique du risque dans la population
Frequency	Fréquence
Geographical gradient	Gradiant géographique

Anglais	Français
Life expectancy	Espérance de vie
Life expectancy at birth	Espérance de vie à la naissance
Life expectancy at a given date	Espérance de vie à un âge donné

4.2. Les temps de la section « Matériel et Méthode »

La section « Matériel et Méthode » décrit ce qui a été fait, comment et pourquoi. Le recrutement et la mise en place des interventions ont eu lieu à **un moment précis du passé**, qui n'est pas envisagé dans son rapport au présent. C'est la définition même du temps que l'on appelle ***preterit*** qui est donc le temps de référence dans cette section.

5. Partie 3-E : Résultats : vocabulaire de la section

Verbes exprimant une variation du résultat

Anglais	Français
Alter	Modifier
Decline	Diminuer
Decrease	Décroître
Differ	Différer
Elevate	Élever
Heighten	Augmenter
Increase	Accroître
Lower	Diminuer
Reduce to	Réduire à
Rise	Grimper
Vary from…to…	Varier de… à…
Affect	Affecter
Enhance	Améliorer
Fail	Échouer
Rank	Se classer
Yield results	Produire des résultats

Expression du résultat

Anglais	Français
Reproductibility of a test	Reproductibilité d'un test
Norml result/abnormal result/inconclusive result	Résultat normal/anormal/non concluant
Significant/insignificant results	Résultats significatifs/non significatifs

Prior probability	Probabilité a priori
Posterior probability	Probabilité a posteriori
Biological plausibility	Plausibilité biologique
Precision	Précision
Blind observer (blind Assessment)	Observateur aveugle
The diagnostic performance	Performance diagnostique d'un test
Person-time	Personne-temps
Median survival time	Médiane de survie

Expression de quantification du résultat

Anglais	Français
Four times as high as	Quatre fois plus élevé
Be twice the size of	Être deux fois plus grand que
Be half the size of	Être moitié moins grand que
One third	Un tiers
Be higher than	Être plus élevé que
Increase twofold, threefold, …	Être multiplié par deux, trois, etc…
A twofold, threefold increase	Un doublement, un triplement
Rank first, second	Première place, deuxième
Be more likely to	Avoir plus de risque de
A downward /an upward trend	Une tendance à la baisse / à la hausse
A significantly greater mean increase/ réduction	Une augmentation / réduction significativement plus importante que la moyenne
There was no significant difference between …	Il n'y avait pas de différence significative entre…
Worsening	Aggravation

Vocabulaire sur les « Figures et Graphiques »

Anglais	Français
Trend	Tendance
Rate	Taux
Curve	Courbe
Chart /Graph	Diagramme
Baseline	Valeur de référence
Box-whisker plot	Boîte à moustaches /diagramme en boîte
Flow chart	Diagramme de flux
Pie chart	Graphique en camembert
Scatter plot	Nuage de points ou diagramme de dispersion
Table	Tableau
Odds	Cote
Survival curve	Courbe de survie

Anglais	Français
Life table curve	Courbe de survie actuarielle
Survival curve with censored data	Courbe de survie avec données censurées
Product limit estimate of survival	Courbe de survie de Kaplan-Meier
Cox regression or proportional hazard regression	Cox modèle de Cox

Vocabulaire sur « l'Interprétation des figures et graphiques »

Anglais	Français
A gaussian bell curve	Gaussienne ou courbe en cloche
An S-curve chart / a sigmoid	Sigmoïde
Hatched area	Zone hachurée
Light grey	Gris clair
Dark grey	Gris foncé
At the top	En haut
At the bottom	En bas
On either side	De chaque côté / de part et d'autre
Below	En dessous
Above	Au dessus
Straight line	Ligne droite
Dotted line	Ligne en pointillés
Peak	Pic / Sommet
Plateau	Plateau
Dot	Point
Weighted	Pondéré
Scale	Échelle
At study close	A la fin de l'étude
Premature discontinuation	Arrêt prématuré
At data cut-off	A l'arrêt du recueil des données
Overall prévalence rate	Taux de prévalence global
Overall incidence	Incidence totale
Cut-off value	Valeur seuil
Predictive value	Valeur prédictive
Sensitivity	Sensibilité
Specificity	Spécificité
Likelihood ratio	Rapport de vraisemblance

6. Partie 3-F : Discussion et Conclusion

6.1. Vocabulaire de la section « Discussion »

Vocabulaire sur « Synthèse des résultats et opinion des auteurs »

Anglais	Français
Account for	Tenir compte de
Argue	Estimer
Ascertain	Vérifier
Assert	Affirmer
Claim	Affirmer
Compare	Comparer
Conclude	Conclure
Differ	Différer
Disclose	Révéler
Focus	Se concentrer
Illustrate	Illustrer
Induce	Provoquer
Infer	Déduire
Involve	Entraîner
Lead to	Déboucher sur
Outline	Souligner
Ponder	Réfléchir
Point out	Montrer
Prevail	Prévaloir
Require	Exiger
Seek (sought sought)	Chercher
Seem	Sembler
Show (showed shown)	Montrer
State	Indiquer
Stress	Mettre l'accent sur
Summarise	Résumer
Underestimate	Sous-estimer
Worsen	Aggraver

Vocabulaire sur les « Biais »

Anglais	Français
Ascertainment bias	Biais de mesure
Assessment	Biais de classement
Attrition bias	Biais d'attrition

Anglais	Français
Confounding bias	Biais de confusion
Confounding factors	Facteurs de confusion
Information bias	Biais d'information
Publication bias	Biais de publication
Recall bias	Biais de mémorisation
Recruitment bias	Biais de recrutement
Sélection bias	Biais de sélection
Effect of center bias	Biais effet centre
Differential/non differential	Biais différentiel/non différentiel
« Lost to follow-up » bias	Biais des perdus de vue
Early worker effect	Biais des témoins travailleurs
Hospital case-control bias	Biais des témoins hospitaliers (biais de Berkson)
Bonferroni procédure	Bonferroni (procédure de)
Carry-over effect	Effet carry-over
Nocebo effect	Effet nocebo
Placebo effect	Effet placebo
Side effect	Effet secondaire
Healthy worker effect	Effet travailleur sain
Phenomenon of regression to the mean	Phénomène de régression vers la moyenne
Maximum bias hypothesis	Hypothèse du biais maximum
Random error	Erreur aléatoire
Systematic error	Erreur systématique

Vocabulaire sur les « Remerciements et déclaration d'intérêt »

Anglais	Français
Acknowledgements	Remerciements
Disclosure of Potential Conflicts of Interest	Déclaration de conflits d'intérêt potentiels
Conflict of interest	Conflit d'intérêt
Expert testimony	Témoignage des experts

6.2. Les temps de la section « Discussion »

Les temps dans la section sont :

- pour exprimer les **résultats spécifiques** de l'étude = le **passé** (past/preterit) ;
- pour énoncer les **conclusions certaines** = le **présent** ;
- pour les **perspectives** et **futures études** = le **futur**.

Annexes

- **Glossaire LCA officiel du CNCI (enrichi et détaillé)**
- **Sigles et abréviations de l'ouvrage**

Glossaire LCA officiel du CNCI (enrichi et détaillé)

A

AJUSTEMENT *(ADJUSTMENT)*

- Type d'étude concernée : étude **épidémiologique**
- Intérêt :
  - support d'une **analyse multivariée**
  - moyen de **prendre en compte un biais de confusion au moment de l'analyse** +++ (PCZ)
  - afin de **contrôler *a posteriori* l'effet d'un facteur de confusion potentiel dans la relation entre un FDR et une maladie** (ex : âge – sexe – catégorie socioprofessionnelle sont très souvent liées à la survenue de la plupart des maladies = confusion potentielle)
- Principe :
  - consiste à estimer les relations brutes entre l'exposition et la maladie
  - étudiées pour chaque niveau du facteur de confusion (analyse à un niveau constant de ce facteur)
  - puis à les analyser conjointement pour neutraliser l'effet du facteur de confusion
  - **permet d'estimer un OR ajusté** ou **un RR ajusté sur le facteur de confusion** (au lieu de l'OR ou RR brut = analyse univariée)
- Terminologie :
  - analyse bivariée : l'ajustement porte sur **un seul facteur de confusion**
  - analyse multivariée : l'ajustement porte sur **plusieurs facteurs de confusion simultanément**

ALÉATOIRE *(random)*

- Définition : dont la survenue dépend du **hasard**
- Deux contextes :
  - dans une étude descriptive :
    - échantillon aléatoire : constitué par **tirage au sort d'individus, à partir de la population source**

    ⇒ 1 conséquence : permettre à l'échantillon d'être **représentatif de la population source**
  - dans une étude expérimentale (essai clinique) :
    - allocation aléatoire d'un traitement ou action : **tirage au sort** permettant de constituer des groupes de caractéristiques similaires en moyenne, **sauf pour l'intervention reçue**
    - une conséquence : les groupes de sujets tirés au sort sont **comparables pour tous les facteurs connus ou inconnus** qui pourraient **influencer le critère de jugement que l'on mesure**
    - vérification : cette similitude des groupes est souvent **vérifiée numériquement lors de l'analyse des résultats** (hypothèse de comparabilité des groupes) mais **ne doit pas faire l'objet de test statistique**

APPARIEMENT – APPARIER *(matching – to match)*

- Définition :
  - technique permettant de **rendre comparables ≥ deux groupes** +++ (PCZ)
  - consiste à **contrôler *a priori* des facteurs de confusion déjà connus dont on veut neutraliser l'effet, en formant des paires** (ou triplets ou n-uplets) **homogènes, quant à ce facteur de confusion** dans une étude épidémiologique
  - avec, pour chaque cas, l'association à un ou plusieurs témoins qui lui sont similaires pour un ou plusieurs facteurs de confusion
- Conséquences :
  - les **deux groupes appariés sont identiques pour les facteurs d'appariement → l'effet du facteur d'appariement ne peut plus être analysé**
  - mais l'utilisation de cette technique nécessite l'utilisation de tests statistiques particuliers pour séries appariées
- Une possibilité pour accroître la puissance : **apparier chaque cas à plusieurs témoins**

ANALYSE *(analysis)*

- Généralités :
  - définition :
    - **extraction et exploitation de résultats pertinents à partir d'une série de données** +++ (PCZ)
    - production de résultats pertinents **permettant de répondre à l'objectif poursuivi**
  - principe :
    - le type d'analyse doit être prévu *a priori* **dans le protocole de l'étude** (« plan d'analyse »)
    - trois éléments pris en compte dans le choix du type d'analyse :
      - **question posée** (ou objectif poursuivi)
      - **critères de jugement** utilisés
      - **covariables** (autres variables, en particulier facteurs de confusion, qui peuvent interférer avec ces critères de jugement)

- un élément pris en compte dans le choix du test statistique :
  - **type de variables étudiées** (qualitatives – nominales – ordinales – quantitatives)
  - plan expérimental

› Analyse intermédiaire (*interim analysis*) :
- définition :
  - **analyse effectuée en cours d'essai avant que tous les sujets prévus aient été recrutés** (initialement prévus dans le protocole) +++ (PCZ)
  - et/ou **avant la fin de la période de suivi initialement prévue**
- principes :
  - réalisée le plus souvent lorsque études longues
  - trois préalables :
    - doit être prévue dans le protocole initial
    - **NSN prend en compte le nombre d'analyses intermédiaires** qui sont prévues (donc *a priori* NSN plus grand)
    - **seuil de signification (alpha) choisi pour chaque analyse intermédiaire**

› Analyse par sous-groupe (*subgroup analysis*) :
- définition : **mettre en avant la différence de traitement entre divers sous-groupes au cours d'un essai thérapeutique** à partir des données initiales globales +++ (PCZ) (reproduire l'analyse globale, réalisée pour l'ensemble des sujets inclus, au sein de sous-ensembles de ces sujets pour y rechercher une éventuelle efficacité d'un traitement ou d'une intervention)
- peut être souvent erronée :
  - deux critères prédictifs d'analyse erronée :
    - si n'a **pas été prévu explicitement initialement dans le protocole**
    - si l'étude **ne conclut pas positivement sur le critère de jugement principal** (pas d'interaction préalable mise en évidence)
  - un risque : « on pourra toujours trouver un sous-groupe particulier où une différence est significative même si elle n'existe pas » (par multiplication des tests statistiques du fait par non respect du seuil de risque alpha fixé initialement pour l'interprétation)

AVEUGLE OU INSU *(blind)*

› Définition :
- procédure visant à éviter les biais de mesure **en cachant volontairement une information** à l'enquêteur ou à la personne enquêtée
- afin de **maintenir la comparabilité des groupes** tout au long d'une étude expérimentale
- car dans un essai contrôlé randomisé, il est essentiel que l'administration des traitements, le suivi des malades, et l'évaluation du critère de jugement soient faits de façon identique dans les deux groupes

› Conditions préalables :
- l'aveugle nécessite des **stratégies ou traitements indiscernables**
- si l'administration des traitements en aveugle est impossible :
  - évaluateur du critère de jugement en aveugle +++ (PCZ)
  - avec évaluation du critère de jugement réalisée par une tierce personne qui ignore le traitement administré à chaque patient (observateur aveugle)

B

PROCÉDURE DE BONFERRONI *(Bonferroni procedure)*

› Définition : correction de Bonferroni est une **méthode de calcul qui permet de conclure avec un risque alpha maîtrisé** (parmi de nombreuses autres procédures)

› Rationnel : quand, dans une étude, on multiplie les tests statistiques, on augmente le risque d'observer par hasard une différence significative au seuil de signification choisi, alors que cette différence n'existe pas (hasard)

C

LIEN DE CAUSALITÉ *(causality – cause-effect relationship)*

› Définition :
- **rapport établi entre une cause et un effet, un FDR et une maladie**
- **le facteur étudié est responsable de la maladie étudiée** +++ (PCZ) (au moins en partie)
- consiste à conclure ou non que l'association mise en évidence entre un FDR et une pathologie correspond à une relation de cause à effet (ne se pose que si on a objectivé une association statistiquement significative)

› Deux situations :
- dans les études expérimentales bien conduites, on admet la **causalité des lésions observées au risque alpha étudié**
- dans les études non expérimentales :
  - « pour qu'un facteur soit considéré comme causal, il doit être significativement lié au phénomène de santé étudié » (maladie)
  - cinq arguments internes à l'étude :
    - séquelle temporelle (la cause précède l'effet)
    - force de l'association (« grandeur » du risque)
    - maîtrise des biais de mesure
    - relation effet-dose (plus on est exposé au risque, plus la maladie est fréquente)
    - maîtrise des biais et facteurs de confusion

- 5 arguments internes à l'étude :
  - cohérence avec la littérature (la relation est retrouvée dans d'autres études)
  - plausibilité biologique ou physiologique
  - existence d'une preuve expérimentale (la relation a pu être mise en évidence dans des modèles expérimentaux)

CENSURE *(censor)*

- Définition :
  - **biais de mesure** lié à l'absence d'information sur l'événement étudié chez des sujets dans une étude longitudinale
  - sujets censurés lorsque l'événement n'est pas encore observé à la **date de point** +++ (PCZ)
- Deux situations concernées :
  - **perdus de vue** dont on connaît l'état à une certaine date, antérieure à la date de point (date de fin d'étude)
  - **sujets toujours suivis mais n'ayant pas présenté l'événement considéré** : considéré comme critère de jugement (décès – rechute – complications…) à la fin de l'étude (exclus-vivants)

CCPPRB – CPP

- Définitions :
  - CCPPRB : Comité Consultatif de Protection des Personnes se prêtant à la Recherche Biomédicale
  - CPP : Comité de Protection des Personnes
- Principe :
  - tous les protocoles de recherche clinique doivent être soumis au **CPP** pour avis
  - le CPP informe de son avis l'investigateur qui lui a présenté la demande

CLAUSE D'AMBIVALENCE *(principle of equipoise)*

- Définition : **tout patient inclus dans un essai thérapeutique doit pouvoir recevoir indifféremment n'importe lequel des traitements étudiés** (ou stratégies thérapeutiques ou de dépistage) **et donc n'avoir aucune contre-indication à aucun des traitements** +++ (PCZ)
- Intérêts :
  - le respect de la clause d'ambivalence évite d'exclure secondairement après randomisation des sujets dont on sait qu'ils ne pourront pas recevoir **l'un des deux traitements**
  - exclure des sujets après tirage au sort **pourrait nuire à la comparabilité des groupes** et introduire un **biais dans la comparaison**
- Exemple :
  - si essai comparant un traitement chirurgical à un traitement médical, tous les malades inclus dans l'essai doivent être susceptibles de recevoir l'intervention chirurgicale
  - il ne faut pas inclure dans l'essai les malades qui ont une contre-indication chirurgicale ou qui refuseraient l'intervention
  - de même, les malades requérant une intervention chirurgicale ou qui présentent une contre-indication au traitement médical ne doivent pas être inclus dans l'essai

CLAUSE D'IGNORANCE *(ignorance of the treatment assignement)*

- Définition : **fait de ne pas révéler à un patient le médicament qu'il va recevoir dans un essai thérapeutique** +++ (PCZ) et pour un **médecin qui inclut un patient dans l'essai, ne pas savoir quel traitement ce patient va recevoir** +++ (PCZ) ⇒ **le tirage au sort respecte la clause d'ignorance** +++ (PCZ)
- Risque : l'**inclusion des patients dans l'essai risque d'être influencée par la conviction intime du médecin de l'efficacité de l'un ou l'autre traitement réellement efficace** ⇒ biais de non-inclusion (biais de sélection)

COEFFICIENT DE CORRÉLATION *(correlation coefficient)*

- Définition :
  - mesure de l'importance (la force) d'une **association linéaire** entre 2 variables quantitatives différentes
  - coefficient varie entre **– 1 et + 1**
  - avec si coefficient 0 : absence de lien
- Exemple classique : lien entre le poids et la taille

COEFFICIENT KAPPA *(Kappa coefficient)*

- Définition : mesure l'**agrément** (ou la **concordance**) entre 2 observateurs pour un **critère qualitatif** en prenant en compte la concordance qui aurait été observée par le simple fait du hasard
- Interprétation : la concordance est **d'autant plus élevée que la valeur du coefficient κ se rapproche de 1**
- Exemple : mesure la concordance entre deux observateurs différents interprétant les mêmes radiographies

COHORTE DE SUJETS *(cohort)*

- Définition :
  - groupe de personnes **suivies dans le temps** de manière **prospective** ayant en commun d'avoir subi un **événement semblable** +++ (PCZ)
  - peuvent servir de support à différents types d'études épidémiologiques
- Cohorte de nouveaux cas (*inception cohort*) :
  - inclut les **patients à un moment à la fois uniforme et précoce au cours de l'évolution du problème de santé**
  - au mieux lorsque celui-ci se manifeste cliniquement

- Exemple :
  - génération : définie par une même année (ou période) de naissance
  - corps de métier : salariés d'une usine – cohorte des médecins britanniques
  - sujets ayant subi une exposition particulière = sujets greffés rénaux – personnes irradiées à Nagasaki
  - sujets porteurs d'une caractéristique génétique : trisomie 21
  - sujets réunis sur une base géographique : cohorte des habitants de Framingham suivis depuis 1948…

COMITÉ D'ÉTHIQUE *(ethics committee)*

- Définition : **groupe national d'experts** composé de médecins - juristes – philosophes, etc, en France, qui donne **son avis sur des questions d'éthique** d'ordre général
- Exemple :
  - peut-on faire de la recherche sur les embryons congelés surnuméraires ?
  - une femme peut-elle commencer une grossesse avec les spermatozoïdes congelés de son mari défunt ? etc.

CONSENTEMENT ÉCLAIRÉ *(informed consent)*

- Définition :
  - document **écrit** spécifiant les **risques encourus** par un patient
  - **signé par lui**
  - dans lequel il est impérativement spécifié que le malade a le **droit d'arrêter à tout moment de participer à l'étude,** sans conséquence pour la poursuite des soins
  - dans le cadre d'une étude de recherche clinique soumise à la loi Huriet-Serusclat
- Modalités :
  - le médecin **investigateur** doit **expliquer à chaque sujet** éligible, clairement et simplement, les avantages et inconvénients de la participation à l'essai
  - il garde le **consentement signé** dans le dossier du patient (celui-ci en garde un double)
  - les autres étant conservés dans le dossier de l'étude

COTE *(odds)*

- Définition : **rapport** entre le **nombre de sujets chez qui survient un événement** et le **nombre de sujets chez qui ne survient pas cet événement**
- Cote pré test (*pre-test odds*) : la cote qu'un **patient ait la maladie d'intérêt avant que le test ait été réalisé** [((probabilité pré-test) / (1 – probabilité pré-test)]
- Cote post test (*post-test odds*) : la cote qu'un **patient ait la maladie d'intérêt après que le test ait été réalisé** (côte pré test × RV)

CRITÈRE DE JUGEMENT *(outcome)*

- Définition :
  - critère qui permet de **mesurer l'effet du traitement** dans un essai thérapeutique
  - ou **survenue d'un événement dans une étude épidémiologique** +++ (PCZ)
- Idéal :
  - **1 seul critère de jugement principal**
  - car la comparaison de 2 groupes dans un essai clinique, passe par le choix des critères toujours discutables, mesurant l'efficacité et la tolérance

MODÈLE DE COX *(Cox regression or proportional hazard regression)*

- Définition : modèle d'**analyse multivariée** employé pour **l'étude de données de survie**
- En pratique :
  - intérêt : permet **pour chacun des facteurs étudiés, d'estimer le RR de survenue de l'événement** (*ex : décès – rechute*)
  - une situation typique en dossier ECN*i* : surtout utilisé en **cancérologie**

CRITÈRE DE SUBSTITUTION *(surrogate endpoint)*

- Définition : critère de jugement, davantage **compatible avec les délais** et les **effectifs habituellement requis**, que ne le serait le critère d'intérêt principal (mortalité par exemple)
- Deux préalables nécessaires pour pouvoir l'utiliser :
  - **critère fortement corrélé au critère d'intérêt principal** (« critère intermédiaire » si corrélation moindre)
  - repose sur un **rationnel physiopathologique**
- Exemple :
  - dans les essais cliniques de cancérologie, les promoteurs sont parfois tentés de substituer à la durée de survie, un critère de régression tumorale
  - sous l'hypothèse que les sujets répondant bien au traitement (forte régression tumorale) auront des délais de survie en moyenne plus longs

D

DENSITÉ D'INCIDENCE *(incidence density)*

- Définition : nombre de **nouveaux cas d'une maladie, survenus au cours d'une période donnée, rapporté au nombre d'unités personne-temps exposées au risque dans la population** +++ (PCZ)

- Exemple : si 3 patients ont été porteurs d'un cathéter, pendant respectivement 12 – 14 et 10 jours et que seulement l'un d'entre eux a développé une infection sur cathéter au 9e jour (celui qui a gardé son cathéter 10 jours), la densité d'incidence est de 1 sur 36 (= 12 + 14 + 10) personne-jour

DEGRÉ DE SIGNIFICATION

- Définition :
  - **risque (sens de pari) de se tromper lorsqu'on conclut** à une différence dans un test statistique +++ (PCZ)
    ⇒ consiste à conclure, sur la base d'un test statistique, si l'on rejette ou non l'hypothèse nulle (H0) d'absence d'association
  - la plupart des tests étant construits pour mettre en évidence une différence
- En pratique :
  - lorsqu'on fait un test statistique, le logiciel donne le résultat du test mais surtout le « p » ou degré de signification
  - **le risque d'erreur considéré comme acceptable est le seuil de signification, classiquement < 5 %**
  - si p < 0,05 : on a **moins de 5 % de chances de se tromper** en concluant à une différence, on dit que la différence est significative
  - si p = 0,05 : **si on répétait 100 fois l'expérience, on pourrait trouver une différence significative 5 fois par hasard**

DÉPISTAGE *(screening)*

Définition : **identification présomptive de sujets malades au stade asymptomatique** ou **peu évolué facilement curables** ou de **sujets chez qui on suspecte fortement la maladie** et **chez qui il est licite de procéder à des explorations ± invasives et coûteuses qui confirmeront ou infirmeront le diagnostic** +++ (PCZ)

RELATION DOSE-EFFET *(dose-response relationship)*

- Définition
  - en épidémiologie : lorsque le **risque lié à un facteur varie en fonction de l'intensité de l'exposition** +++ (PCZ) (⇒ plus l'exposition est grande, plus l'incidence du phénomène de santé étudié est élevée)
  - pour les médicaments :
    - lorsque l'**effet du médicament varie en fonction de la dose reçue** +++ (PCZ)
    - cette variation a, en général, une certaine forme, linéaire ou exponentielle

E

ÉCART AU PROTOCOLE *(protocole deviation)*

- Définition : **ensemble des situations où le protocole n'a pas été suivi scrupuleusement** +++ (PCZ)
- En pratique, trois choses à faire :
  - **il faut le mentionner lors de la restitution des résultats**
  - **dire comment cela a été pris en compte dans l'analyse**
  - **en expliquant quelle influence peuvent avoir eu ces écarts sur les résultats observés**

ÉCHANTILLON *(sample)*

- Définition :
  - **sous-ensemble** d'une population source
  - **partie de la population totale** sur laquelle on va travailler
- Échantillon représentatif pour un caractère
  - le caractère **se distribue identiquement dans l'échantillon et dans la population globale** +++ (PCZ)
  - situation où on peut supposer un échantillon représentatif :
    - **échantillon aléatoire de taille conséquente** (loi grands nombres) **tiré au sort** (on fait confiance au hasard : tous ont la même probabilité d'être tirés)
    - ⇒ la difficulté d'identification de la population source rend difficile le tirage au sort d'un échantillon

ÉCART-TYPE *(standard deviation)*

- Définition générale : **racine carrée de la variance**
- Écart-type de la moyenne (*standard error of mean*) : **écart-type d'une distribution divisée par la racine carrée du nombre d'observations**

EFFET *CARRY-OVER* *(carry-over effect)*

- Définition : **poursuite de l'effet d'un médicament** (ou d'une intervention) **après son arrêt et dépendant de la demi-vie du médicament** (ou de la nature et de la durée d'effet de l'intervention) +++ (PCZ)
- Exemple :
  - lorsqu'un patient prend un médicament, et qu'il n'interrompt pas assez tôt la prise du médicament,
  - l'effet de celui-ci peut se poursuivre et interférer avec le médicament testé, d'où l'utilité d'une période préalable ± longue sans traitement (*wash-out*)

EFFET NOCEBO *(nocebo effect)*

Définition : **effet négatif** de la prise d'un médicament qui n'est pas lié aux propriétés physico-chimiques de la molécule, mais au fait même que l'on prend un traitement (effet psychologique)

EFFET PLACEBO *(placebo)*

Définition : effet positif de la prise d'un médicament qui n'est pas lié aux propriétés physico-chimiques de la molécule, mais au fait même que l'on prend un traitement +++ (effet psychologique)

EFFET TRAVAILLEUR SAIN *(healthy worker effect)*

- Définition : les personnes qui travaillent doivent avoir un relatif **bon état de santé** pour continuer à être capable de travailler, ils ont donc un **risque de survenue de maladie ou décès plus faible** que la population générale
- Conséquence :
  - peut **masquer les résultats d'une enquête portant sur l'exposition à des risques professionnels** +++ (PCZ)
  - car si l'exposition provoque une maladie aboutissant à l'arrêt du travail, ces personnes peuvent être exclues de la population de travailleurs étudiés

ÉPIDÉMIE *(epidemy)*

Définition : augmentation de la **fréquence d'une maladie dans une population donnée à un moment donné,** par rapport à ce qui serait attendu en situation normale

ÉPIDÉMIOLOGIE *(epidemiology)*

- Définition :
  - étude de la distribution des problèmes de santé et **des facteurs qui les influencent** +++ (PCZ)
  - cette discipline étudie la distribution dans le temps et dans l'espace, de problèmes de santé ou de leurs déterminants au sein des populations,
  - et étudie les associations entre ces problèmes de santé et leurs déterminants potentiels
- Trois grands types d'épidémiologie :
  - **épidémiologie descriptive**
  - **épidémiologie analytique**
  - **épidémiologie évaluative**

ÉQUILIBRE = TIRAGE AU SORT – RANDOMISATION – ALLOCATION ALÉATOIRE *(balanced)*

- Définition : modalités de randomisation définie dans le protocole d'un essai clinique, dont l'objectif est d'**obtenir un équilibre entre groupes de sujets inclus en terme d'effectifs et caractéristiques** +++ (PCZ)
- Deux principales méthodes permettant d'équilibrer :
  - randomisation par blocs :
    - **tirage au sort** (défini dans le protocole) par le fait que **pour tous les « n » patients, le nombre de patients recevant le médicament A et le médicament B est le même**+++ (PCZ)
    - équilibre le nombre de sujets dans les différents groupes pour obtenir la puissance statistique maximale pour un effectif donné
  - stratification : permet d'équilibrer les groupes comparés au sein de strates

ENQUÊTE LONGITUDINALE

- Définition :
  - enquête prospective ou rétrospective où des **informations sont recueillies de façon longitudinale sur une période donnée** (1 M – 1 année…) (**c'est-à-dire tout au long de l'étude**) +++ (PCZ)
  - la durée de l'étude est définie et peut être assez longue (plusieurs années)
- Intérêt : étude d'incidence

ESSAI OUVERT *(open label trial)*

- Définition : **essai thérapeutique dans lequel les patients inclus et les investigateurs ont connaissance du traitement prescrit** (nouveau traitement à évaluer, traitement de référence)
- Deux situations :
  - parfois le seul réalisable :
    - un exemple : **comparaison d'une technique invasive à un médicament**
    - une condition impérative : **complété par une adjudication en aveugle des évènements** (observateur aveugle mesurant le CJP)
  - étude pilote +++ :
    - un exemple : **essai thérapeutique sur un petit groupe de sujets +/- comparatif**
    - un objectif : évaluer la faisabilité d'un essai comparatif ultérieur à plus grande échelle

ESSAI SÉQUENTIEL *(sequential trial)*

- Définition : **essai thérapeutique** dont l'**analyse est effectuée régulièrement** et périodiquement au fur et à mesure de l'inclusion et de l'évaluation du critère de jugement chez les sujets inclus (tous les « n » sujets) +++ (PCZ) (nécessitant une méthodologie particulière qui doit être prévue dans le protocole)
- Deux intérêts :
  - maîtriser les **risques d'erreurs statistiques de 1re** (liés aux comparaisons répétées) **et 2e espèces** (liés au nombre plus faible des patients sur lequel portent les comparaisons)
  - tout en démontrant l'efficacité d'un traitement avant d'avoir inclus et suivi tous les patients dont le nombre est nécessaire dans un essai classique

ESTIMATION *(estimate)*

- Définition : méthode qui vise à obtenir une va**leur approchée (estimée) pour un paramètre quand la vraie valeur est inaccessible**

- Deux conditions d'une bonne estimation :
  - **exacte** (non biaisée)
  - **précise** (variance faible : intervalle de confiance peu étendu)
- En pratique :
  - lorsqu'on ignore la vraie valeur d'un paramètre dans la population, on cherche à l'approcher (à l'estimer) à partir **de valeurs observées dans un échantillon (estimation ponctuelle)**
  - en raison des fluctuations d'échantillonnage, l'estimation peut différer selon les échantillons mêmes s'ils proviennent bien de la même population
  - pour connaître le degré de précision de l'estimation on calcule sa variance, ou plus souvent son intervalle de confiance

ÉVÉNEMENT *(event – outcome)*

Définition : **situation qui survient au cours de l'étude (guérison – aggravation de la maladie – rechute – décès…)** (comme par exemple : décompensation – hémorragie…)

EXACTITUDE *(accuracy)*

Définition : **qualité d'une mesure sans erreur systématique** ou **sans biais,** soit la capacité d'un test à donner une valeur mesurée, en moyenne proche de la vraie valeur qu'elle est censée mesurer

CRITÈRES D'EXCLUSION *(exclusion criteria)*

Définition : **ensemble d'éléments définis dans un protocole d'exclusion** faisant que **les patients ne peuvent pas participer à l'étude** s'ils présentent tel ou tel critère, soit les patients qui seront exclus de l'étude, après y avoir été inclus (car certains patients seront exclus du fait de la survenue d'un événement indésirable grave, etc.)

ESPÉRANCE DE VIE *(life expectancy)*

- EV à la naissance (*life expectancy at birth*) :
  - définition : **durée moyenne de vie qu'on observerait au sein d'une génération fictive,** à laquelle on applique les taux de **mortalité spécifiques par tranche d'âge, observés une année donnée**
  - en pratique :
    - sur cette génération fictive, on calcule le nombre de personnes décédées avant 1 an, puis chez les survivants avant 2 ans, etc.
    - on obtient ainsi la durée de vie théorique qu'auraient eue les membres de cette génération fictive (la moyenne étant appelée l'EV)
  - deux intérêts :
    - **comparer des populations** différentes
    - **suivre l'évolution de la mortalité** dans le temps au sein d'une population
- EV à un âge donné (*life expectancy at a given age*) :
  - définition : **âge moyen au décès qu'aurait une génération fictive** de personnes ayant atteint ou dépassé un âge donné, auxquelles on aurait appliqué les taux de mortalité spécifiques, par tranches d'âge des personnes qui sont décédées une année donnée
  - en pratique :
    - se calcule par la méthode des quotients de mortalité (indicateur de mortalité du moment)
    - fréquemment et abusivement présentée comme le nombre d'années qui reste à vivre aux personnes d'un âge donné

ÉTUDE COÛT-BÉNÉFICE *(cost-benefit analysis)*

- Définition : **études médico-économiques dont l'objectif est de** déterminer si une nouvelle stratégie de santé dégage un bénéfice net pour la société (exprimé en termes monétaires) ; se distingue de l'analyse coût-efficacité en ce qu'elle implique que tous les coûts et toutes les conséquences de la stratégie évaluée soient exprimés en termes monétaires
- En pratique : la valorisation monétaire des résultats de santé pose de nombreux problèmes, surtout s'agissant des effets non marchands

ÉTUDE COÛT-EFFICACITÉ *(cost-effectiveness analysis)*

- Définition : études médico-économiques dont l'objectif est de **comparer le coût monétaire de différentes actions de santé à leur efficacité respective,** en terme de santé (en unités physiques comme « années de vie gagnées », « maladie évitée »…)
- Trois intérêts :
  - déterminer la **stratégie** qui dégagera une efficacité maximale pour un coût donné
  - atteindre un **objectif médical donné**, au moindre coût
  - apporter une **information au décideur** sur le supplément d'efficacité obtenu au travers d'un supplément de coût
- Deux critères de mesure de l'efficacité :
  - indicateur de **résultat clinique**
  - indicateur d'**objectif d'état de santé**

ÉTUDE COÛT-UTILITÉ *(cost-utility analysis)*

- Définition : études médico-économiques dont l'objectif est de **comparer le coût monétaire d'une action et ses conséquences** (exprimées en termes de santé sous forme qualitative = utilité)
- Intérêt théorique : indicateur **synthétique de résultat** surtout utilisé **lorsque les impacts sur la survie** et/ou **la qualité de vie sont des critères**

importants pour juger des résultats des stratégies de santé

- En pratique :
  - nécessite de **connaître les préférences des patients**
  - la notion de qualité de vie ou de survie ajustée sur la qualité de vie trouve sa place dans ce type d'étude
  - enquêtes difficiles car elles agrègent un critère d'efficacité et une mesure de qualité de cette efficacité
  - constitue une généralisation des études du type coût-efficacité concernant le résultat obtenu

ÉTUDE DE MINIMISATION DE COÛT (OU ÉTUDES COÛT-COÛT)

- Définition : **études médico-économiques dont l'objectif est de comparer les coûts de plusieurs actions médicales qui ne diffèrent que par les coûts qu'elles mettent en œuvre** (cas particulier des études « coûts-efficacité »)
- Un intérêt théorique : **rechercher la stratégie la moins chère** lorsque les deux stratégies ont la même efficacité thérapeutique, les mêmes conséquences (médicales et sociales) mais des coûts différents surtout utilisée **lorsque les impacts sur la survie** et/ou **la qualité de vie sont des critères importants pour juger des résultats des stratégies de santé**
- En pratique : parfois existence des études de minimisation de coût niée car les hypothèses qu'elles impliquent (même efficacité et même utilité) ne sont jamais réunies dans la réalité

F

FACTEUR D'EXPOSITION *(exposition factor)*

Définition : **facteur auquel certains sujets sont exposés +++** (PCZ) (ex : exposition à l'amiante – exposition aux colorants…) **et qu'on étudie généralement pour déterminer s'il est facteur de risque de maladie**

FACTEUR DE RISQUE *(risk factor)*

- Définition : facteur **augmentant ou diminuant le risque de maladie +++** (PCZ) (définition statistique sans causalité)
- Terminologie :
  - facteur protecteur : **si le risque diminue**
  - facteur de risque : défini par une **relation statistiquement significative entre ce facteur et la maladie**
  - facteur causal : qui **correspond aux critères de causalité en plus d'être un facteur de risque**

FACTEUR PRONOSTIQUE *(prognostic factor)*

- Définition : **facteur qui influence l'évolution d'une maladie** et **qui entraîne plus rapidement une complication** ou **un décès**
- Dans l'analyse d'un essai thérapeutique : **ajuster sur les facteurs pronostiques connus** si le critère de jugement est l'évolution de la maladie (*ex : décès*)

FACTEUR DE CONFUSION *(confounding variable)*

- Définition : facteur lié à la fois à la survenue d'une maladie étudiée et à l'exposition étudiée +++ (PCZ)
- Conséquence : **biais de confusion** dans l'interprétation de la relation entre l'exposition et la maladie
- Exemples :
  - effet de confusion total :
    - le tabagisme est un facteur de confusion dans l'étude de la relation entre le sexe et le cancer bronchique
    - les conclusions d'une analyse brute seraient : « les sujets qui ont un cancer sont plus souvent des hommes avec sexe masculin = FDR »
    - en fait, les hommes sont plus souvent fumeurs que les femmes et seul le tabac est un FDR de cancer bronchique
    - la relation entre sexe masculin et cancer du poumon n'existe que par le biais du tabagisme (donc sexe = facteur de confusion dans la relation)
  - effet de confusion partiel :
    - le pronostic d'un mélanome semble déterminé par l'atteinte ganglionnaire (résultat d'une analyse univariée)
    - l'épaisseur tumorale est également un facteur pronostique connu et représente donc un facteur de confusion potentiel de la relation entre atteinte ganglionnaire et risque de décès
    - cependant une analyse multivariée montre que l'effet de l'atteinte ganglionnaire sur les décès reste significatif,
    - après prise en compte de l'épaisseur tumorale (c'est à dire, quelle que soit l'épaisseur tumorale)

FRÉQUENCE *(frequency)*

- Définition : effectif de sujets présentant une **caractéristique rapportée à l'effectif de la population** dont ces sujets sont issus
- Deux indicateurs utilisés en épidémiologie descriptive :
  - **incidence** (taux et densité)
  - **prévalence**

FRACTION ÉTIOLOGIQUE DU RISQUE CHEZ LES EXPOSÉS *(attribuable risk fraction)*

- Définition :
  - **différence relative d'incidence entre exposés et non exposés**
  - FE = $(I_{exp} - I_{nexp})/I_{exp} \times 100 = (RR - 1)/RR$
- Interprétation : **FE % de la maladie est liée à l'exposition chez les exposés**

FRACTION ÉTIOLOGIQUE DU RISQUE DANS LA POPULATION GÉNÉRALE *(population attribuable risk percentage)*

- Définition :
  - **mesure de l'impact d'un FDR sur une maladie donnée dans la population (ne doit être estimé que si la relation est supposée causale)**
  - RA = f (RR – 1) / (f(RR – 1) + 1)
- Interprétation : 20 % des cas de malades sont attribuables à l'exposition et seraient évités si l'exposition était arrêtée si RA = 0,20

G

GOLD STANDARD *(reference for)*

- Définition : **méthode de mesure ou test diagnostique qu'on utilise comme référence +++** (PCZ) (même si aucun test parfait)
- Intérêts :
  - dans une démarche de mesure d'état de santé : **permet d'affirmer le niveau d'état de santé**
  - dans une démarche diagnostique : **examen considéré comme référence pour classer la population étudiée en malades et en non malades**

H

HYPOTHÈSE *(hypothesis)*

- Définition générale :
  - **concept qui n'est pas encore démontré**
  - **proposition ou supposition faisant l'objet d'une étude ou d'un test statistique en vue de la confirmer ou de l'infirmer**
- Hypothèse du biais maximum (*maximum bias hypothesis*) :
  - définition : **hypothèse dans laquelle on choisit de se situer, au moment de l'analyse, dans la situation la plus défavorable au facteur étudié** (traitement ou FDR) **pour arriver à conclure à une différence +++** (PCZ)
  - Deux conclusions dont on peut être sûr, si on met en évidence une différence : **la différence existe** et elle **est plus importante que celle observée**
  - exemple : dans le cadre d'un essai thérapeutique où le critère de jugement principal serait la mortalité, l'hypothèse du biais maximum consisterait à considérer : les perdus de vue du groupe traité comme décédés et les perdus du vue du groupe contrôle comme survivants
- Hypothèse d'un test statistique (*test hypothesis*) :
  - deux hypothèses :
    - hypothèse nouvelle (H0) : **absence de différence** (ex : pas de différence entre les effets des traitements étudiés)
    - hypothèse alternative (H1) : **présence d'une différence ⇒ celle qu'on cherche à démontrer +++** (ex : différence entre les traitements étudiés)
  - principe : les tests statistiques cherchent à départager le choix entre les deux hypothèses H0 et H1 et sont **construits dans le but de rejeter l'hypothèse nulle** avec une certaine probabilité d'erreur +++ (PCZ)

HAZARD RATIO

Définition : **rapport des risques instantanés ++** = indice résultat de la comparaison des fonctions de risque cumulés, obtenues grâce au modèle de Cox

I

TAUX D'INCIDENCE *(incidence rate)*

- Définition :
  - **fréquence des cas nouveaux** sur une période de temps donnée
  - soit le nombre de nouveaux cas survenus dans une population durant une période déterminée, rapporté à la population moyenne à risque d'être malade durant cette même période (proportion de nouveaux cas de l'événement d'intérêt survenant dans la population à risque pendant un intervalle de t donné)
- Intérêt : indicateur de **morbidité** qui mesure la « production » de malades

INDÉPENDANCE *(independence)*

Définition : **neutralité d'un événement A sur un événement B** ⇒ deux évènements sont indépendants si l'issue de l'un n'influe pas sur l'issue de l'autre

INFÉRENCE *(inference)*

- Définition :
  - conclusions **concernant la population étudiée obtenues à partir de données issues d'un échantillon aléatoire**
  - **déduire** une vérité générale sur une population cible à partir de données observées sur un échantillon de cette population (mode de raisonnement conduisant à déduire un fait comme

la présence d'une maladie à partir d'autres faits comme la présence de symptômes)

INDICATEUR DE SANTÉ *(health indicator)*

- Définition : **variable qui décrit l'état de santé d'une population** ou d'un **individu**
- Quatre principaux intérêts :
  - **décrire l'état de santé d'une population**
  - **surveiller l'état de santé**
  - **effectuer des comparaisons temporelles et spatiales**
  - **évaluer des actions de santé publique**
- Trois types d'indicateurs :
  - indicateurs démographiques : EV – taux de fécondité par âge…
  - indicateurs de mortalité (mortality indicators) : taux brut de mortalité – taux spécifique – taux standardisé – taux de mortalité proportionnel
  - indicateurs de morbidité (*morbidity indicators*) : taux d'incidence – taux de prévalence

INTÉRACTION *(interaction)*

- Définition :
  - mesure dans laquelle l'**effet d'un facteur est modifié en fonction de l'action conjointe d'un ou plusieurs autres facteurs**
  - **modifié en intensité** (interaction quantitative) ou **inversé** (interaction qualitative)

L

LOI DE RECHERCHE BIOMÉDICALE *(loi Huriet-Serusclat)*

- Définition : loi relative à la protection des personnes qui se prêtent à des recherches biomédicales
- Principales conditions qui permettent d'effectuer des recherches biomédicales :
  - nécessité que la recherche soit menée par un médecin ayant suffisamment d'expérience
  - consentement éclairé du patient
  - réalisation dans un lieu autorisé
  - désignation d'un promoteur – d'un investigateur coordonnateur (ou investigateur principal)
  - autorisations du CPP et de l'autorité compétente obtenues par le promoteur (ex : ANSM pour un essai thérapeutique)

M

MÉDIANE *(median)*

- Définition :
  - valeur considérée comme le **milieu des observations** quand les données ont été ordonnées de la plus faible valeur observée à la plus élevée
  - valeur de la variable telle que **50 % des observations lui soient inférieures et 50 % supérieures**
- En pratique :
  - la médiane est plus robuste aux valeurs extrêmes que la moyenne arithmétique
  - si variable à distribution normale → savoir que **la moyenne est égale à la** médiane

MODÈLE *(model)*

- Définition générale : **représentation simplifiée d'un phénomène** ou d'un **processus dans un but explicatif** ou **prédictif**
- Modèle prédictif (*prediction model*) :
  - définition : **modèle mathématique complet avec ses coefficients**
  - intérêt : utilisé en statistique pour **prédire la survenue d'un événement d'intérêt en fonction de la présence** ou **non d'une variété de facteurs explicatifs**

MODE *(mode)*

Définition : **valeur la plus fréquemment observée dans la distribution d'une variable qualitative ou quantitative regroupées en classes** en sachant qu'une distribution peut avoir plusieurs modes (ex : la valeur avec le plus grand nombre d'observations)

MASQUAGE DE L'ALLOCATION DES TRAITEMENTS *(allocation concealment)*

- Définition :
  - personne qui recrute un participant dans un essai contrôlé randomisé
  - **ignore si le prochain participant doit être inclus dans le groupe intervention** ou **comparaison**

MODIFICATEUR D'EFFET

- Définition : **variable qui modifie l'association entre deux autres variables** et **induit une interaction**
- Exemple :
  - l'exposition à l'amiante augmente plus le risque de cancer du poumon chez les fumeurs que chez les non-fumeurs
  - le fait de fumer modifie donc les effets de l'exposition à l'amiante en ce qui concerne le risque de développer un cancer du poumon
  - il existe une interaction entre l'amiante et le tabac

MOYENNE ARITHMÉTIQUE *(mean)*

- Définition :
  - **indice de position** pour **variable quantitative** très fréquemment utilisé (sur poids, PA…) souvent sans préciser « arithmétique »
  - somme de toutes les valeurs observées divisée par le nombre total d'observations

N

NOMBRE DE SUJETS À TRAITER *(number needed to treat)*

› Définition :
- **nombre moyen de sujets qu'il est nécessaire de traiter** pour **éviter un événement grave** ou **une complication** (CJP)
- **inverse du RAR** (⇒ NNT = 1/DR = 1/(r1-r0) = 1/RAR) **accompagné d'un IC à 95 %** pour obtenir un événement bénéfique supplémentaire
- « number needed to harm » : nombre de patients qui, s'ils reçoivent un traitement expérimental, conduirait à un événement indésirable supplémentaire comparé au traitement de comparaison

› Exemple :
- lorsqu'on dit qu'il faut traiter 12 patients pour éviter un décès à un an, cela ne signifie pas qu'un seul sujet survivra 1 an de plus
- il s'agit d'une moyenne : chaque sujet peut survivre en moyenne 1 mois de plus…

NOMBRE DE SUJETS NÉCESSAIRES POUR OBSERVER UN EFFET DÉLÉTÈRE *(number needed to harm)*

Définition :
- extension du NNT aux effets délétères (et se calcule pareil)
- nombre moyen de sujets traités « pour » observer un effet indésirable (nombre de patients qui, s'ils reçoivent un traitement expérimental, conduirait à un événement indésirable supplémentaire comparé au traitement de comparaison)

O

OBSERVANCE *(observance)*

› Définition : capacité des patients à prendre leur traitement conformément à ce qui est décrit dans le protocole

› Deux moyens de s'en assurer (parfois nécessaire) :
- demander au patient de **ramener les boîtes vides**
- mesure des **marqueurs biologiques** dans le sang ou les urines

ODDS *(cote)*

› Définition :
- **cote de probabilité** utilisée dans les jeux et paris
- RATIO dans lequel (PCZ) :
  - numérateur : **nombre de fois où un événement survient**
  - dénominateur : **nombre de fois où l'événement ne survient pas**

ODDS RATIO *(rapport de cote)*

› Définition :
- **rapport de 2 Odds** (celui estimé chez les exposés sur celui estimé chez les non exposés) = (a × d) / (b × c)
- **qui quantifie l'association entre l'exposition à un FDR et la maladie étudiée** (approximation du RR dans les enquêtes cas-témoins)

› En pratique :
- la valeur de l'OR doit s'interpréter avec son IC ou valeur du test du Chi-2 calculée sur le tableau
- si prévalence de l'affection faible dans l'échantillon ($p < 10$ %) : **OR est un bon estimateur du RR**

	M+	M-	
E+	a	b	a + b
E-	c	d	c + d
	a + c	b + d	N

P

POPULATION *(population)*

› Définition générale : **ensemble d'unités** (le plus souvent des personnes) **définies sur des critères d'appartenance précis** pouvant constituer le groupe d'intérêt auquel on veut généraliser les conclusions de l'étude épidémiologique (groupes ou structures : service hospitalier, écoles…)

› Exemple : population des femmes enceintes de la Marne en septembre 2001 ; l'unité statistique est la femme enceinte sur des séries appariées, l'unité statistique est la paire (ou le n-uplet)

PRÉVALENCE *(prevalence)*

› Définition : **nombre de personnes égal à la proportion de malades M à un instant T (P = M/N)**

› En pratique :
- il existe un lien entre prévalence – incidence et durée moyenne de la maladie
- sous certaines conditions dont le fait d'avoir une population stable (taux d'incidence et durée de la maladie constants), on peut faire l'approximation suivante : **prévalence = incidence × durée moyenne de la maladie**

PRÉVENTION *(prevention)*

› Définition générale : **ensemble des mesures visant à éviter** ou **à réduire le nombre** ou **la gravité des maladies** ou **accidents**

› Prévention primaire (*primary prevention*) :
- définition : **ensemble des mesures ayant pour but de lutter contre l'apparition de nouveaux cas**

- intérêt : **diminuer l'incidence +++**
- exemple : éducation pour une meilleure alimentation afin de lutter contre les maladies cardiovasculaires

› Prévention secondaire (*secondary prevention*) :
- définition : **ensemble des mesures ayant pour but de diminuer le nombre de malades** et donc de **diminuer la durée de l'état morbide**
- intérêt : **réduire la prévalence +++**
- exemple :
  - le dépistage et le traitement sont des actions de prévention secondaire (visant à faire diminuer la prévalence ou la durée d'évolution)
  - l'aspirine en post-AVC est une prévention secondaire

› Prévention tertiaire (*tertiary prevention*) :
- définition : **ensemble des mesures ayant pour but de diminuer nombre d'incapacités** et **leurs conséquences sociales suite à une maladie dans une population**
- exemple : la rééducation post-AVC

PROBABILITÉ *(probability)*

› Probabilité pré test ou probabilité primaire (*prior probability*) :
- définition : **probabilité qu'une maladie particulière soit présente chez un individu donné compte tenu de ses caractéristiques** et de **son environnement** (proportion de sujets qui présentent la maladie d'intérêt parmi la population à risque à un temps donné = prévalence ponctuelle ou pendant intervalle de temps donné = prévalence de période)
- en pratique : basée sur une **prévalence estimée de cette maladie avant qu'un test diagnostique ne soit réalisé** en présence des mêmes signes/même environnement

› Probabilité post-test ou probalité secondaire (*posterior probability*) :
- définition : **estimation révisée de la probabilité d'une maladie particulière chez un individu donné par la connaissance du résultat d'un test diagnostique** (proportion de patients qui ont la maladie d'intérêt parmi ceux ayant un résultat particulier au test, et peut s'exprimer en fonction de la cote post-test)
- $\Rightarrow$ PPT = [(cote post-test)/(1 + cote post-test)]

PROTOCOLE *(protocol)*

Définition :
- document très détaillé qui planifie précisément chaque étape de l'étude pour répondre à la question posée :
  - **justification de la réalisation** de l'étude
  - **objectif** de l'étude
  - moyens et méthodes mis en œuvre : spécificités techniques du **type de l'étude**
  - définition du **critère de jugement principal** avec description précise de ses modalités de mesure
  - choix des **tests statistiques** qui seront utilisés dans l'étude
- rédigé *a priori* avant que l'étude ne commence
- rédigé par les **investigateurs** de l'étude

PUISSANCE *(power)*

› Définition (pour un test statistique) :
- **probabilité de conclure à l'existence d'une différence qui existe dans la réalité +++** (PCZ)
- **puissance = 1 – β**

› En pratique :
- **augmente avec le nombre de sujets inclus** dans l'étude +++
- **fixée *a priori*** (puissance *a priori*)
- peut être **recalculée à la fin de l'étude en fonction du nombre de patients qui ont effectivement participé à l'étude** (puissance *a posteriori*)

PERSONNE-TEMPS *(person-time)*

› Définition : **unité de temps pendant laquelle une personne est observée sur cet intervalle particulier ou 2 personnes sur la moitié de cet intervalle ou 4 personnes pour le quart de cet intervalle**

› Intérêt : estimer les **densités d'incidence** dans les études épidémiologiques

› En pratique :
- le nombre de personnes-années correspond au **cumul des durées de participation de chaque personne**
- le principe est le même que celui de l'estimation de l'exposition tabagique par le calcul des paquets-années

› Exemple : ainsi une incidence de 15 nouveaux cas pour 1000 personnes-années signifie que 15 nouveaux cas sont survenus sur une population de 1000 personnes suivies 1 an, ou 500 personnes suivies 2 ans, ou 250 suivies 4 ans…

PLAN FACTORIEL 2 X 2

› Définition : plan d'étude qui permet d'**analyser l'efficacité de 2 médicaments en même temps** (2 essais thérapeutiques en 1 seul)

› En pratique :
- randomisation des sujets en 4 groupes :
  - traitement A + placebo B
  - traitement B + placebo A
  - placebo A + placebo B
  - traitement A + traitement B
- puis :
  - **chaque traitement est comparé à l'ensemble des sujets ne prenant pas ce traitement**
  - **on analyse l'effet de la prise de 2 médicaments en même temps** (synergie –

antagonisme…) **par rapport aux effets des médicaments isolément**

PRÉCISION *(precision)*

- Définition : **capacité pour un instrument** ou **un test à fournir la même valeur** ou des **valeurs très proches lorsque les valeurs sont répétées**
- En pratique : lors de l'estimation de la valeur d'un paramètre dans une population, précision de l'estimation donnée par l'IC (⇒ pour une valeur donnée du paramètre, l'IC est d'autant plus grand que la précision est faible)

R

RATIO *(ratio)*

- Définition : **rapport entre 2 effectifs disjoints, le numérateur n'étant pas inclus dans le dénominateur**
- Exemple : les sex-ratio, rapport du nombre d'hommes sur le nombre de femmes

RATIO D'INCIDENCE STANDARDISÉ *(SIR = Standard Incidence Ratio)*

Définition : **rapport entre le nombre de nouveaux cas de maladie observés dans une population** et le **nombre de cas attendus** (en se basant sur le taux de la population générale ou population de référence)

RATIO DE MORTALITÉ STANDARDISÉ *(SMR = Standard Mortality Ratio)*

Définition : **rapport entre un nombre de décès observés dans une population** et le **nombre de décès attendus** +++ (PCZ) (en se basant sur le taux de mortalité de la population générale ou d'une population de référence)

RÉGRESSION LINÉAIRE *(linear regression)*

- Définition :
  - **modèle statistique établit une relation linéaire dans laquelle une variable de la forme Y = aX + bZ + … + constante**
  - **dépend linéairement d'une** (X) ou **plusieurs autres variables (X et Z) dites explicatives +++** (PCZ) (ensemble de méthodes statistiques visant à prédire ou estimer la présence ou valeur d'une variable étudiée à partir de la présence ou de la valeur d'une ou plusieurs variables explicatives continues ou catégorielles)
- En pratique :
  - deux types de variables :
    - variable dépendante = **Y** (variable quantitative à expliquer)
    - variables explicatives = **Xi** (variables quantitatives mais peuvent être parfois qualitatives)
  - deux types de régression linéaire :
    - régression linéaire simple : **ne s'intéresse qu'à 1 seule variable explicative**
    - régression linéaire multiple : **plusieurs variables explicatives sont analysées** (qu'il s'agisse de mesurer leur effet propre ou d'ajuster dessus)
- Exemple : le poids est lié à la taille et au sexe avec POIDS = α × TAILLE + β × SEXE + constante

RÉGRESSION VERS LA MOYENNE *(regression toward the mean)*

- Définition : **phénomène statistique qui survient lorsque l'on s'intéresse à des sujets sélectionnés parce qu'ils présentent des valeurs extrêmes** (> ou < à un seuil) du paramètre d'intérêt
- En pratique :
  - lors d'une 2e mesure, les **valeurs risquent d'être plus proches de la moyenne** simplement du fait de la **variabilité individuelle**
  - risque : **conclure à l'efficacité du traitement** alors qu'il ne s'agit que d'un phénomène statistique

RÉGRESSION LOGISTIQUE *(logistic regression)*

- Définition : modèle statistique utilisé quand la variable à expliquer (Y) est qualitative dichotomique (malade / non malade), les **variables explicatives X pouvant être qualitatives** ou **quantitatives**
- En pratique :
  - permet l'estimation du risque sous la forme d'OR ajustés pour chacune des variables explicatives du modèle
  - deux intérêts de la régression logistique multivariée :
    - estimer le rôle d'un facteur en prenant en compte d'autres FDR
    - prédire la **probabilité de survenue d'un événement** en fonction de différents paramètres

REPRÉSENTATIF *(representative)*

- En pratique :
  - loi des grands nombres : **un échantillon tiré au sort est représentatif, pourvu que son effectif soit suffisant**
  - sera représentatif de l'ensemble des caractères de la population source *a priori*

RISQUE *(risk)*

- Définition générale : **probabilité de survenue d'un événement pendant une période déterminée**
  - notions générales :
    - une différence observée entre les deux groupes d'un essai clinique ou d'une enquête épidémiologique

- peut soit refléter une différence réelle existant entre les deux populations dont sont issus les deux échantillons
- soit être due au hasard (fluctuations d'échantillonnage) ⇒ le test statistique permet d'évaluer la réalité statistique de la différence observée

› Risque absolu (*absolute risk*) :

- définition : **risque absolu de survenue d'un événement fâcheux** (décès – maladie – complication…) **chez une personne donnée, pendant un intervalle de temps déterminé, en fonction de la connaissance des facteurs de risque auxquels elle est exposée** +++ (PCZ)
- en pratique :
  - dans un essai thérapeutique, quand on considère le risque de survenue du critère de jugement dans le groupe traité et dans le groupe placebo
  - ou dans une étude épidémiologique, l'incidence chez les exposés et chez les non-exposés ⇒ il s'agit de risques absolus

› Risque relatif (*relative risk*) :

- définition :
  - **indicateur qui mesure l'association entre un facteur d'exposition** et **un événement** +++ (PCZ)
  - **ce qui permet d'estimer l'ampleur de l'association en faisant le rapport entre l'incidence chez les exposés et l'incidence chez les non exposés** (survenue d'une maladie – décès…)
- en pratique :

	M+	M-	
E+	a	b	a + b
E-	c	d	c + d
	a + c	b + d	N

  - incidence chez les exposés (IE) = **a / (a+b)**
  - incidence chez les non-exposés (INE) =**(c / (c+d)**
  - risque relatif (RR) = **a/(a+b) / c/(c+d)**
  - interprétation :
    - **les exposés ont RR fois plus de risque de développement la maladie que les non-exposés**
    - si RR > 1 = **FDR** (car l'exposition augmente le risque)
    - si RR < 1 = **facteur protecteur** (car l'exposition diminue le risque)
    - si RR = 1 = **non significatif**
- notions générales :
  - un RR doit toujours être interprété avec son intervalle de confiance
  - dans une enquête cas-témoin, on ne connaît pas le risque de survenue de la maladie chez les exposés ni chez les non-exposés → ne peut pas calculer RR
  - l'OR est une estimation indirecte du RR dans les enquêtes cas-témoin si maladie rare (sinon **OR surestime RR** si maladie fréquente dans la population)

› Risque alpha ou risque de 1re espèce (*alpha risk*) :

- définition : **probalité de conclure à tort à une différence alors qu'elle n'existe pas** dans la réalité +++ (PCZ)
- en pratique :
  - lorsqu'on fait un test statistique, le logiciel donne le résultat du test mais surtout le « p » ou degré de signification
  - le **risque maximal d'erreur considéré comme acceptable est le seuil de signification (classiquement** $p < \alpha = 0{,}05$)
  - donc si $p < 0{,}05$, alors on a moins de 5 % de chance de se tromper en concluant à une différence (on dit que la différence est significative)

› Risque bêta ou risque de 2e espèce (*beta risk*) :

- définition : **probabilité de ne pas conclure à une différence alors que cette différence existe** +++ (PCZ)
- en pratique :
  - ce risque n'a de signification qu'en fonction de la différence que l'on souhaite mettre en évidence (c'est le complémentaire à 1 de la puissance)
  - dans une étude, on fixe la puissance que l'on veut obtenir
  - pour calculer le nombre de sujets nécessaire pour mettre en évidence la différence minimale cliniquement intéressante
  - on choisit souvent une **puissance** = **85 – 90** % donc un **risque bêta** = **10 – 15 %**

REPRODUCTIBILITÉ OU FIDÉLITÉ OU FIABILITÉ *(reliability)*

› Définition :

- **propriété à aboutir à un même résultat** lorsqu'il est appliqué **chez un même sujet par deux observateurs indépendants au même moment (concordance inter-observateurs)**
- ou à **deux moments différents par un même observateur (reproductibilité intra-observateur) sans se préoccuper de la validité du résultat du test** (le résultat peut être juste ou erroné)

› En pratique :

- dans les études publiées, la **mesure de la reproductibilité est indispensable lorsque le critère de jugement est de type subjectif**
- et s'effectue en général par le coefficient de kappa pour un jugement qualitatif

RAPPORT DE VRAISEMBLANCE *(likelihood ratio)*

- Définition : **indices qui facilitent le calcul de la probabilité *a posteriori* (*post-test*) de maladie connaissant les résultats d'un test diagnostique** (vraisemblance d'observer un résultat donné au test chez un patient présentant la maladie d'intérêt comparé à la vraisemblance d'observer le même résultat chez un patient ne présentant pas la maladie)
- En pratique :
  - il correspond pour un résultat d'examen donné, au rapport de la probabilité d'être malade sur la probabilité de ne pas l'être
  - il varie en fonction du fait que l'examen diagnostique est positif ou négatif
  - RVP :
    - **Se / (1 – Sp)**
    - **plus le RVP est élevé et plus ce test permet de confirmer la maladie**
  - RVN :
    - **(1 – Se) / Sp**
    - **plus le RVB est petit et plus ce test permet d'exclure la maladie**

RÉDUCTION ABSOLUE DU RISQUE OU DIFFÉRENCE DE RISQUE OU BÉNÉFICE ABSOLU *(absolute reduction risk)*

- Définition :
  - **différence entre le risque de survenue d'un événement fâcheux en l'absence de traitement (r0) et sous traitement (r1)** avec RAR = DR **= r1 – r0** (différence arithmétique absolue du taux d'événement délétère entre les participants des groupes expérimental et de comparaison comme TEE – TER toujours accompagnée d'un IC à 95 %)
  - augmentation absolue du bénéfice (AAB) : **différence arithmétique absolue du taux d'événement bénéfice entre les patients des groupes expérimental et de comparaison, IC à 95 %**
- Interprétation :
  - si RAR = 0 = le traitement n'a **aucun effet**
  - si RAR > 1 : effet **bénéfique**
  - si RAR < 1 : effet délétère
- Exemple : si r1 = 0,10 et r0 = 0,15 alors RAR = - 0,05 = - 5 % (ce qui signifie que le traitement évite la survenue de 5 événements pour 100 sujets traités)

RÉDUCTION RELATIVE DU RISQUE *(relative risk reduction)*

- Définition : **différence entre le taux d'incidence chez les exposés et les non-exposés** (ou **risque sans et sous traitement) rapportée au risque de base** (incidence chez les non-exposés ou risque du groupe sous traitement) (réduction proportionnelle du taux d'évènements délétère entre les participants des groupes expérimental et de comparaison comme (TEE – TER) / TER
  - augmentation relative du bénéfice (ARB) : **augmentation proportionnelle du taux d'événement bénéfice** entre les patients des groupes expérimental et de comparaison dans un essai, IC à 95 %
  - augmentation relative du risque (ARR) : **augmentation proportionnelle du taux d'événement délétère** entre les patients des groupes expérimental et de comparaison dans un essai, IC à 95 %
- Interprétation : apporte la même information que le RR puisqu'elle est égale à **RR – 1**

REVUE SYSTÉMATIQUE *(systematic review)*

Définition : **synthèse de la littérature médicale sur un sujet** en utilisant des méthodes explicites de recherche des données et d'**évaluation critiques des études individuelles** et **combinant les études identifiées comme valides** par des méthodes statistiques appropriées

S

SIGNIFICATION STATISTIQUE *(significance level)*

- Définition :
  - **conviction selon laquelle le résultat observé n'est pas lié au seul hasard (basée sur p < 0,05)** +++ (PCZ)
  - ce qui correspond à la probabilité a posteriori (désignée par p) d'observer des résultats aussi éloignés de l'hypothèse H0 que ceux que l'on observe
- Intérêt : indique la **confiance que l'on a dans la relation** mais en aucun cas la force de l'association

SENSIBILITÉ *(sensitivity)*

- Définition : **probabilité que le test soit positif (T+) si on est malade** avec **Se = VP / (VP + FN)** (proportion des sujets qui ont un résultat positif au test parmi ceux qui présentent la maladie d'intérêt)
- En pratique :

	M+	M-	
T+	VP	FP	Nb T+
T-	FN	VN	Nb T-
	Nb M+	Nb M-	N

SPÉCIFICITÉ *(sensitivity)*

- Définition : **probabilité que le test soit positif (T-) si on n'est pas malade** avec Sp = VN / (VN

+ FP) (proportion des sujets qui ont un résultat négatif au test parmi ceux qui ne présentent pas la maladie d'intérêt)

- En pratique :

	M+	M-	
T+	VP	FP	Nb T+
T-	FN	VN	Nb T-
	Nb M+	Nb M-	N

SUJETS ÉLIGIBLES *(eligible patients)*

Définition : un sujet est dit éligible, dans le cadre d'une étude de recherche clinique, à partir du moment où **l'ensemble de ses caractéristiques répond à l'ensemble des critères d'inclusion** d'une part, et d'autre part, **à l'ensemble des critères de non-inclusion définis dans le protocole de l'étude**

SYNERGIE *(synergy)*

Définition : un effet synergique, de 2 facteurs ou plus, sur un individu ou sur une population, est une **interaction** caractérisée par un **effet qui est plus grand que la somme des 2 effets séparés de chacun des facteurs pris isolément**

STANDARDISATION *(standardisation)*

- Définition générale :
  - **méthode d'analyse prenant en compte un facteur de confusion lors de la comparaison d'un indicateur de santé entre deux populations différentes**
  - exemple : la mortalité par cancer dans les populations peut être différente uniquement parce qu'elles n'ont pas la même structure d'âge, on effectue donc une standardisation sur l'âge
- Standardisation directe *(direct standardization)* ⇒ méthode de la population type :
  - définition : **pondération des taux d'incidence** (ou **mortalité**) **par la répartition du caractère pour lequel on standardise** (ex : âge) **dans une population de référence** (l'OMS publie des « populations types », en sachant que la population mondiale OMS 2003 est la référence actuelle)
  - en pratique :
    - **on applique le taux d'incidence spécifique par âge des populations étudiées à la population de référence**
    - et on **répond à la question « quelle serait la mortalité des populations étudiées si leur structure d'âge était celle de la population de référence ? »**
    - ces taux standardisés **peuvent être comparés par l'incidence de mortalité comparatif** (CMF = comparative morbidity figure)
- Standardisation indirecte *(indirect standardization)* ⇒ méthode de la mortalité type :
  - définition : **population témoin qui va fournir des mesures pour chaque niveau du facteur pour lequel on standardise** (ex : mortalité / âge) ce qui servira d'**effectif attendu pour la population étudiée**
  - en pratique :
    - cette méthode **ne permet pas d'estimer une incidence ou mortalité**
    - mais **permet de tester s'il existe une sur- ou sous-mortalité par le SMR** (ration de mortalité standardisé) ou **le SIR** (ratio d'incidence standardisé)

T

TAUX *(rate)*

- Entité statistique constituée d'un :
  - numérateur : **nombre d'individus porteurs d'un attribut** ou **vivant un événement**
  - dénominateur : **population susceptible de présenter l'attribut** ou de **vivre l'événement en question** (en général à un moment ou durant une période donnée)
- Principes : proportion dans laquelle le numérateur est une partie du dénominateur observée au cours d'une même période de temps → un taux est un nombre sans unité
- Taux brut (*crude rate*) :
  - définition : taux dont le numérateur et le dénominateur sont le résultat brut du dénombrement des attributs ou événements pour le numérateur et de la population concernée pour le dénominateur dans la période de temps
  - exemples :
    - taux de patients répondeurs à une chimiothérapie
    - taux de participation à une enquête…
- Taux standardisé (*standardized rate*)
  - définition : **taux recalculé** (ex : pour âge) **par rapport à une population de référence dont la composition est constante**
  - en pratique :
    - **autorise les comparaisons, l'effet de l'âge ayant ainsi été contrôlé**
    - car la comparaison des taux bruts n'est valablement possible que lorsque les populations où ils ont été calculés sont comparables
    - en particulier pour l'âge et le sexe (ce qui n'est jamais le cas)
- Taux spécifique (*specific rate*)
  - définition : **taux réalisés dans une population spécifique**
  - exemple du « taux de mortalité par âge » = nombre de décès sur une période donnée dans

une tranche d'âge rapporté à l'effectif moyen de la tranche d'âge sur la même période

TECHNIQUE D'ÉCHANTILLONAGE *(sampling technique)*

- Définition : mode d'obtention de l'échantillon
- En pratique :
  - moyen le plus simple pour obtenir un échantillon représentatif = **tirage au sort**
  - un élément qui conditionne la précision des estimations sur l'échantillon = **taille de l'échantillon**

- résumé du concept ECNi en un mot : **APPLICABILITÉ** des résultats obtenus sur la population étudiée à la population cible

- Validité interne (*internal validity*) :
  - cherche à repérer les **limites méthodologiques de l'étude**
  - analyse les **biais potentiels** (sélection – mesures – analyse)

- résumé du concept ECNi en 1 mot : **FIABILITÉ** des résultats

U

UNITÉ STATISTIQUE *(unit of observation)*

- Définition : **unité de recueil des données sur laquelle seront constitués le fichier** et **l'analyse effectuée en règle générale, un enregistrement par unité**
- Exemple :
  - l'unité statistique est le plus souvent le sujet, mais c'est parfois une paire de sujets lorsqu'il s'agit de sujets appariés (faisant partie de la même paire)
  - voire une grappe de sujets (cluster) : ensemble des enfants d'une même classe, ensemble des malades hospitalisés dans un même service...

V

VALEUR DE P *(p value)*

Définition : **probabilité que la survenue d'un résultat donné ne soit due qu'au seul hasard**

VALIDITÉ

- Définition générale : **capacité d'un test à donner une réponse appropriée à la question posée** (suppose d'être précise et exacte) (capacité d'un test à mesurer ce qu'il est censé mesurer et à donner la vraie valeur)
- Validité externe (*external validity*) :
  - **ensemble des caractéristiques d'une recherche portant sur un échantillon qui permettent de généraliser ses conclusions à l'ensemble de la population cible** (extrapolation), **compte tenu des données scientifiques actuelles** (cohérence externe)

VARIABLE *(variable)*

- Définition : **attribut qui présente différentes valeurs** (mesurées au cours de l'étude)
- Deux types :
  - variables quantitatives = âge – nombre de cigarettes fumées – glycémie...
  - variables qualitatives = sexe – origine ethnique – présence ou non d'une anomalie donnée...

VALEUR ABERRANTE *(outlier)*

- Définition :
  - **valeur extrême d'une variable quantitative – très écartée du reste de la distribution** (en « queue » de distribution)
  - généralement considérée comme **inhabituelle** ou **largement déviante**
- En pratique : si valeur aberrante présente :
  - peut sensiblement affecter le calcul de la moyenne d'un échantillon
  - on préférera utiliser des mesures ne dépendant pas des valeurs extrêmes, médianes ou de tests non paramétriques +++

VARIABILITÉ *(variability)*

- Variabilité inter-observateurs *(inter-observer variability)* : **variabilité observée entre différents observateurs réalisant les mêmes mesures** (ex : interprétation des mêmes radiographies par plusieurs radiologues, mesure de la glycémie au même moment sur les mêmes patients par différents appareils)
- Variabilité intra-observateurs (*intra-observer variability*) : **variabilité observée entre plusieurs mesures faites par le même observateur, à différents moments** (mesures répétées)

Sigles et abréviations de l'ouvrage

ABG : S/I/R	Antibiogramme : sensible / intermédiaire / résistant
AMM	Autorisation de Mise sur le Marché
AMSTAR	*A Measurement Tool to Assess Systematic Reviews*, ou « un outil de mesure servant à évaluer les revues systématiques »
ANAES	Agence Nationale d'Accréditation et d'Evaluation en Santé
ANSM	(ex-AFSSAPS) Agence nationale de sécurité du médicament et des produits de santé
ATCD	Antécédents
AUC	*Area Under Curve*
AVC	Accident Vasculaire Cérébral
AVP	Arginine Vasopressine
BPCO	Broncho Pneumopathie Chronique Obstructive
CCR	Cancer ColoRectal
CCTIRS	Comité Consultatif sur le Traitement de l'Information en matière de Recherche dans le domaine de la Santé
CHU	Centre Hospitalier Universitaire
CNIL	Commission Nationale de l'Informatique et des Libertés
CONSORT	*Consolidated Standards of Reporting Trials*
CPK	Créatine phosphokinase
CPP	Comité de Protection des Personnes
DMO	Densitométrie Minérale Osseuse
DS	Déviation standard
EP	Embolie Pulmonaire
ETR	Essai Thérapeutique Randomisé
ETT	Échographie Trans-Thoracique
EVA	Échelle Visuelle Analogique
FA	Fibrillation Auriculaire
FDR	Facteurs De Risque
FE	Fraction d'Éjection
FP	Faux Positif
HAD	Hospitalisation à Domicile
HR	*Hazard Ratio*
HAS	Haute Autorité de Santé
IC	Insuffisance Cardiaque
IDM	Infarctus Du Myocarde
IEC	Inhibiteur de l'Enzyme de Conversion (de l'angiotensine I)
IMRAD	Introduction, Matériel et Méthode, Résultats And Discussion
INSEE	Institut National de la Statistique et des Études Économiques
ITT	Intention de Traiter
JAMA	*Journal of the American Medical Association*
LCA	Lecture Critique d'Article
LOCF	*Last Observation Carried Forward*
MRI	*Magnetic Resonance Imaging*
NNT	*Number Needed to Treat*
NSN	Nombre de Sujets Nécessaires
NST	Nombre de Sujets à Traiter
OMS	Organisation Mondiale de la Santé
OR	*Odds Ratio*
PAS	Pression Artérielle Systolique
PAD	Pression Artérielle Diastolique
PCZ	Pas Coché Zéro
PICOS	*Patient Intervention Control Outcom*
PRISMA	*Preferred Reporting Items for Systematic reviews*
PUPH	Professeur des Universités – Praticien Hospitalier
QCM	Questionnaire à Choix Multiples
RA	Risque Attribuable
RAR	Réduction Absolue du Risque
ROC	*Receiver Operating Characteristic* (courbe)
RPC	Respect des lois et bonnes Pratiques Cliniques
RR	Risque Relatif
RRR	Réduction Relative du Risque
RV	Rapport de Vraisemblance
RVP	Rapport de Vraisemblance positif
RVN	Rapport de Vraisemblance négatif
SCA	Syndrome Coronarien Aigu
Se	Sensibilité
SEP	Sclérose En Plaques
SGA	Streptocoque du Groupe A
SIR	*Standardized Incidence Ratio*
SLA	Sclérose Latérale Amyotrophique
SMR	*Standardized Mortality Ratio*
SNIIRAM	Système National d'Information Inter-Régimes de l'Assurance Maladie
Sp	Spécificité
TEP	Tomographie par Émission de Positions
TVP	Thrombose Veineuse Profonde
VG	Ventricule Gauche
VHB	Virus de l'Hépatite B
VP	Vrai Positif
VPP	Valeur Prédictive Positive
VPN	Valeur Prédictive Négative

Dépôt légal : octobre 2018 – n° éditeur : 2018_0034
Achevé d'imprimer en octobre 2018 par l'imprimerie Bietlot en Belgique

IMPRIM'VERT®

FSC www.fsc.org MIXTE Papier issu de sources responsables FSC® C021611